初めの一歩は絵で学ぶ

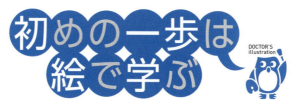

DOCTOR'S illustration

薬理学 第2版

疾患と薬の作用がひと目でわかる

医学博士 黒山 政一
香取 祐介 著

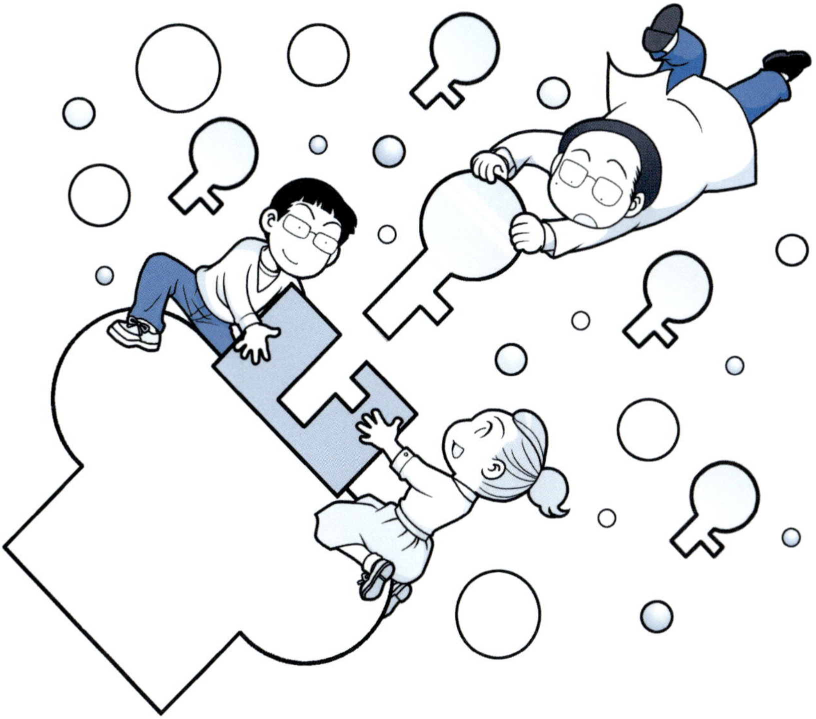

じほう

第2版　はじめに

『初めの一歩は絵で学ぶ 薬理学』は，初めて薬理学を学ぶ方，他の書籍で薬理学を学んだが少し難解だった方，薬理学について学び直したい方などを対象として，親しみながら薬理学に接していただくことを目的に企画された「薬理学の入門書」で，2014年11月に上梓しました。看護師や薬剤師などのメディカルスタッフをはじめ，看護学生や薬学生，薬について基本的な知識を習得したい方などからもご支持をいただくことができ，このたび，**4年半ぶりに改訂**を行うこととなりました。

この間，医療，特に薬物療法は著しく進歩し，多くの新しい作用機序を有する薬，画期的な治療効果を示す新薬などが医療の場で用いられるようになり，より多くの患者さんがその恩恵にあずかっています。また，医療に関するエビデンスも今まで以上に集積されるようになり，一部の疾患においては診療ガイドラインも改訂され，疾患に用いられる薬も変わりつつあります。

本書では，代表的な34疾患（症状）を取り上げ，最初にその疾患の概要と成因（メカニズム），次に，それらの治療に用いられる主な薬について，その薬理作用をイラストでわかりやすく解説しています。

今回の改訂に際しては，全面的な見直しを行い，新規に「痛み（疼痛）」「真菌感染症」の項を追加するとともに，「疾患の概要と成因（メカニズム）」に関しては，より理解が得られるようイラストや解説の変更を行いました。特に，多くの初心者の方が難解と思われる「不整脈」については，より簡単に理解が深められるよう**イラストと解説を大幅に追加**しました。「治療に用いられる主な薬」に関しては，最近の新薬や初版で紹介することができなかった重要な薬をできるだけ多く掲載し，イラストを用いて薬理作用を紹介している薬も**初版の67品目から105品目へ大幅に増加**し，よりわかりやすい内容となっています。2018年にわが国の研究者がノーベル医学生理学賞を受賞した研究から生まれた免疫チェックポイント阻害薬（オプジーボ）やインフルエンザに対して1回のみの内服で効果を示すエンドヌクレアーゼ阻害薬（ゾフルーザ）なども新たに掲載しました。

本書では，初版と比較して紹介している薬が大幅に増加しましたが，初版と同様に「**6つの作用点による分類―ピクトグラム（絵文字）化―**」によって薬理作用がひと目で理解できるよう整理しています。疾患の成因に関するイラスト，薬理作用に関するイラスト，それぞれの薬の「作用点のピクトグラム」をご覧いただくことにより，疾患と関連づけて「**基本的な薬の薬理作用がひと目でわかる**」形態となっています。このような視点で作成されている薬理書は他にはありません。ぜひ，本書を**薬理学入門の第一歩**としてご活用いただけることを願っています。

本書の発刊にあたり，初版から引き続きご尽力いただいた株式会社じほうの南友美子氏，鹿野章氏，実際の制作にあたり多くのご助言をいただいた株式会社ビーコムの崎山尊教氏，島田栄次氏，イラストをご担当いただいたヤマダリツコ氏に感謝いたします。

2019年2月

黒山 政一，香取 祐介

初版　はじめに

厚生労働省が発表した平成25年「簡易生命表」によると，日本人の平均寿命は女性86.61歳，男性80.21歳で，いずれも過去最高を更新しました。女性は2年連続で世界第1位，男性も初めて80歳を超え，前年の第5位から第4位となりました。昭和50年当時の平均寿命は，それぞれ76.89歳，71.73歳で，この40年間弱で約10歳延長したことになります。この大きな要因の1つとして，医療の進歩と高度化が挙げられ，中でも，薬が果たした役割は少なくありません。

薬理学とは，薬がどのようにしてからだに作用するのかを明らかにする学問で，薬による治療を適正に行うためにも，また，より良い薬を開発するためにも欠かすことができません。薬理学が進歩することにより，薬物治療が著しく発展し，より多くの新しい薬が医療の場に提供されるようになり，私たちもその恩恵を受けられるようになりました。

しかし，医療系の専門家を目指す学生の中でも，薬理学は「苦手である」「難解である」と思っている学生が少なくありません。その理由として，対象となる薬の数があまりにも多いことや薬理作用が多岐にわたり「とても覚えきれない」ことが挙げられています。しかし，薬理学の基礎を身につけるためには，それほど多くの薬について理解する必要はありません。せいぜい70〜80品目程度の基本的な薬について理解することから始めればよいと思います。また，薬理作用に関しても，疾患と関連づけて「理解する」ことが大切で，決して難解な薬理作用を「覚える」ことは必要ありません。

本書では，代表的な32の疾患（症状）を取り上げ，最初の2ページ（見開き形式）でその疾患の概要と成因（メカニズム）を，そして，次の2ページでそれらの治療に用いられる主な薬を取り上げ，その薬理作用をイラストで解説しました。そして，薬理作用は，できるだけ理解が得られやすいよう「**6つの作用点による分類―ピクトグラム（絵文字）化―**」を行い，整理しました。このような視点からすべての薬を分類している薬理学の書籍はほかにはありません。疾患の成因に関するイラスト，薬理作用に関するイラスト，それぞれの薬の「作用点のピクトグラム」をご覧いただくことにより，疾患と関連づけて「**基本的な薬の薬理作用がひと目でわかる**」形態となっています。

本書は，初めて薬理学を学ぶ方，他の書籍で薬理学を学んだが少し難解だったと思われた方，薬理学について学び直したい方などを対象として，親しみながら薬理学に接していただくことを目的に企画した薬理学の入門書です。本書が，**薬理学の世界への第一歩**になれば幸いです。

本書の発刊に当たり企画の段階からご尽力いただいた株式会社じほうの鹿野章氏，南友美子氏，実際の制作にあたり多くのご助言をいただいた株式会社ビーコムの島田栄次氏，崎山尊教氏，イラストをご担当いただいたヤマダリツコ氏に感謝いたします。

2014年10月

黒山 政一，香取 祐介

目次 CONTENTS

Introduction　ようこそ薬理学の世界へ …… 1

序 章　薬の基礎知識　3

序-1　薬の効果と毒性 …… 4
序-2　薬の作用とその作用点 …… 6
序-3　受容体 …… 10
序-4　薬の投与経路 …… 12
序-5　体内における薬の動き …… 14
序-6　神経系と薬 …… 16

第1章　心と神経系に作用する薬　21

1-1　うつ病 …… 22
1-2　統合失調症 …… 26
1-3　てんかん …… 30
1-4　パーキンソン病 …… 36
1-5　アルツハイマー型認知症 …… 42
1-6　不眠症 …… 46
1-7　痛み（疼痛） …… 50
Column　睡眠改善薬とは？ …… 56

第2章　心臓・血管系に作用する薬　57

2-1　虚血性心疾患 …… 58
2-2　高血圧症 …… 62
2-3　不整脈 …… 68
2-4　心不全 …… 74
Column　ニトログリセリンはダイナマイト!? …… 78

第3章 呼吸器系に作用する薬 79

3-1 咳・痰 80
3-2 気管支喘息 84
Column 禁煙補助薬の種類とその利用 88

第4章 消化器系に作用する薬 89

4-1 嘔気・嘔吐 90
4-2 下痢 94
4-3 便秘 98
4-4 消化性潰瘍 104
Column 機能性ディスペプシア 108

第5章 内分泌・代謝系に作用する薬 109

5-1 脂質異常症 110
5-2 糖尿病 114
5-3 甲状腺機能障害 120
5-4 痛風 124
Column リンゴの樹皮から開発が進められた糖尿病治療薬 128

第6章 腎・泌尿器系に作用する薬 129

6-1 腎不全 130
6-2 蓄尿障害・排尿障害 134

第7章 血液・造血器系に作用する薬 139

7-1 血栓塞栓症 140
7-2 貧血 146
Column エリスロポエチンとドーピング 150

第8章 骨，炎症と免疫系に作用する薬 151

8-1 骨粗鬆症 152
8-2 関節リウマチ 156
8-3 アレルギー疾患 160
Column アトピー性皮膚炎 164

第9章 眼に作用する薬 165

9-1 緑内障 166
9-2 白内障 170
Column 点眼薬の正しい使い方 174

第10章 感染症の治療薬 175

10-1 細菌感染症 176
10-2 真菌感染症 180
10-3 ウイルス感染症 184
Column 新興感染症 188

第11章 悪性腫瘍（がん）に作用する薬 189

11-1 悪性腫瘍 190

疾患別File一覧 199
作用点別File一覧 201
索引 204

〈本書で使用している図やイラストにつきまして〉

本書では疾患のしくみや薬の作用などを紹介するために図やイラストを多用しています。これから薬理学を学ぶ初学者の方にもわかりやすいように，中には大胆な表現やデフォルメ，省略を施した箇所もあります。

さらに上級のステップへと進まれる方は，巻末の参考図書等をご覧ください。

本書の使い方

本書に掲載されているイラストには，薬の作用がひと目でわかるように，ピクトグラム（絵文字）を用いています。絵文字が示す薬や物質などを以下にまとめました。これらを踏まえてイラストを見ると，より理解が深まります。

薬や物質を示すピクトグラム

薬

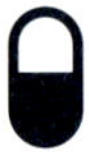

薬(種類は限らない)。

刺激薬

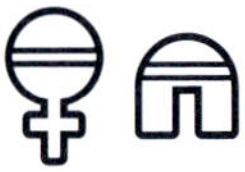

受容体やイオンチャネルなどと結合してその機能を促進する薬。

阻害薬

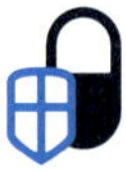

酵素やトランスポーターなどの働きを抑える薬。

遮断薬・拮抗薬

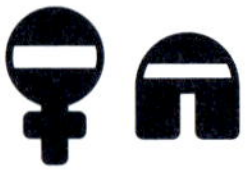

受容体やイオンチャネルなどと結合してその機能を変化させない薬。

生理活性物質

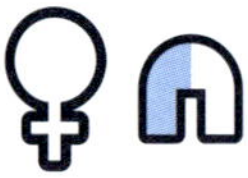

受容体などと結合し，細胞間の情報伝達，細胞内機能の調節などに関与する物質。

遮断

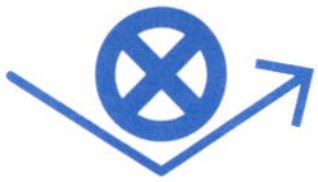

受容体への結合やチャネル通過などが遮断されている。

阻害・抑制

反応や働きが阻害されている。または抑制されている。

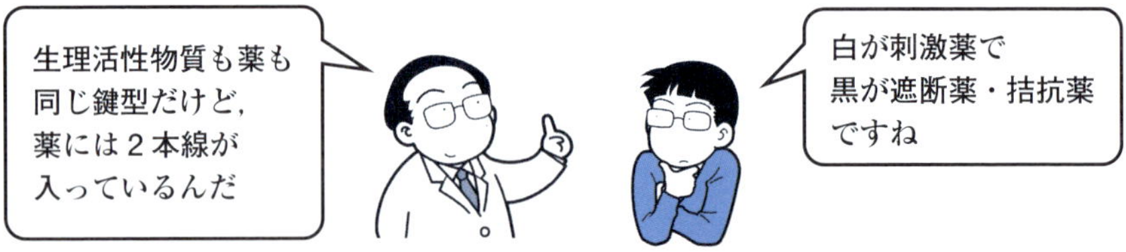
生理活性物質も薬も同じ鍵型だけど，薬には２本線が入っているんだ
白が刺激薬で黒が遮断薬・拮抗薬ですね

薬の作用点を示すピクトグラム

薬が働く主な6つの作用点は以下のピクトグラムで表現しています。

また，File02（p.25）以降，図やイラストを使って紹介している各薬剤名（タイトル）の右肩には，それぞれの作用点を示す丸型のアイコンを付けています。作用機序を確認する際の目安としてご活用ください。

受容体

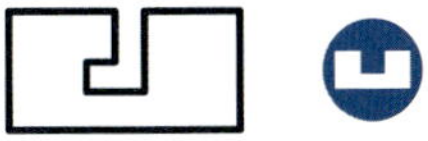

生理活性物質あるいは薬と結合し，細胞間の情報伝達・細胞内機能の調節を行う。

酵素

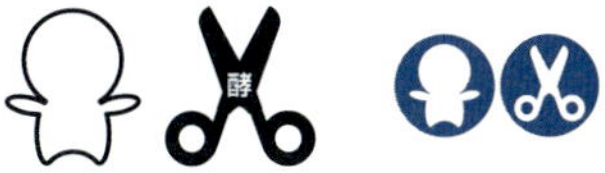

生体内で起こる反応を調節するタンパク質。

イオンチャネル

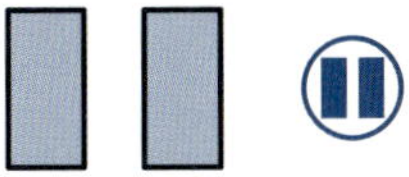

特定のイオンを通過させ，細胞内の機能を調節する。

イオンチャネル型受容体

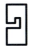

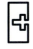

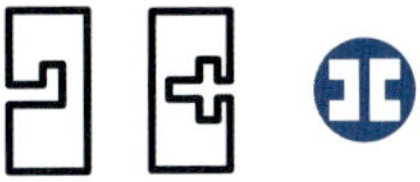

生理活性物質や薬と結合し，チャネル（ゲート）を開閉して，イオンの通過を調整し，細胞内の機能を調節する。

トランスポーター

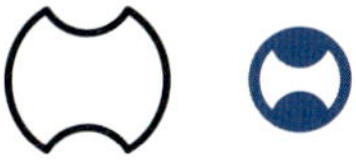

細胞の内外の物質輸送に関与しているゲートの１つ。

核酸（遺伝子）

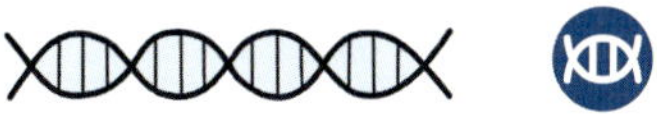

細胞の増殖に不可欠な DNA や RNA。

その他

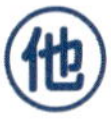

薬が作用する６つの作用点のいずれにも該当しない，あるいは薬が多数あり複数の作用点に作用する場合など。

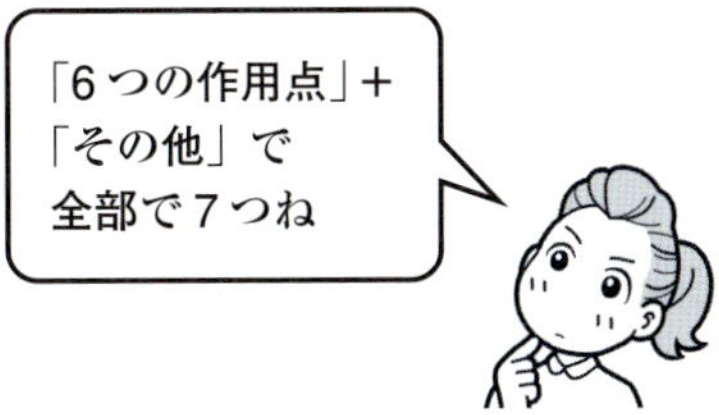

第 1 章以降の本文構成

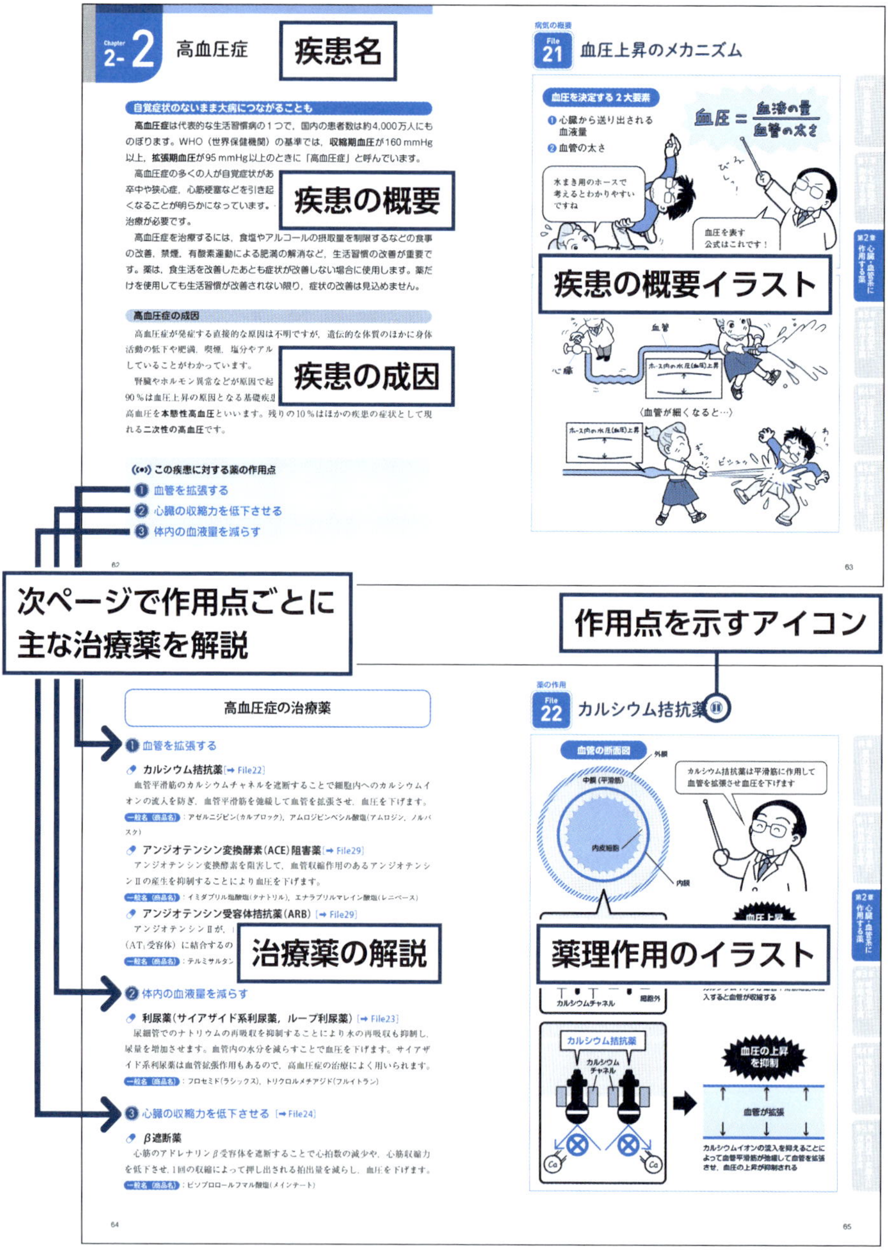

疾患名
疾患の概要
疾患の成因
次ページで作用点ごとに主な治療薬を解説
疾患の概要イラスト
作用点を示すアイコン
治療薬の解説
薬理作用のイラスト
Chapter 2-2
高血圧症
自覚症状のないまま大病につながることも
高血圧症は代表的な生活習慣病の 1 つで，国内の患者数は約4,000万人にものぼります。WHO（世界保健機関）の基準では，収縮期血圧が160 mmHg以上，拡張期血圧が95 mmHg以上のときに「高血圧症」と呼んでいます。
高血圧症の多くの人が自覚症状があ
卒中や狭心症，心筋梗塞などを引き起
くなることが明らかになっています。
治療が必要です。
高血圧症を治療するには，食塩やアルコールの摂取量を制限するなどの食事の改善，禁煙，有酸素運動による肥満の解消など，生活習慣の改善が重要です。薬は，食生活を改善したあとも症状が改善しない場合に使用します。薬だけを使用しても生活習慣が改善されない限り，症状の改善は見込めません。
高血圧症の成因
高血圧症が発症する直接的な原因は不明ですが，遺伝的な体質のほかに身体
活動の低下や肥満，喫煙，塩分やアル
していることがわかっています。
腎臓やホルモン異常などが原因で起
90 %は血圧上昇の原因となる基礎疾
高血圧を本態性高血圧といいます。残りの 10 %はほかの疾患の症状として現れる二次性の高血圧です。
この疾患に対する薬の作用点
❶ 血管を拡張する
❷ 心臓の収縮力を低下させる
❸ 体内の血液量を減らす
62
病気の概要
File 21 血圧上昇のメカニズム
血圧を決定する 2 大要素
❶ 心臓から送り出される血液量
❷ 血管の太さ
血圧 = 血液の量 / 血管の太さ
水まき用のホースで考えるとわかりやすいですね
びしっ！
血圧を表す公式はこれです！
血管
心臓
ホース内の水圧(血圧)上昇
〈血管が細くなると…〉
ホース内の水圧(血圧)上昇
ギュッ
ピシュッ
あ～っ
第2章 心臓・血管系に作用する薬
63
高血圧症の治療薬
❶ 血管を拡張する
カルシウム拮抗薬［→ File22］
血管平滑筋のカルシウムチャネルを遮断することで細胞内へのカルシウムイオンの流入を防ぎ，血管平滑筋を弛緩して血管を拡張させ，血圧を下げます。
一般名（商品名）：アゼルニジピン(カルブロック)，アムロジピンベシル酸塩(アムロジン，ノルバスク)
アンジオテンシン変換酵素(ACE)阻害薬［→ File29］
アンジオテンシン変換酵素を阻害して，血管収縮作用のあるアンジオテンシンⅡの産生を抑制することにより血圧を下げます。
一般名（商品名）：イミダプリル塩酸塩(タナトリル)，エナラプリルマレイン酸塩(レニベース)
アンジオテンシン受容体拮抗薬(ARB)［→ File29］
アンジオテンシンⅡが，
(AT1受容体）に結合するの
一般名（商品名）：テルミサルタン
❷ 体内の血液量を減らす
利尿薬(サイアザイド系利尿薬，ループ利尿薬)［→ File23］
尿細管でのナトリウムの再吸収を抑制することにより水の再吸収も抑制し，尿量を増加させます。血管内の水分を減らすことで血圧を下げます。サイアザイド系利尿薬は血管拡張作用もあるので，高血圧症の治療によく用いられます。
一般名（商品名）：フロセミド(ラシックス)，トリクロルメチアジド(フルイトラン)
❸ 心臓の収縮力を低下させる［→ File24］
β遮断薬
心筋のアドレナリンβ受容体を遮断することで心拍数の減少や，心筋収縮力を低下させ，1回の収縮によって押し出される拍出量を減らし，血圧を下げます。
一般名（商品名）：ビソプロロールフマル酸塩(メインテート)
64
薬の作用
File 22 カルシウム拮抗薬
血管の断面図
外膜
中膜（平滑筋）
内皮細胞
内膜
カルシウム拮抗薬は平滑筋に作用して血管を拡張させ血圧を下げます
カルシウムチャネル
細胞外
入すると血管が収縮する
カルシウム拮抗薬
カルシウムチャネル
Ca
血圧の上昇を抑制
血管が拡張
カルシウムイオンの流入を抑えることによって血管平滑筋が弛緩して血管を拡張させ，血圧の上昇が抑制される
第2章 心臓・血管系に作用する薬
65

Introduction

ようこそ薬理学の世界へ

薬が効くしくみは，さまざまな作用が複雑に絡み合っていて，理解するのが大変です。黒川先生は，オリジナルの図やイラストを使った解説に定評があります。12月のある日，薬学部の学生2人（2年生）が先生のもとを訪れました。神妙かつ切羽詰まった表情をみると，どうやら思い悩んでいる様子ですが……。

卒業した先輩たちと会う機会があって…。

これからはグローバル化の時代だから少なくとも英語と薬理はしっかりと勉強しとけよとハッパをかけられたんです。

先輩たち，社会人になってからとても苦労したそうです。

英語と薬理か…。

ボク，英語には少し自信があるけど，薬理はあまり興味がわかなくて…。

どうして？　興味深いと思いますけど？

薬の名前と作用が一致しなくて…。

(いつものパターンですね)だいたいわかりました。いろんな情報が整理されないまま，頭の中でこんがらがっているのですね。でもどんなに複雑に絡んだ糸でも必ずほどけます。簡単なことです。端から丹念にほどいていけばいいだけなんですから。

それはわかりますが……。

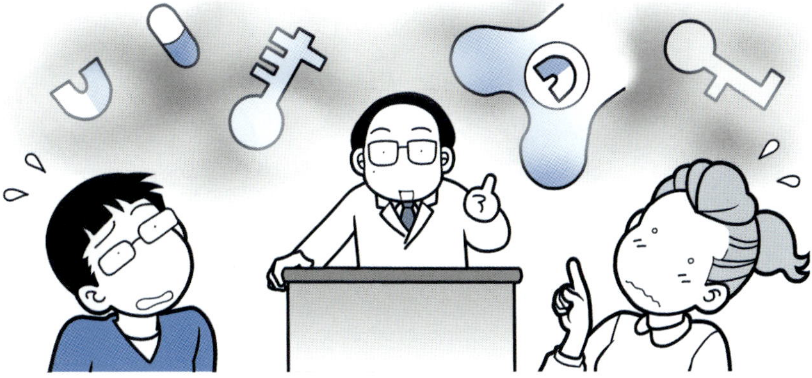

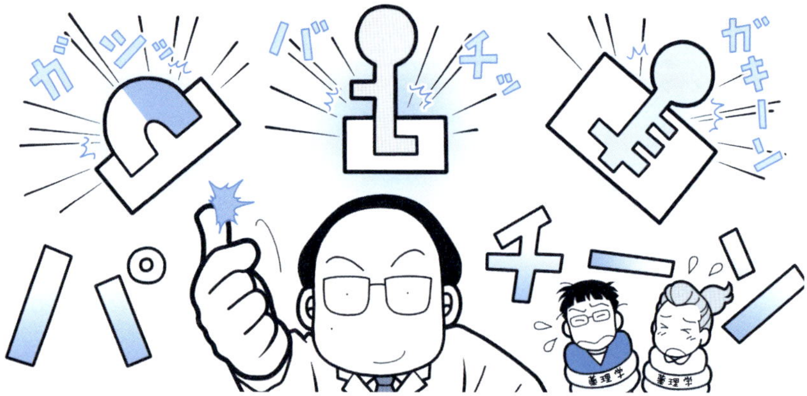

わたしが糸をほどくコツを教えてあげましょう。きっとすんなり理解できるようになりますよ。楽しいですよ!!

（顔を見合わせて）……ホントかな？（疑心暗鬼）

信じる者は救われる。では，まずはウォーミングアップからいってみましょうか。

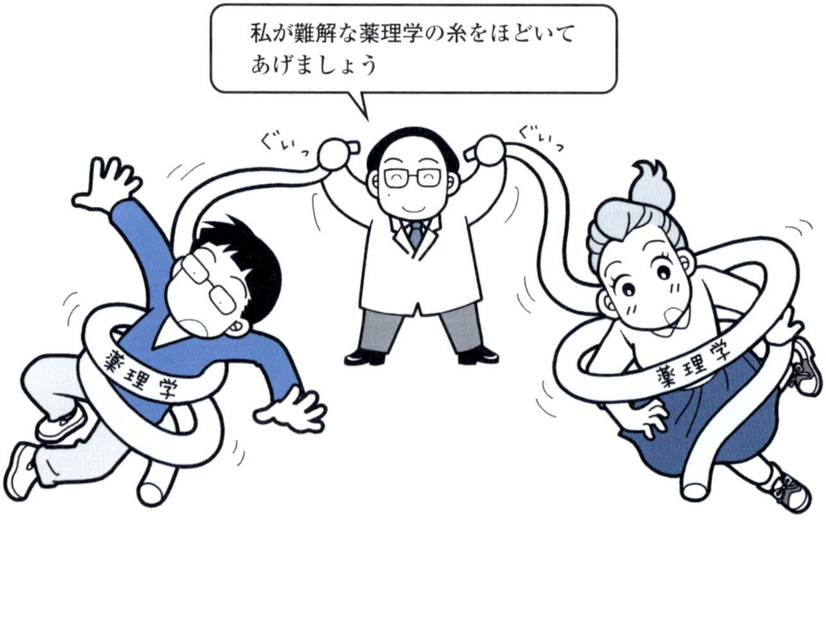

序章

薬の基礎知識

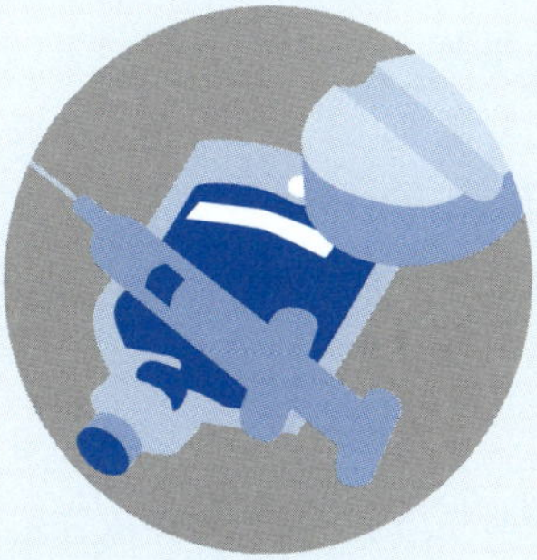

Chapter 序-1 薬の効果と毒性

どんな薬にも副作用がある

薬が効くというのはどういうことでしょうか？　私たちは病気になったとき，それを治療する1つの手段として薬を使用します。一般に薬にはさまざまな作用があります。病気の治療や予防に利用される薬の作用を**主作用**，それ以外の作用を**副作用**といいます。

たとえば，熱が出て，頭が痛いときにアスピリンという薬を服用したことはありませんか？　アスピリンには熱を下げる作用，痛みを止める作用があり，解熱鎮痛薬として使われています。そのほかにも，血液を固まりにくくする作用もあります。

熱を下げたくてアスピリンを飲んだときには，熱を下げる作用が薬の主作用（**薬の効果**）で，血液を固まりにくくする作用は薬の副作用になります。一方，血液を固まりにくくする作用を利用して，少量のアスピリンを心筋梗塞や脳梗塞の予防に用いる場合があります。この場合は，血液を固まりにくくする作用こそがアスピリンの主作用になります。さらに，アスピリンには，胃粘膜を傷つけるような作用や喘息を誘発するような作用もあります。これは誰にとっても目的とする作用ではないので，副作用となります。なお，薬の有害な作用を特に明確に表現する場合には**有害作用**という言葉を用います。

薬にはさまざまな作用があり，主作用だけで副作用がまったくない薬はありません。自分の病気に合った薬を選び，その効果（主作用）を最大限に発揮させ，できるだけ有害作用を抑え，薬と上手に付き合っていくことが大切です。

期待する効果が主作用ってことですね。

主作用が強く出すぎることも副作用といいます。

薬の主作用と副作用

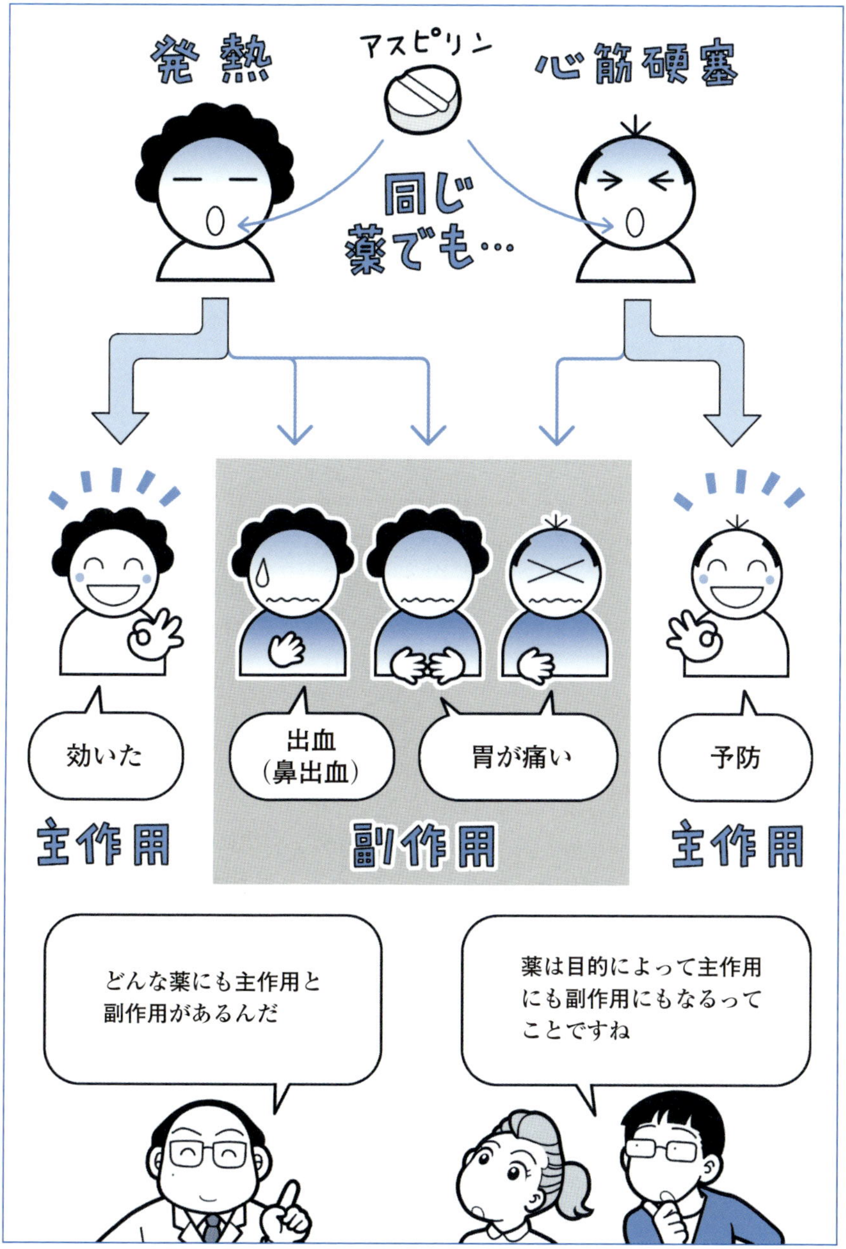

発熱
アスピリン
心筋硬塞
同じ薬でも…
効いた
出血
（鼻出血）
胃が痛い
予防
主作用
副作用
主作用
どんな薬にも主作用と副作用があるんだ
薬は目的によって主作用にも副作用にもなるってことですね

Chapter 序-2 薬の作用とその作用点

薬が働く６つの作用点

薬の作用は，体内で重要な役割を果たしている特定の部位に薬が結合することで現れます。薬が結合する特定部位のことを**作用点**といいます。作用点には，**受容体**，**イオンチャネル**，**イオンチャネル型受容体**，**トランスポーター**，**酵素**，**核酸**（遺伝子）などがあります。

薬物はこれらに結合することにより，細胞内の機能や細胞間の情報伝達に影響を与え，効果を発揮します。たとえば，［File10］（p.41）に示したパーキンソン病治療薬のドパミン受容体刺激薬は，生理活性物質の1つであるドパミンの代わりに受容体に結合することで，神経細胞内の情報伝達に影響を与え，パーキンソン病の症状を改善します。

受容体，イオンチャネル，イオンチャネル型受容体，トランスポーター，酵素，核酸（遺伝子）……薬の作用点はこの６つを覚えればOKです。少し難しいですが，とても重要なポイントです。ほとんどの薬がこの６つの作用点で分類できます。

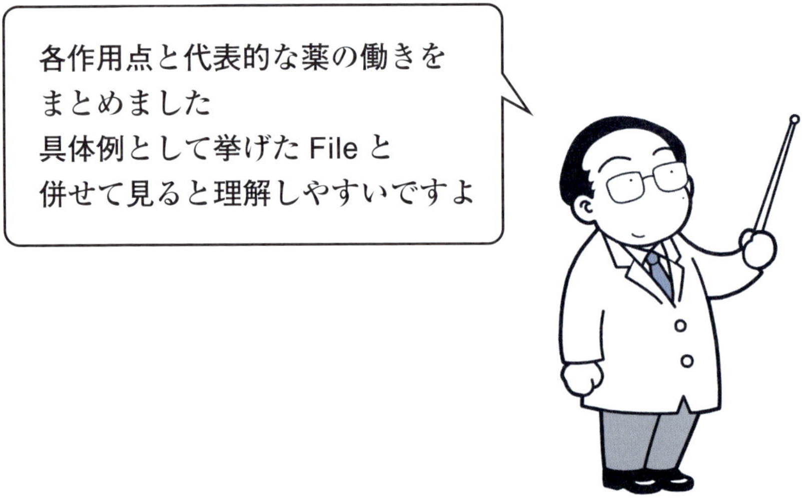
各作用点と代表的な薬の働きを
まとめました
具体例として挙げたFileと
併せて見ると理解しやすいですよ

6つの作用点による分類

❶受容体に作用する薬

例▶ドパミン受容体刺激薬〔パーキンソン病の治療薬/File10（p.41）〕

受容体は細胞膜や細胞の内側（細胞質）などに存在するタンパク質で，生理活性物質と結合することにより細胞内の機能を調整しています。薬が生理活性物質の代わりに目的とする臓器（標的器官）の受容体に結合すると，効果が現れます。

❷イオンチャネルに作用する薬

例▶カルシウム拮抗薬〔高血圧症の治療薬/File22（p.65）〕

イオンチャネルは細胞膜にあるタンパク質で小孔を形成しています。細胞膜を貫通したかたちで存在し，特定のイオンを通過させます。イオンチャネルに作用する薬は，チャネルの開閉に影響を与えることでイオンの通過を調整し，細胞内の機能を調節して効果を発揮します。

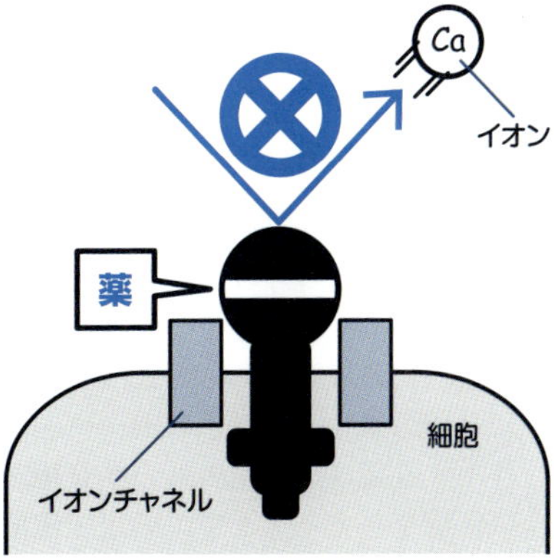

❸イオンチャネル型受容体に作用する薬

例▶ベンゾジアゼピン系薬〔不眠症の治療薬/File14（p.49）〕

イオンチャネル型受容体は，受容体の１つです。生理活性物質が結合するとイオンチャネルと同じようにチャネル部が開口しイオンを通過させます。この受容体に作用する薬は，イオンチャネルに作用する薬と同様に，細胞内へのイオンの通過を調整し，細胞内の機能を調節して効果を発現します。

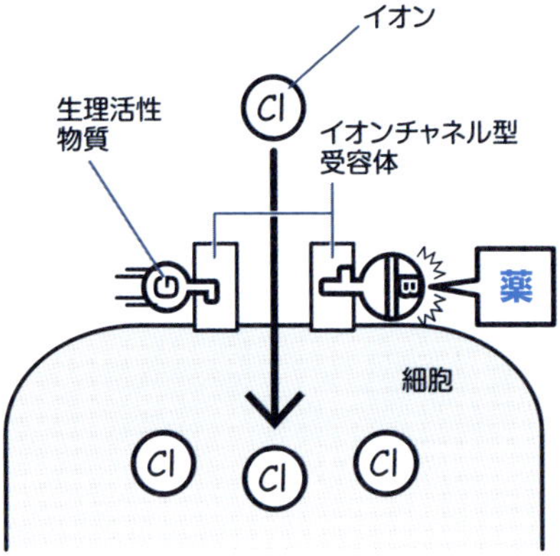

❹トランスポーターに作用する薬

例▶選択的セロトニン再取り込み阻害薬（SSRI）〔うつ病の治療薬/File02（p.25）〕

トランスポーターはイオンチャネルと同様に，細胞内外の物質の輸送に関与しています。特定の物質と結合して膜内に移行させ，その後，反対側に放出します。トランスポーターに作用する薬は，細胞内外の物質輸送に影響を与えることで，効果を発揮します。

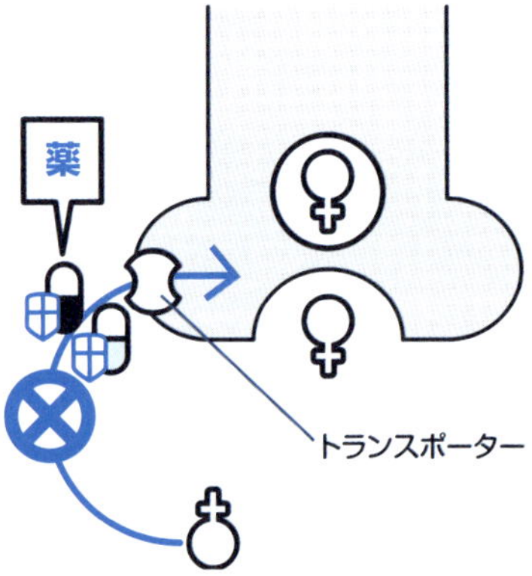

❺酵素に作用する薬

例▶アセチルコリンエステラーゼ阻害薬〔アルツハイマー型認知症の治療薬/File12（p.45）〕

酵素は生体内で起こる反応を調整しているタンパク質です。薬によって酵素の働きが変化すると，それに伴って酵素に関与する物質の反応も変化します。酵素を阻害することによって効果を発揮する薬が多くあります。

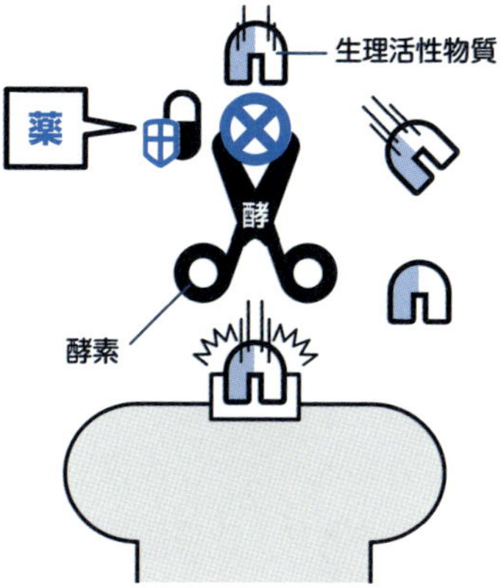

❻核酸（遺伝子）に作用する薬

例▶代謝拮抗薬〔悪性腫瘍の治療薬/File79（p.194）〕

核酸には DNA と RNA があります。いずれも細胞の増殖に不可欠で，生体の遺伝やタンパク質の合成などに重要な役割を果たしています。抗がん剤や一部の抗菌薬などは DNA や RNA に働きかけ，がん細胞，細菌などの増殖を抑制することによって効果を発現します。

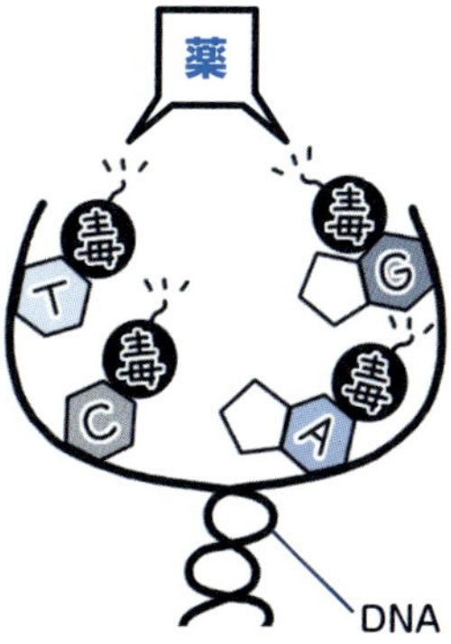

Chapter 序-3

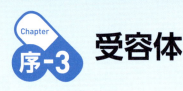

受容体

薬と受容体は“鍵”と“鍵穴”の関係

薬が作用する作用点の中でも，**受容体**は非常に重要な役割を果たしています。受容体は，細胞の細胞膜などに存在して，神経伝達物質やホルモンといった生理活性物質と結合することにより細胞内の機能を調整しています。すなわち，受容体は生理活性物質の情報を受け取る窓口といえます。

この窓口で受け取ることのできる情報の種類は決まっていて，その関係は鍵と鍵穴の関係にたとえることができます。つまり，ピッタリと一致した情報しか受け取ることができないのです。この関係をうまく利用し，病気の治療のためにつくられたのが「受容体に作用する薬」です。この薬は，目的とする臓器や組織の受容体に，生理活性物質の代わりに結合することによって作用を発揮します。たとえば，〔File10〕に示したパーキンソン病治療薬のドパミン受容体刺激薬は，パーキンソン病患者で不足しているドパミンという物質の代わりにその受容体（鍵穴）を刺激することにより効果を示します。一方，〔File67〕で示したアレルギー疾患治療薬の抗ヒスタミン薬は，ヒスタミンという物質の受容体（鍵穴）を塞いでその過剰な反応を抑制して効果を示します。

このように受容体に作用する薬には2つの種類があります。受容体と結合してその機能を促進する薬を受容体**刺激薬**，受容体と結合してその機能を変化させない薬を受容体**遮断薬**といいます。刺激薬は鍵穴に入って鍵を回して作用を発現します。遮断薬は鍵穴に入り鍵穴を塞ぐだけで，それ自体に作用がなく，生理活性物質の作用も発現させません。

生理活性物質を本来の鍵とするなら，「刺激薬」は合鍵ですね。

受容体の機能を促進する薬が「刺激薬」で「作動薬」ともいいます。

たしか「**拮抗薬**」というのもあったと思いますが？

「拮抗薬」は「遮断薬」の別の呼び方ですね。「ブロッカー」ともいいます。

受容体に作用する薬

受容体に作用する薬,作用しない薬

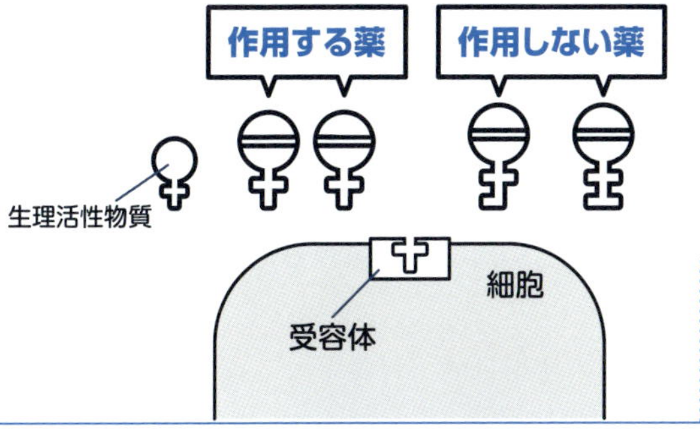

受容体の鍵穴に
合う形の
薬でないと
作用しない

刺激薬

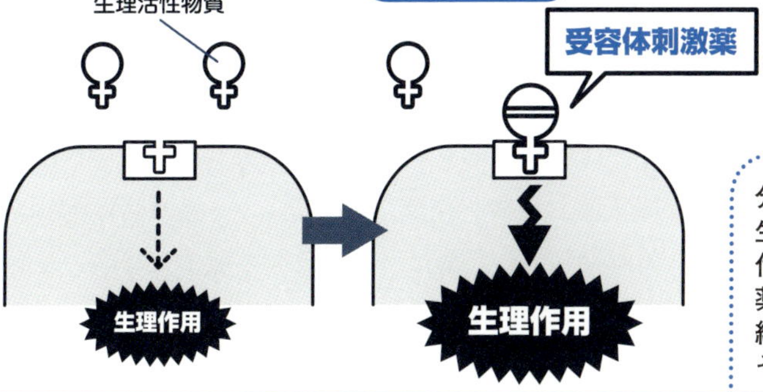

分泌量の少ない
生理活性物質の
代わりに
薬が受容体と
結合することで
その機能を高める

遮断薬

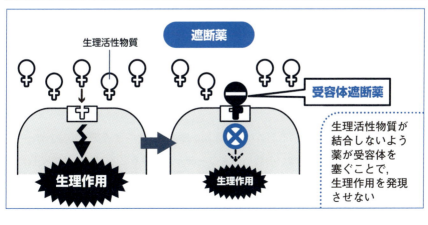

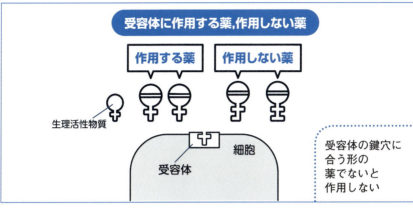

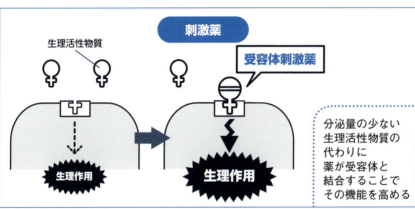

生理活性物質が
結合しないよう
薬が受容体を
塞ぐことで,
生理作用を発現
させない

Chapter 序-4

薬の投与経路

効果を発揮しやすい投与法を選択

薬が作用を示すためには，目的とする受容体などに効率よく届けられなければなりません。目的としない組織や臓器の受容体などに薬が届けられることは効率が良くないばかりか副作用の発現にもつながる可能性があります。そのため，薬を目的とする受容体などに効率よく届けるための**投与経路**の選択がとても重要になります。

薬の投与経路は，その薬の使用目的（対象とする疾患など）と薬の性質（安定性など）によって決定されます。

薬の投与経路は大きく，**全身投与**と**局所投与**に分けることができます。全身投与には，内服薬（錠剤，カプセル剤，散剤など）による**経口投与**，注射薬による**血管内投与**，**皮下投与**，**筋肉内投与**，坐薬による**直腸内投与**などがあります。全身投与された薬は，投与されたあと血液中に入り全身を巡って，目的とする臓器や組織の受容体などに届き作用を示します。一方，局所投与される薬には，点眼薬，点鼻薬，吸入薬，皮膚外用薬（塗り薬），一部の貼《ちょう》付《ふ》薬，一部の坐薬などがあります。局所投与された薬は，目的とする臓器や組織の受容体などに，直接届いて作用を示します。全身投与と比較して，局所投与のほうが効率的に薬を届けることが可能となりますが，目，鼻，耳，皮膚などの限られた部位の疾患にしか利用できません。現在，最も投与方法が簡便な経口投与（内服薬）が広く用いられています。

錠剤やカプセル剤など，いろいろな種類があるのは，効果を高めたり，副作用を軽減したり，飲み心地や使用感を高めるためですね？

そうです。飲みやすくしかも効果があるように工夫した結果，さまざまな剤形があるわけです。

錠剤だけでもいろいろあるんですよね。糖衣錠とか，チュアブル錠とか……。

糖衣錠は，苦味や匂いの強い薬をコーティングすることで飲みやすくしたものですね。少量の水あるいは水なしでも速やかに口の中で溶けるのが口腔内崩壊錠です。そのほか，有効成分がゆっくり放出されるように設計された徐放錠，胃では影響されずに腸で溶ける腸溶錠などもあります。

全身投与と局所投与の投与経路

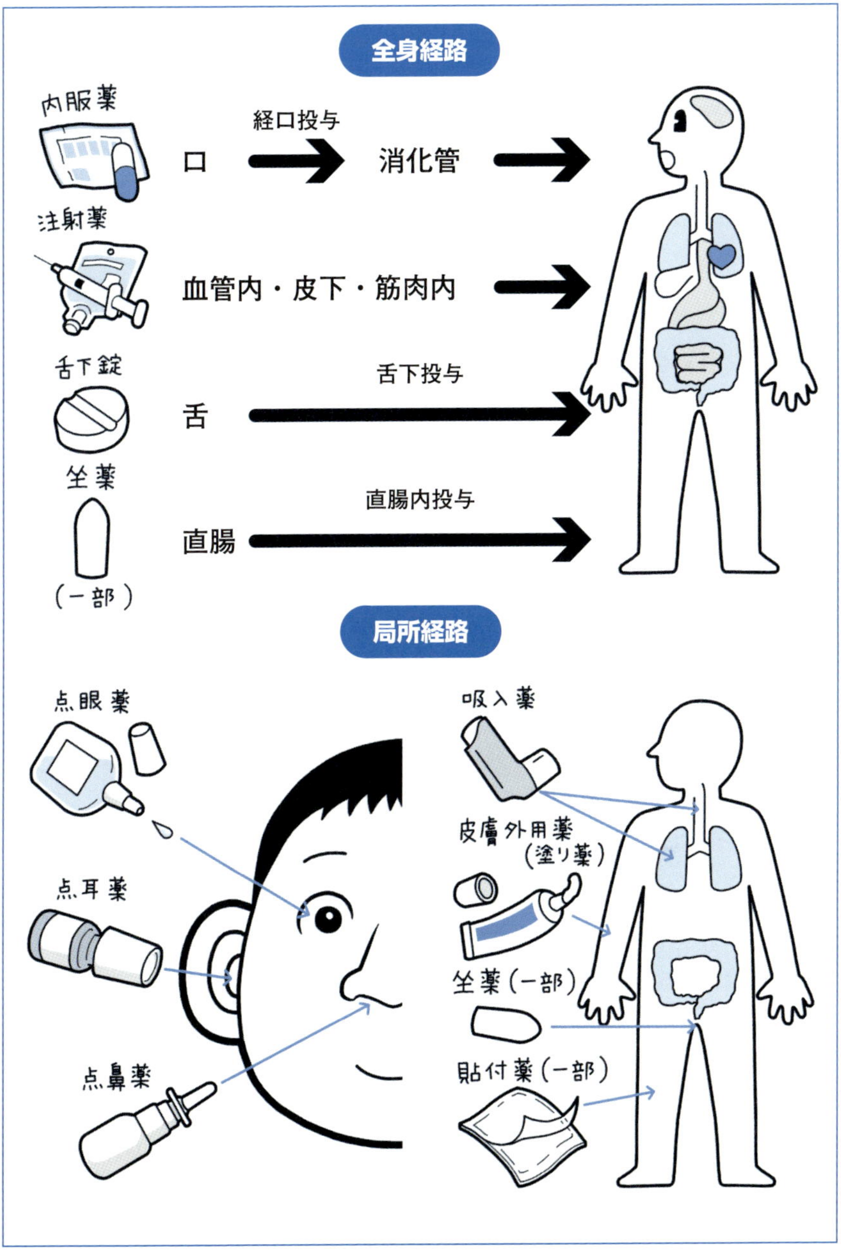

Chapter 序-5

体内における薬の動き

薬が体内でたどる 4 つのステップ

錠剤やカプセル剤などの経口投与された薬は，腸液で溶け，小腸の腸絨毛と呼ばれる細かい突起から吸収され，毛細血管に入り，門脈を経て肝臓に到達します（**吸収**）。この過程において，その一部は小腸壁や肝臓で分解されます。その後，薬は心臓から全身へ送り出される血液に移行します。そして，全身を巡り，臓器や組織に届けられ，そこで血管から外に出て分布して，受容体などと結合して作用を現します。分布には，臓器や組織の毛細血管の状態や薬とタンパクとの結合性などが大きな影響を与えています（**分布**）。次に，全身に分布した薬は，肝臓に運ばれ，そこで体外に排出しやすいかたちに変化します。（**代謝**）。そして，最後に，主に腎臓から尿中へ，一部は糞中へ排泄され，からだから消えていきます（**排泄**）。このような薬の体内での①吸収，②分布，③代謝，④排泄という一連の動きを，薬の「**体内動態**」といいます。

薬の体内動態は，薬の種類によっても異なりますが，患者さんの状態(年齢，性別，体重，腎機能，肝機能，発熱の有無など）によっても異なってきます。肝臓や腎臓が悪くなると，薬の作用が強く現れて，副作用が発現することがあります。これは，薬の肝臓での代謝や腎臓での排泄が遅れ，いつまでもからだの中に留まるようになるためなのです。また，薬の体内動態は，併用している薬の種類や嗜好品（アルコール，タバコなど），健康食品などの影響を受ける場合もあるので注意する必要があります。

経口投与された薬が小腸から毛細血管に入ったあと，門脈を経由して肝臓で処理されることがあります。これを初回通過効果といいます。

しょかいつうかこうか？

肝臓を通るのは，吸収した物質の中にからだに良くないものが含まれている可能性があるからですよね？

そうです。肝臓でろ過するわけです。このろ過によって薬の効果は著しく低下してしまう場合があります。そこで初回通過効果により失われてしまう用量をあらかじめ考慮しておいたり，肝臓で代謝されることによって逆に活性化されるよう設計された薬(プロドラッグ)も開発されています。

薬の体内動態

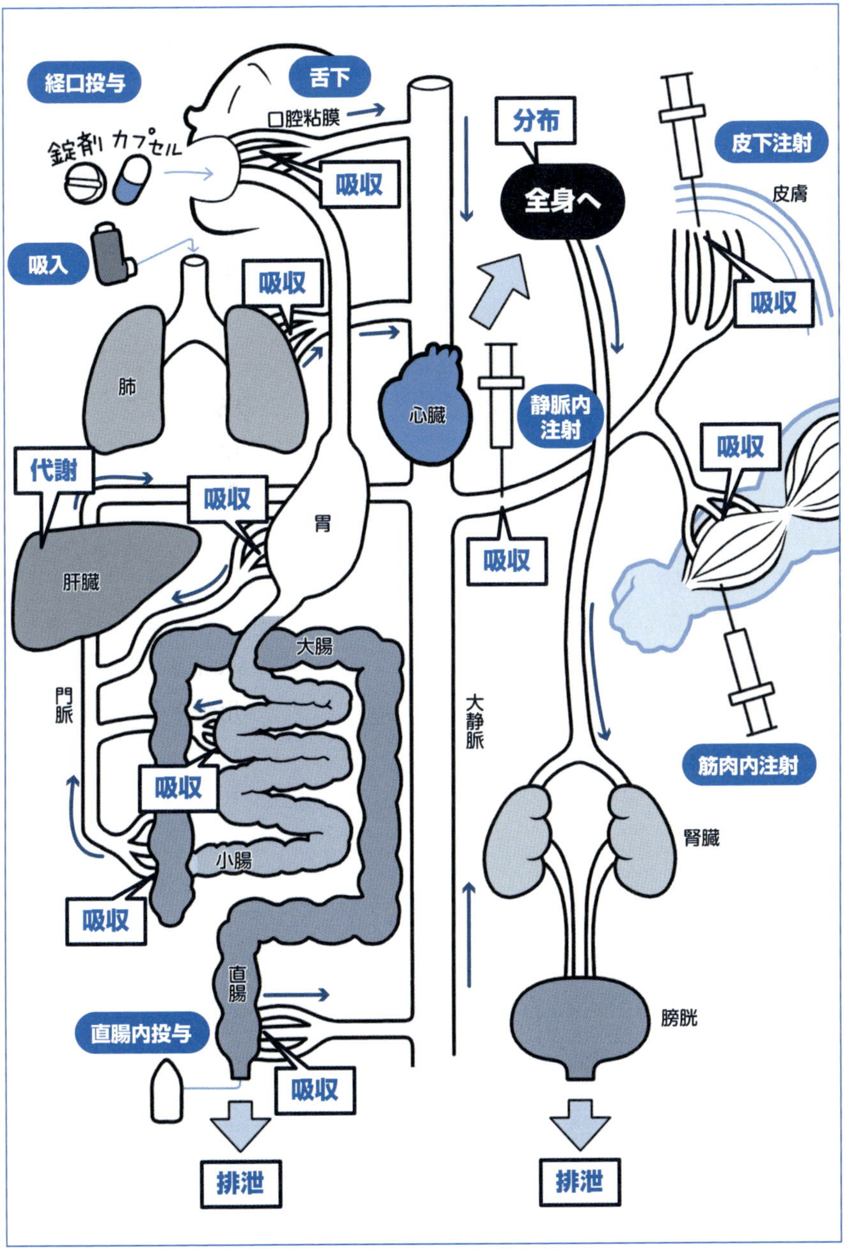
経口投与
舌下
口腔粘膜
錠剤
カプセル
吸収
分布
全身へ
皮下注射
皮膚
吸入
吸収
吸収
肺
心臓
静脈内注射
吸収
代謝
吸収
胃
肝臓
吸収
大腸
門脈
大静脈
吸収
筋肉内注射
小腸
腎臓
吸収
直腸
膀胱
直腸内投与
吸収
排泄
排泄

Chapter 序-6

神経系と薬

多くの薬は神経に働きかける

神経系は，さまざまな情報を脳や身体の各臓器・組織へ伝える役割を果たしています。「心と神経系に作用する薬」はもちろんのこと，心臓・血管系，呼吸器系，消化器系，腎臓・泌尿器系に作用する薬にも，神経系に作用して効果を発現する薬が多くあります。そのため，神経系に関して知識を深めることは，薬の作用を理解するためにとても重要です。

神経系は大きく，**中枢神経系**と**末梢神経系**に分けられます。中枢神経系とは脳と脊髄のことで，知的活動，記憶，感情，生命維持活動の中枢などの重要な役割を果たしていますが，いまだに十分に解明されていない点も多くあります。末梢神経系は，各臓器・組織が受けた情報を脳に，脳からの情報を臓器・組織に伝える役割を果たしています。末梢神経系は，その働きによって**体性神経系**と**自律神経系**に分けられます。体性神経系は自分の意志で行うからだの動き（運動）に関係する神経系で，自律神経系は，意志とは関係なく働く，循環，呼吸，消化，分泌などに関与する神経です。自律神経は，ほぼ全身の臓器・組織に分布して生命維持に重要な役割を果たしています。自律神経には，**交感神経**と**副交感神経**の2種類があり，1つの臓器・組織に対して2つの神経が関わる二重支配の関係にあり，互いに相反する役割（作用）を担っています。交感神経系は，からだを「闘争状態」（緊張した状態）に，副交感神経系はからだを「休息状態」（落ち着いた状態）にします。

交感神経と副交感神経が身体に及ぼす変化

	交感神経が優位	副交感神経が優位
瞳孔	散瞳	縮瞳
血管	収縮	拡張
心拍数	増加	減少
消化管運動	抑制	促進

全身の交感神経と副交感神経

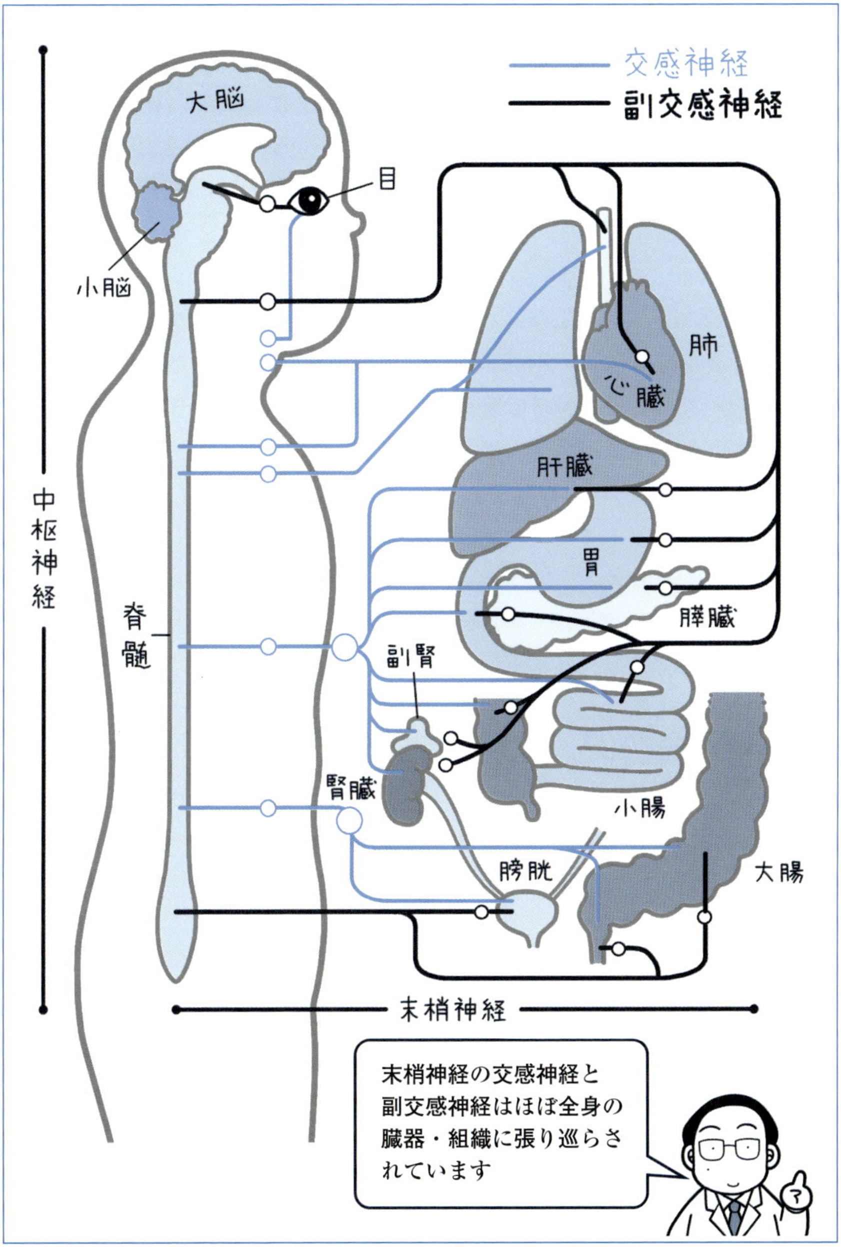

神経系の薬はシナプス間隙で活躍する

神経は，**ニューロン**と呼ばれる神経細胞からできています。神経細胞は，大きな核をもつ細胞体と，そのまわりに細かく枝分かれしている樹状突起，1本だけ長い突起の軸索（線維）で構成されています。軸索の末端は**神経終末**と呼ばれ，隣の神経細胞や特定の臓器・組織へ情報を伝えています。

神経での情報伝達は，神経細胞から伸びる軸索内では，イオンの出入りによって電位の変化（電気）で伝わっていきます。神経終末は，隣の細胞とは離れていて，わずかな隙間（**シナプス間隙《かんげき》**）をつくっています。そのため，神経終末では電位の変化ではなく，**神経伝達物質**がシナプス間隙中に放出され，それが隣の神経細胞や臓器・組織の受容体などに結合することで情報が伝えられます。

中枢（脳）での情報伝達には，アミノ酸〔グルタミン酸，γ－アミノ酸（GABA）など〕，アセチルコリン，ドパミン，ノルアドレナリン，セロトニンなど多くの神経伝達物質が関与しています。自律神経の交感神経終末からはノルアドレナリンが放出され，その受容体は**アドレナリン受容体**と呼ばれ，**α受容体**と**β受容体**に分類されます。一方，副交感神経の終末からはアセチルコリンが放出され，その受容体は**アセチルコリン受容体**（主として**ムスカリン受容体**）と呼ばれます。

神経系に作用する薬は，このシナプス間隙の神経伝達物質の量を変化させたり，受容体などに作用することにより，効果を示します。

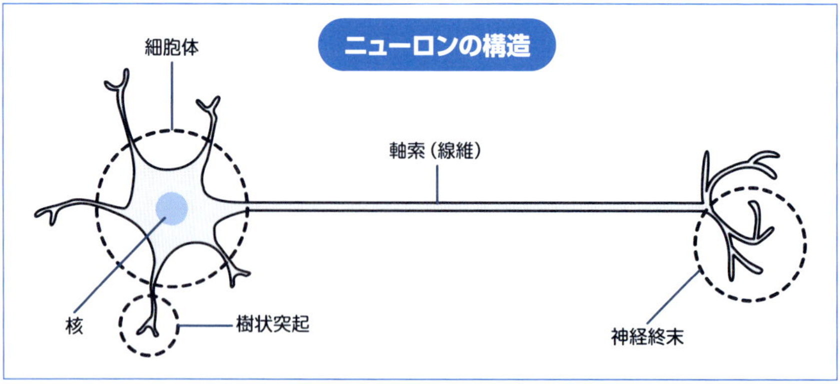

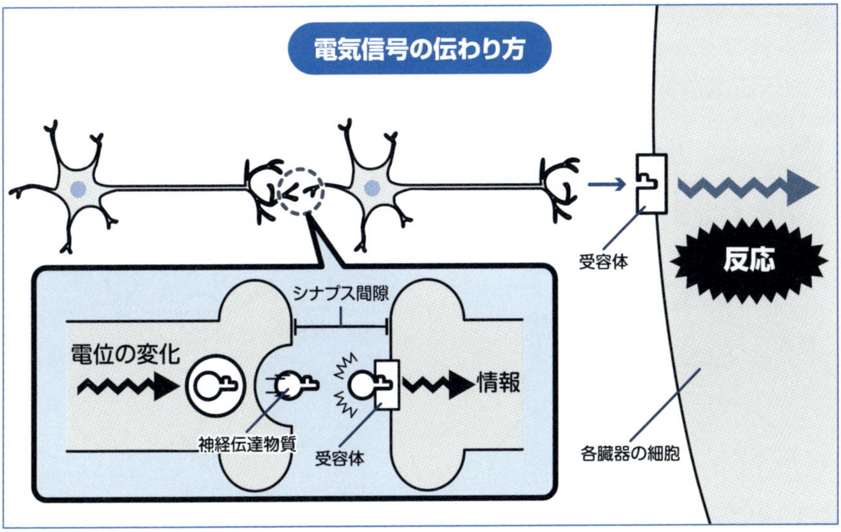

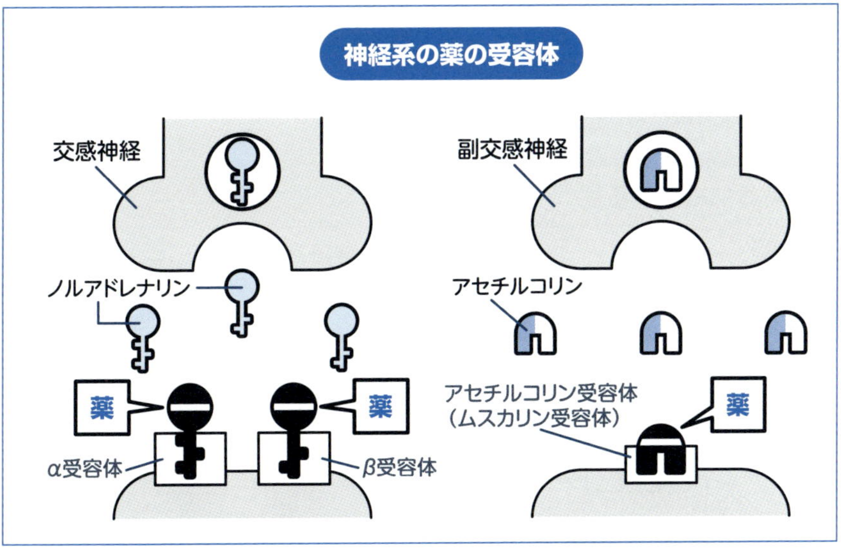

ニューロン，シナプス……ああ，頭が……。

薬の作用は，このあと図を使ってわかりやすく説明していくので心配しなくて大丈夫！　ここでは予備知識をしっかり押さえましょう。

中枢神経，末梢神経における薬の作用の仕方

中枢神経に働きかける薬の作用例

● 神経伝達物質の量を変化させる例

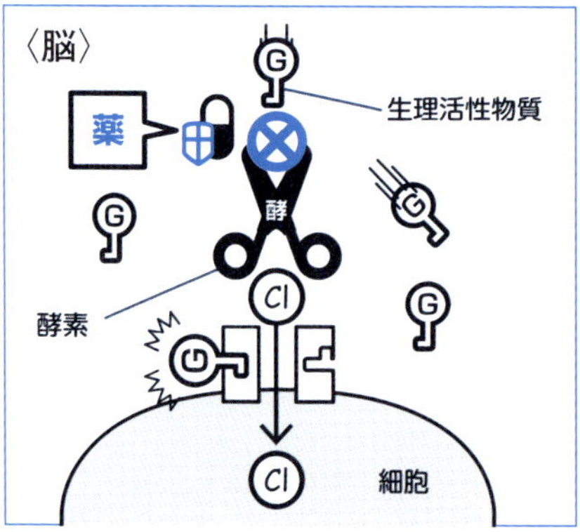

脳内において生理活性物質を分解する酵素を阻害することで受容体に結合する生理活性物質の量を増やし効果を発現する薬／File06（p.34）

● 受容体に結合する例

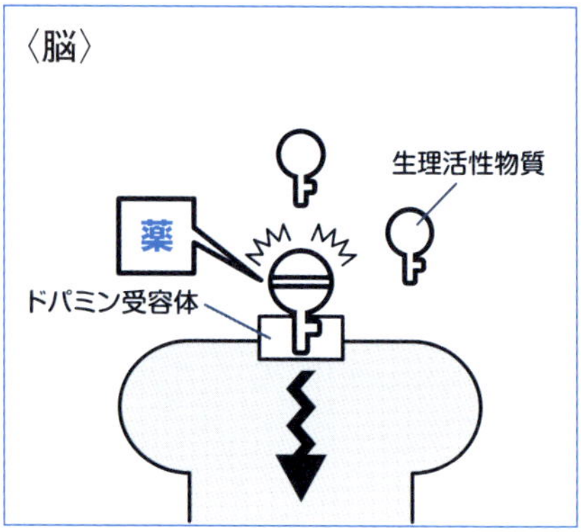

脳の中枢神経に存在するドパミン受容体に結合することにより，神経を刺激して効果を発現する薬／File10（p.41）

末梢神経に働きかける薬の作用例

● 受容体に結合する例

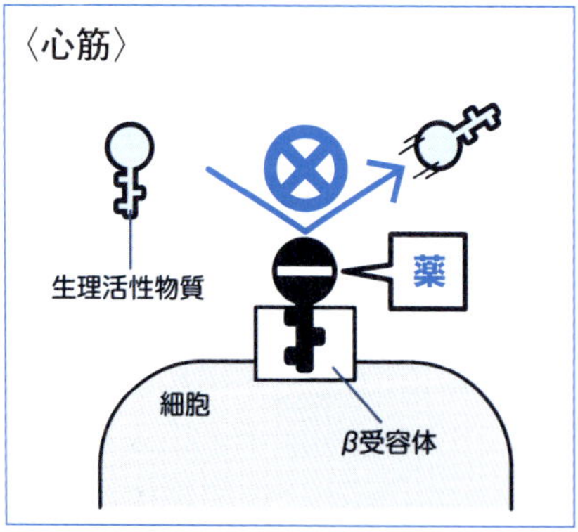

心筋における交感神経のβ受容体を遮断することによって作用を発現する薬／File24（p.67）

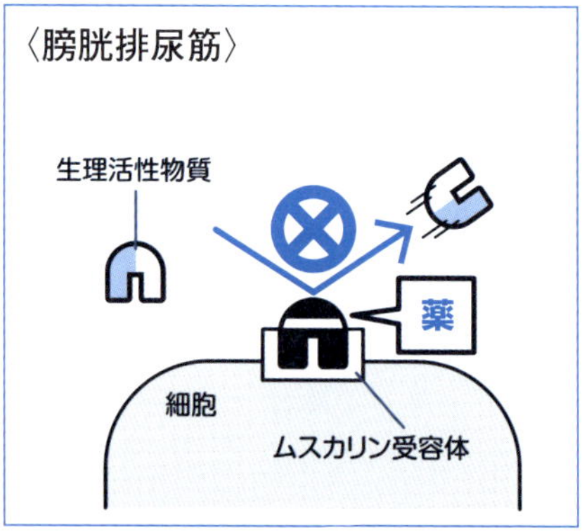

膀胱排尿筋における副交感神経のムスカリン受容体を遮断することによって作用を発現する薬／File55（p.137）

第 1 章

心と神経系に作用する薬

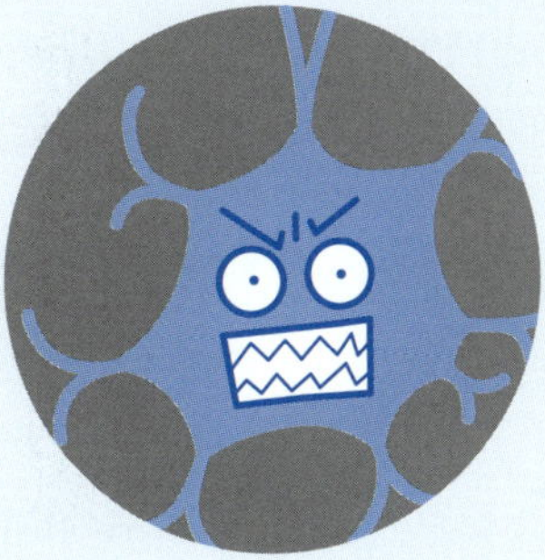

Chapter 1-1

うつ病

500万人もの日本人が引いている“こころの風邪”

うつ病は，**感情障害**ともいわれ，ゆううつな気分を主な症状とする「こころの病気」です。決してまれな病気ではなく，一生のうち約15人に1人がかかるといわれています。20歳代と50歳代に発病のピークがあり，女性のほうがうつ病になりやすいといわれています。几帳面で，責任感が強く，勤勉な性格の人が発症しやすいようです。

発症の契機としては，受験の失敗，失恋，仕事上のトラブル・異動，家族との死別などの思いがけない出来事などが挙げられます。最も問題となるのが自殺で，「死んでしまいたい」という気持ちを抱きがちです。

多くの患者で，不眠，食欲不振，全身倦怠感，体重減少などの身体症状が現れます。これらの症状はうつ病の初期に出やすいといわれています。患者の多くは苦しみから抜け出そうと努力しているため,「励まし」「気晴らしへの誘い」はプレッシャーを与え，逆効果になる場合があるので注意が必要です。

うつ病の成因

成因は不明ですが遺伝的な要素が関与していると考えられており，いくつかの仮説が提唱されています。代表的なものとして，「**モノアミン欠乏仮説**」があります。「モノアミン欠乏仮説」とは，うつ病の原因が脳内の神経伝達に重要な役割を果たしている「モノアミンの欠乏」にあると考える説です。**モノアミン**とは，こころの病気と関連していると考えられている**セロトニン**や**ノルアドレナリン**などの神経伝達物質のことで，モノアミンが不足することで，感情に関係する情報が伝わらずうつの症状が現れると考えられています。

この疾患に対する薬の作用点

❶ モノアミンの量を増やす

病気の概要

File 01 うつ病はどうしてなるの？

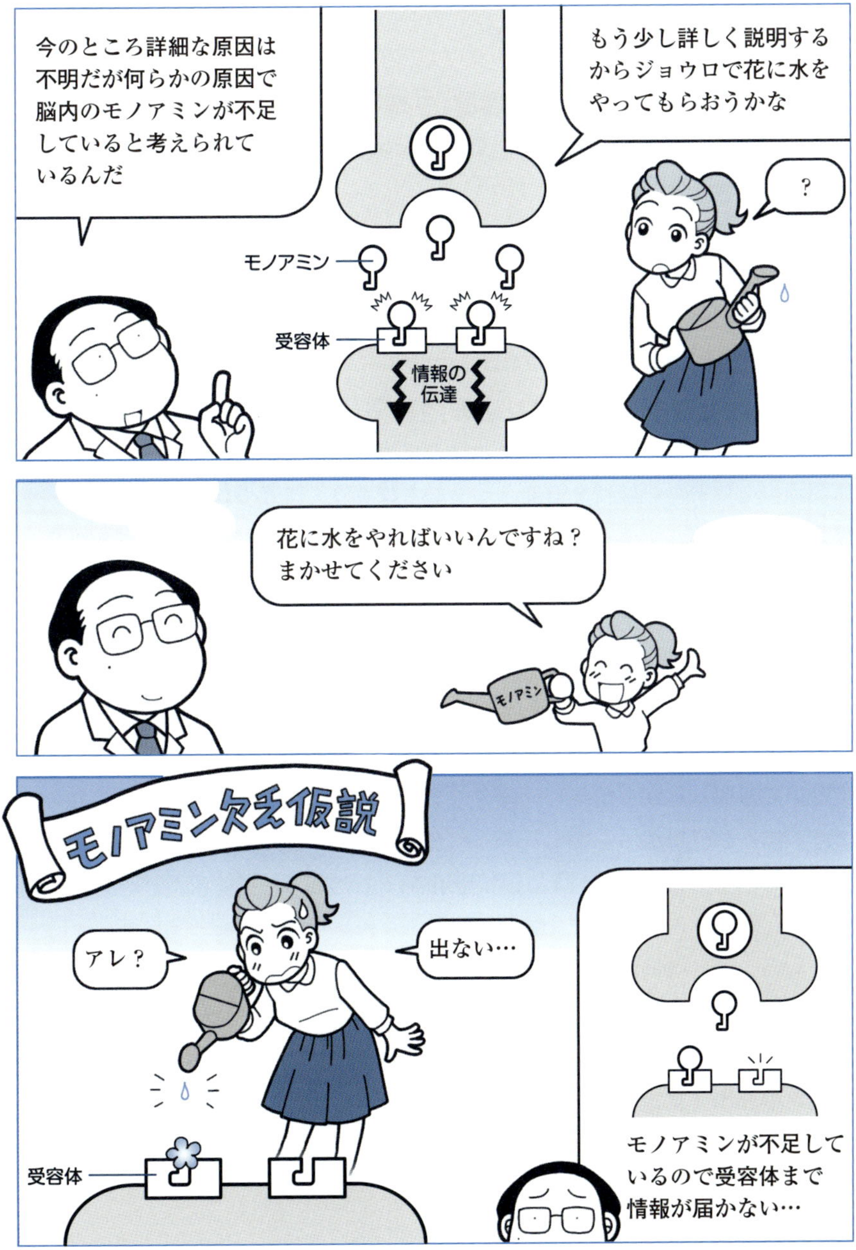

今のところ詳細な原因は不明だが何らかの原因で脳内のモノアミンが不足していると考えられているんだ
モノアミン
受容体
情報の伝達
もう少し詳しく説明するからジョウロで花に水をやってもらおうかな
？
花に水をやればいいんですね？まかせてください
モノアミン
モノアミン欠乏仮説
アレ？
出ない…
受容体
モノアミンが不足しているので受容体まで情報が届かない…

うつ病の治療薬

❶ モノアミンの量を増やす

モノアミン再取り込み阻害薬（三環系抗うつ薬，四環系抗うつ薬）

中枢神経におけるモノアミン（セロトニンやノルアドレナリン）の再取り込みを阻害し，シナプス間隙におけるモノアミン濃度を増加させることによって，神経伝達を亢進させ，抗うつ作用を示します。選択的セロトニン再取り込み阻害薬（SSRI）などと比較するとめまい，低血圧，口渇，便秘，排尿障害などの副作用が発現しやすいです。

一般名（商品名）：アミトリプチリン塩酸塩（トリプタノール），ノルトリプチリン塩酸塩（ノリトレン）

選択的セロトニン再取り込み阻害薬（SSRI）［➡ File02］

セロトニン神経においてセロトニンの再取り込みを選択的に阻害し，シナプス間隙のセロトニン濃度を増加させることにより，抗うつ作用を示します。三環系・四環系抗うつ薬と比べて副作用が軽減され，比較的軽症，中等症のうつ病に対して，第一選択薬の1つとして使用されます。

一般名（商品名）：エスシタロプラムシュウ酸塩（レクサプロ），パロキセチン塩酸塩水和物（パキシル），フルボキサミンマレイン酸塩（デプロメール，ルボックス）

セロトニン・ノルアドレナリン再取り込み阻害薬（SNRI）［➡ File02］

セロトニン神経，ノルアドレナリン神経に作用し，セロトニン，ノルアドレナリンの再取り込みを阻害し，両者のシナプス間隙の濃度を増加させることにより，抗うつ作用を示します。副作用が軽減され，比較的軽症，中等症のうつ病に対し，第一選択薬の1つとして使用されます。

一般名（商品名）：デュロキセチン塩酸塩（サインバルタ），ベンラファキシン塩酸塩（イフェクサー），ミルナシプラン塩酸塩（トレドミン）

ノルアドレナリン・セロトニン作動性抗うつ薬（NaSSA）［➡ File02］

ノルアドレナリン神経やセロトニン神経のシナプス前受容体を遮断してモノアミンの放出を促進し，抗うつ作用を示します。新しいタイプの抗うつ薬で，臨床効果の発現が早くなっています。SSRIより悪心・嘔吐は少ないですが，眠気の発現が多くみられます。

一般名（商品名）：ミルタザピン（リフレックス，レメロン）

薬の作用

File 02 SSRI，SNRI，NaSSA

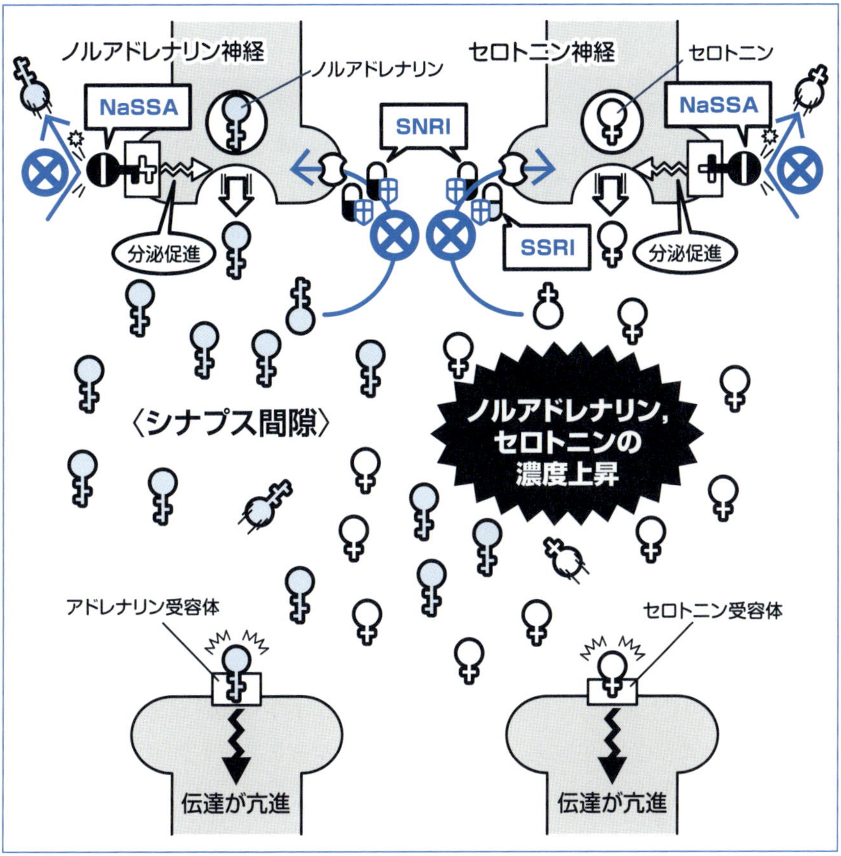

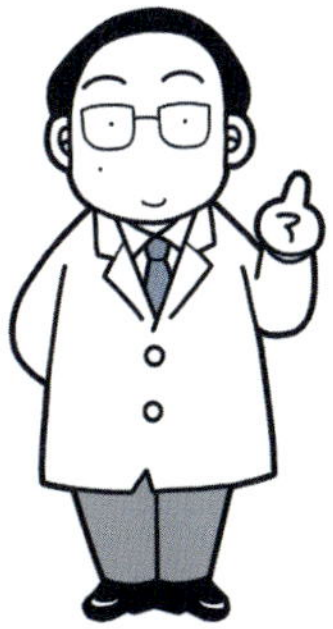

シナプス前細胞に戻ってしまう神経伝達物質の再取り込みを阻害したり，神経伝達物質の放出を促進することによって，シナプス間隙に漂う神経伝達物質の数を増やし，シナプス後細胞にある受容体と結合する可能性を高めます

Chapter 1-2

統合失調症

陽性と陰性で両極端な症状が発現

統合失調症は，わが国では約60万人の患者がいるといわれています。発病のピークは10歳代後半～30歳代前半で，精神科に入院している患者の多くを占めています。

症状は，急性期の**陽性症状**（実際にはない音や声が聞こえたり，見えたりする**幻聴・幻覚**や，真実ではないことを信じてしまう**妄想**，錯乱など）や，慢性期の**陰性症状**（気力がなくなったり，外見をほとんど気にしなくなったりする状態など）に分けることができます。急性期においては自分や他人を傷つけることのないように注意を払う必要もあります。仕事の能力，社会的活動の能力，日常生活全般の能力の低下もきたします。

統合失調症の成因

原因は不明ですが，遺伝的な要因と，環境の変化，家族との死別などのライフイベントが合わさって発症すると考えられています。急性期には，脳内の中脳辺縁系で**ドパミン**の分泌が過剰となり，活動エネルギーが高まっているために，通常見えないものが見えたり，聞こえたりすると考えられています。

その後，慢性期には，逆に活動エネルギーが低下して，気力ややる気が低下します。中脳皮質系のドパミンの働きが抑制され，陰性症状が生じると考えられています。ドパミンの分泌を抑制するセロトニンが優位に働くと陰性症状が生じると考えられています。

この疾患に対する薬の作用点

① 過剰になったドパミンの働きを抑える（急性期）

② 低下したドパミンの働きを促す（慢性期）

③ セロトニンの働きを抑えドパミンの働きを促す（慢性期）

File 03 統合失調症のメカニズム

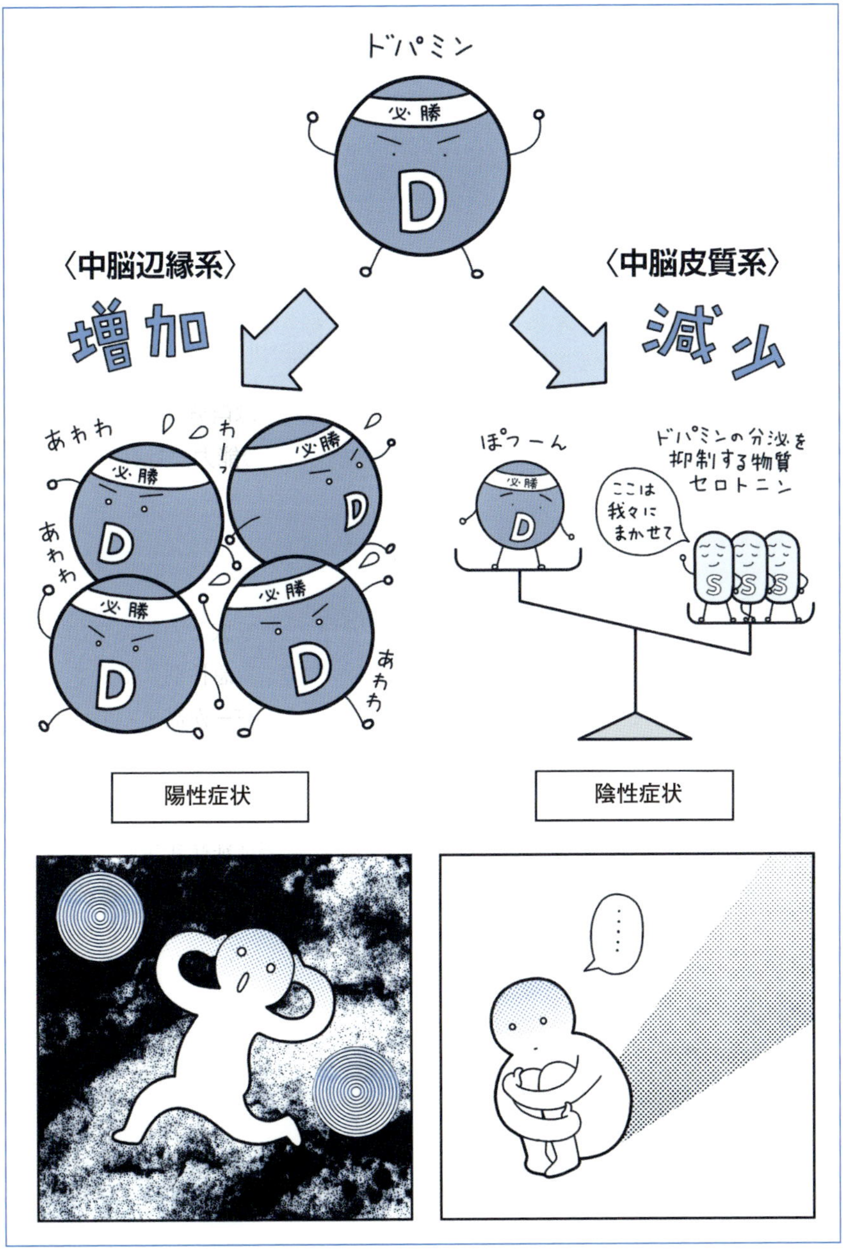

統合失調症の治療薬

❶ 過剰になったドパミンの働きを抑える

ドパミン受容体遮断薬 [➡ File04]

脳内のドパミン受容体に結合し，ドパミンの結合を強力に抑制することにより，過剰になったドパミン神経の活動を抑え，陽性症状を和らげます。ドパミン神経は筋肉の運動や緊張を調節している錐体外路系にも関与しているため，副作用として錐体外路系症状が生じやすくなります。

一般名（商品名）：レボメプロマジンマレイン酸塩(レボトミン，ヒルナミン)，クロルプロマジン塩酸塩(コントミン，ウインタミン)，ハロペリドール(セレネース)

❷ 低下したドパミンの働きを促す

ドパミン部分作動薬（DPA） [➡ File04]

ドパミン神経の伝達が過剰活動状態の場合にはドパミン受容体の遮断薬として，低下状態の場合には刺激薬として作用します。

一般名（商品名）：アリピプラゾール(エビリファイ)

❸ セロトニンの働きを抑えドパミンの働きを促す

セロトニン・ドパミンアンタゴニスト（SDA） [➡ File04]

脳内のドパミン受容体とセロトニン受容体の両方を遮断することにより，症状を和らげます。陽性症状と陰性症状の両面を改善し，副作用の錐体外路症状も少ないこともあり，現在，統合失調症の薬物治療の中心になっています。

一般名（商品名）：ブロナンセリン(ロナセン)，リスペリドン(リスパダール)

多元受容体作用抗精神病薬（MARTA）

脳内のドパミン受容体，セロトニン受容体を含む多くの受容体を遮断することにより，統合失調症の症状を和らげます。

一般名（商品名）：クエチアピンフマル酸塩(セロクエル)，オランザピン(ジプレキサ)

薬の作用

File 04

ドパミン受容体遮断薬,ドパミン部分作動薬(DPA),セロトニン・ドパミンアンタゴニスト(SDA)

ドパミン受容体遮断薬, DPA, SDA

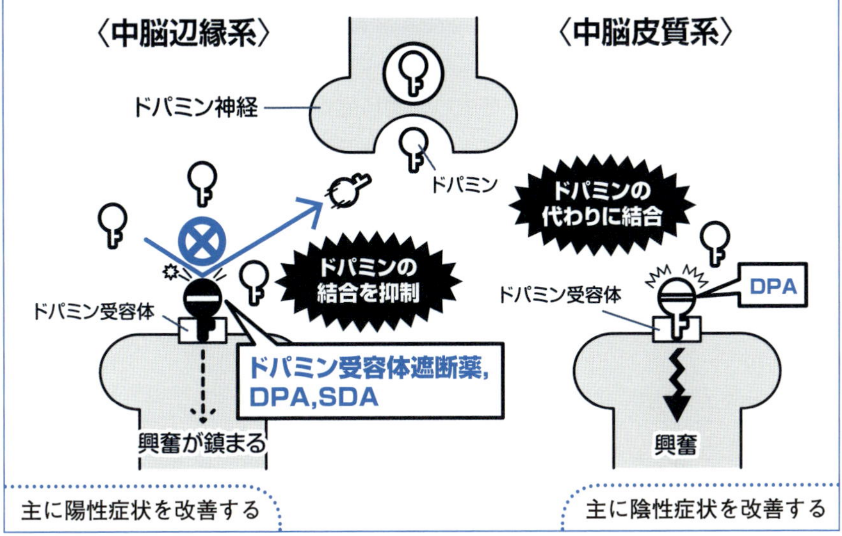

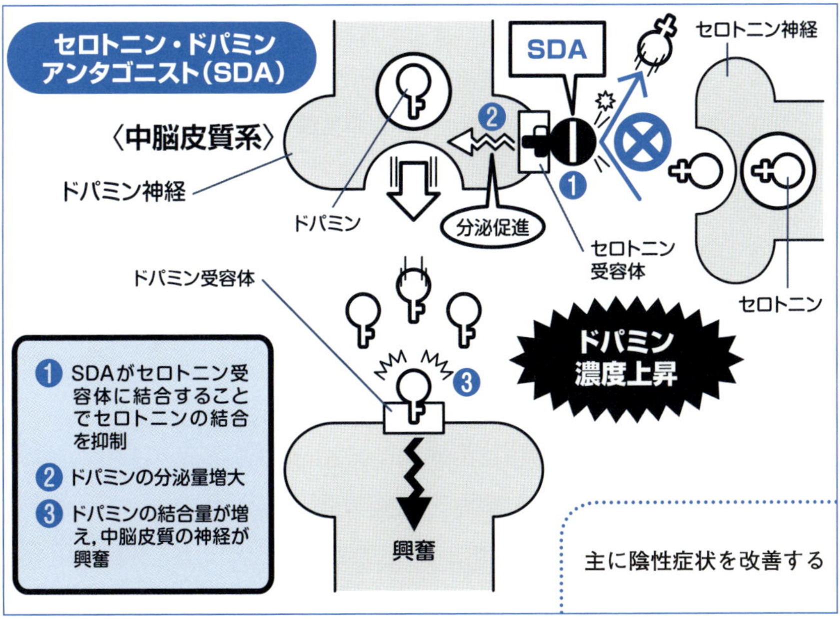

Chapter 1-3

てんかん

疾患率1%！ 最も高い頻度の神経疾患の1つ

てんかんは，種々の病因によって起こる慢性の脳障害で，意識障害や**けいれん**などの発作（**てんかん発作**）を生じ，同じ発作を繰り返すという特徴があります。てんかんは，特徴的な脳波の所見（脳波の異常）を伴います。急性疾患に伴う一時的なけいれん発作はてんかんではありません。

神経疾患の中で最も頻度の高い病気の1つで，約100人に1人はこの病気を患っているといわれています。明らかな脳の変化がなければ，予後は一般に良好です。5年以上発作がみられない患者が70%程度を占めています。

てんかんの成因

てんかんでは，脳の神経細胞が過剰に働くことで興奮状態となり，無秩序な放電が起こることが原因です。大脳の過剰放電を生じる部位やその程度により，てんかん発作の様式や程度が異なります。大脳の特定部位から過剰な放電が始まる発作を**部分発作**，両側の大脳半球から過剰放電が始まる発作を**全般発作**といいます。また，脳血管障害や頭部外傷などによる明らかな大脳の変化が原因で発症する**症候性てんかん**と，原因が不明な**特発性てんかん**にも分類できます。

てんかんの薬物治療は，単剤で行うことが原則であり，多剤を必要とするケースはまれです。長期間服用するので，副作用や他の薬物との相互作用には十分な配慮が必要です。多くの抗てんかん薬では，血中濃度を指標として薬の量が調整されています。近年，従来の抗てんかん薬に加え，副作用が少なく臨床効果の高い「新規抗てんかん薬」が用いられるようになってきました。

この疾患に対する薬の作用点

① 抑制性のGABA神経系を増強する

② 興奮性のグルタミン酸神経系を抑制する

File 05 てんかんのメカニズム

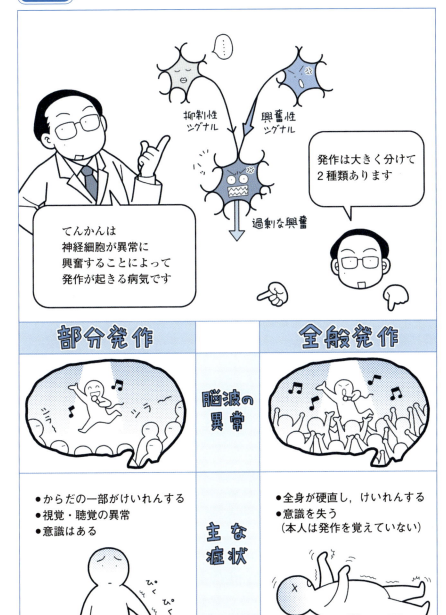

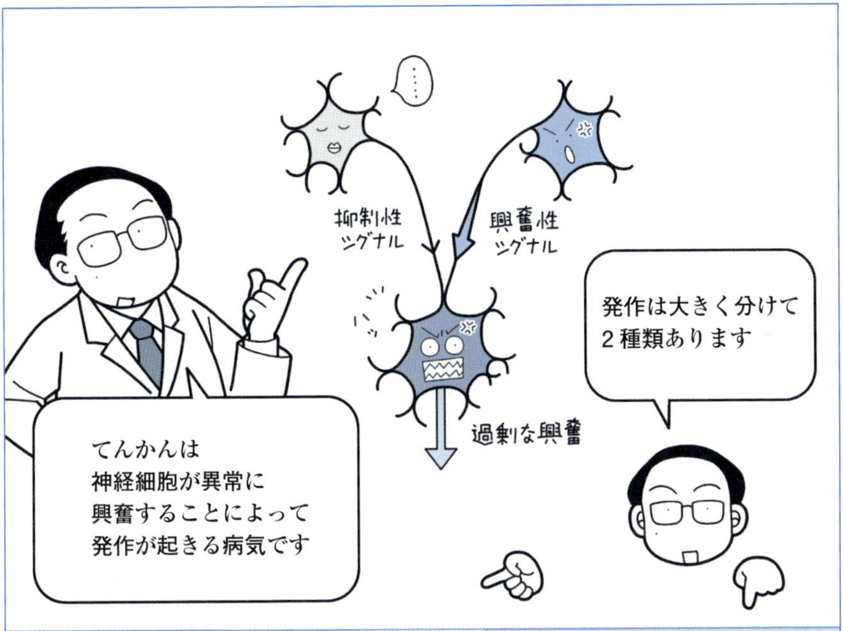

部分発作		全般発作
 	脳波の異常	
●からだの一部がけいれんする ●視覚・聴覚の異常 ●意識はある 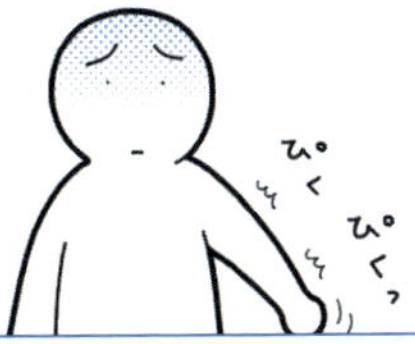 	主な症状	●全身が硬直し，けいれんする ●意識を失う （本人は発作を覚えていない） 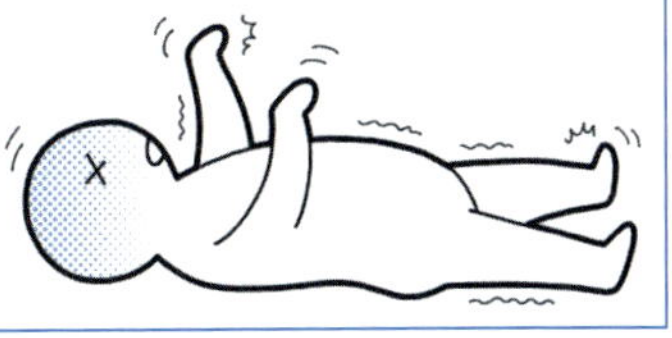

てんかんの治療薬

❶ 抑制性のGABA神経系を増強する

バルプロ酸 [➡ File06]

不安抑制，鎮静，催眠の効果がある脳内伝達物質であるγ-アミノ酪酸（GABA）分解酵素を阻害してGABAの濃度を高め，効果を示します。全般発作の第1選択薬として使用されています。片頭痛発作の発作抑制に用いられることもあります。

一般名（商品名）：バルプロ酸ナトリウム（デパケン，セレニカ）

ベンゾジアゼピン系薬 [➡ File14]

GABA受容体のベンゾジアゼピン結合部位に結合することにより，細胞内への塩化物イオンの流入量を増加させ効果を示します。

一般名（商品名）：クロナゼパム（リボトリール，ランドセン）

バルビツール酸系薬

GABA受容体のバルビツール酸結合部位に結合することにより，細胞内への塩化物イオンの流入量を増加させ効果を示します。

一般名（商品名）：フェノバルビタール（フェノバール）

❷ 興奮性のグルタミン酸神経系を抑制する

カルバマゼピン [➡ File06]

興奮性神経の神経細胞にあるナトリウムチャネルを遮断することにより効果を示します。部分発作の第1選択薬として使用されます。重篤な皮膚障害や血液障害に注意する必要があります。

一般名（商品名）：カルバマゼピン（テグレトール）

フェニトイン [➡ File06]

興奮性神経の神経細胞にあるナトリウムチャネルを遮断することにより効果を示します。部分発作，全般発作に用いられます。わずかな用量の変化で血中濃度が大きく変動することがあるので注意する必要があります。

一般名（商品名）：フェニトイン（アレビアチン、ヒダントール）

ゾニサミド [➡ File06]

興奮性神経の神経細胞にあるカルシウムチャネルとナトリウムチャネルを遮断することにより効果を示します。部分発作に用いられ，幅広い発作に有効です。

一般名(商品名)：ゾニサミド(エクセグラン)

ガバペンチン(新規抗てんかん薬) [➡ File07]

興奮性神経の神経終末部にあるカルシウムチャネルを遮断することにより，興奮性神経伝達物質の遊離を抑制して効果を示します。部分発作に用いられます。

一般名(商品名)：ガバペンチン(ガバペン)

トピラマート(新規抗てんかん薬) [➡ File06, File07]

興奮性神経の神経終末部のカルシウムチャネルを遮断し，興奮性神経伝達物質の遊離を抑えることによって効果を示します。さらに興奮性神経細胞にあるナトリウムチャネルも遮断します。部分発作のほか，一部の全身発作に対して用いられます。

一般名(商品名)：トピラマート(トピナ)

ラモトリギン(新規抗てんかん薬) [➡ File06, File07]

トピラマートと同様の作用によって効果を示します。重篤な皮膚障害が生じることがあるので注意が必要です。部分発作のほか，一部の全身発作に対して用いられます。

一般名(商品名)：ラモトリギン(ラミクタール)

レベチラセタム(新規抗てんかん薬) [➡ File07]

新しい作用機序の抗てんかん薬で，神経終末部のシナプス小胞タンパク質2Aという部分に結合して，興奮性伝達物質の遊離を抑制することにより効果を示します。部分発作のほか，一部の全身発作に対して用いられます。

一般名(商品名)：レベチラセタム(イーケプラ)

File 06 バルプロ酸，カルバマゼピン，フェニトイン，ゾニサミド，トピラマート，ラモトリギン

バルプロ酸

〈抑制性の神経〉

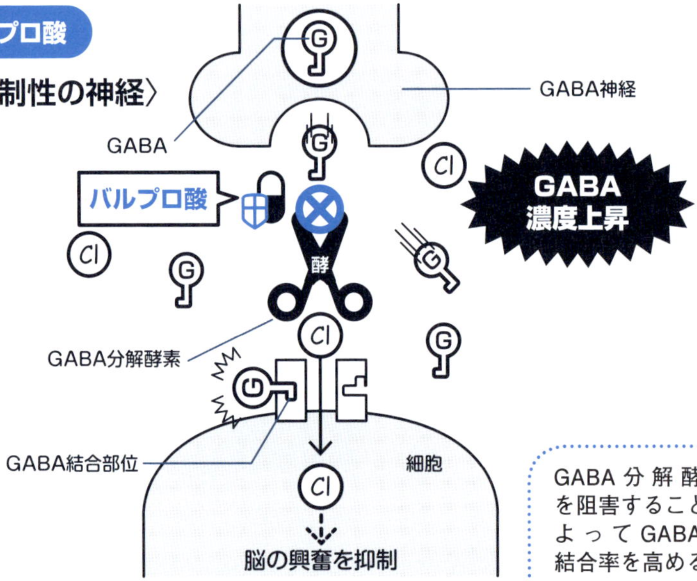

GABA分解酵素を阻害することによってGABAの結合率を高める

カルバマゼピン，フェニトイン，ゾニサミド，トピラマート，ラモトリギン

〈興奮性の神経〉

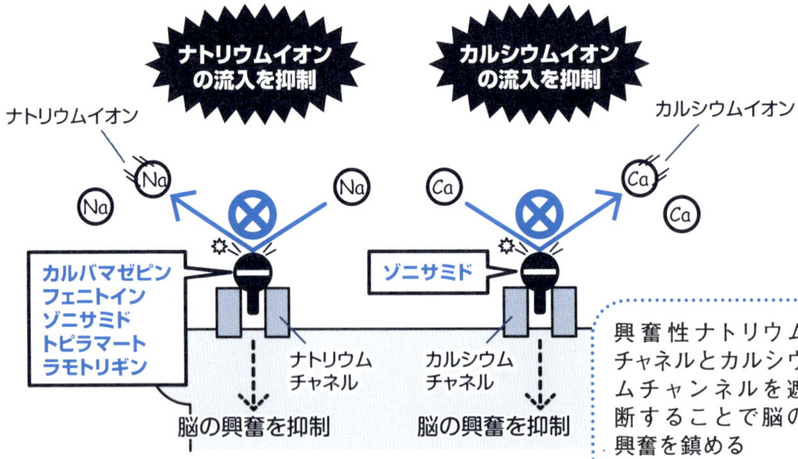

興奮性ナトリウムチャネルとカルシウムチャンネルを遮断することで脳の興奮を鎮める

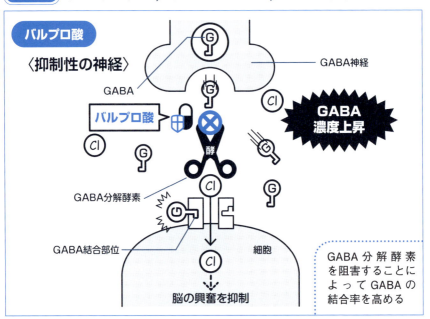

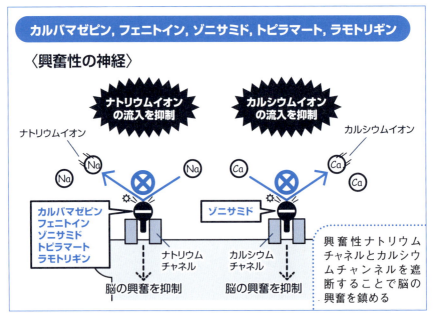

File 07 ガバペンチン, トピラマート, ラモトリギン, レベチラセタム(他)

〈興奮性の神経〉

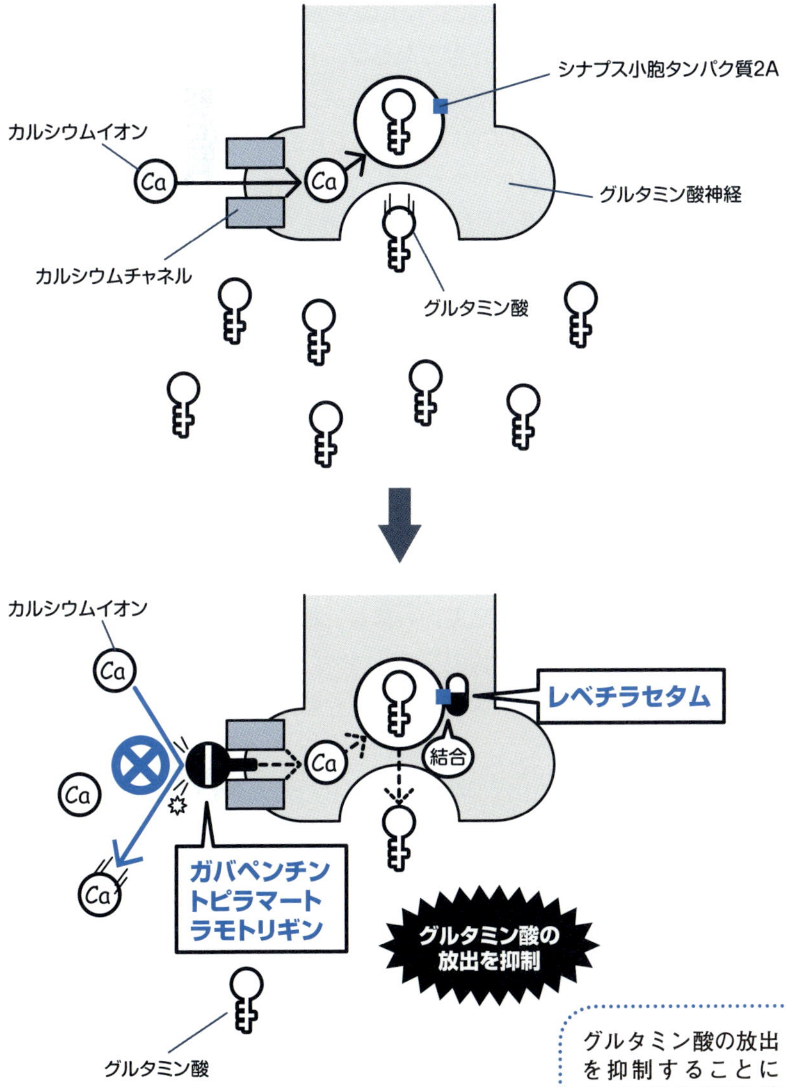

グルタミン酸の放出を抑制することによって脳の興奮を鎮める

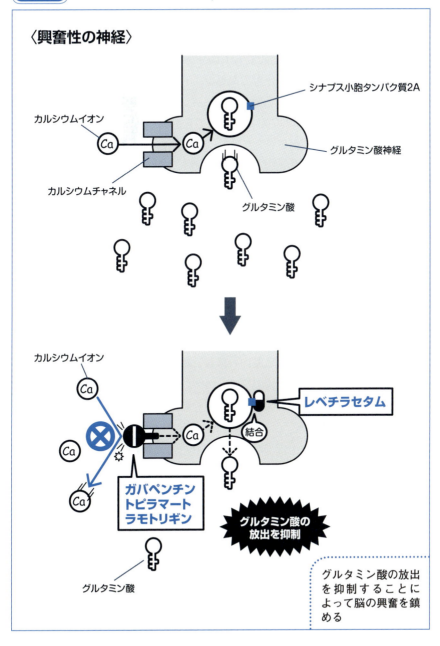

Chapter 1-4

パーキンソン病

安静時の震えや歩行障害など，ぎこちない動きが特徴

パーキンソン病は，英国の医師であるジェームス・パーキンソンによって初めて紹介された疾患で，その名前からパーキンソン病と呼ばれています。一般に50歳以降で発症し，高齢になるにつれて発症率が高まります。わが国では約1,000人に1人がこの病気を発症しているといわれています。

特徴的な症状として，安静時の**振戦**（上肢・下肢・口周囲のふるえ），**筋固縮**（筋肉のこわばり），**動作緩慢**・無動（自発運動の減少，運動開始の遅れ），**姿勢の異常**・歩行障害（前屈姿勢，小股歩行，突進現象）などがみられます。病気が進行すると，認知機能の障害を伴うことがあります。

パーキンソン病の成因

脳から出される運動に関係する命令は，錐体路と錐体外路によって全身に伝わります。そのうち，運動の円滑さを司るのが錐体外路の神経です。パーキンソン病は，その**錐体外路神経系**の異常が原因で発症します。

具体的には，錐体外路にある脳内の**黒質ー線条体系**という部分のドパミン神経が変性，脱落することが原因で発症します。姿勢を保ったり，歩いたりするのに必要な情報をもつドパミン神経の機能が低下することで運動障害が起こるのです。

神経の変性や脱落の原因は不明ですが，ドパミン神経の変性・脱落に伴って相対的にコリン作動性神経の機能が優位になるなど，いろいろな要因が複合的に絡み合って発症すると考えられています。

この疾患に対する薬の作用点

① **ドパミン神経の機能を高める**

② **アセチルコリン神経の機能を抑制し，ドパミン神経とのバランスを正常化する**

File 08 パーキンソン病の発症イメージ

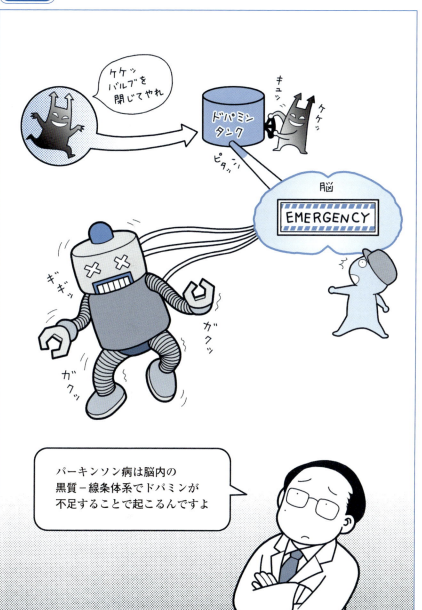

パーキンソン病の治療薬

❶ ドパミン神経の機能を高める

レボドパ[➡ File09]

ドパミンはそのままのかたちでは脳内に取り込めないため，ドパミンの前駆物質を補うことで脳内のドパミン量を増大させます。代表薬はレボドパです。レボドパは脳内に取り込まれたのち酵素の働きによってドパミンに変換され，ドパミン神経の機能を増強させて効果を示します。特に無動，筋固縮に有効です。副作用に悪心・嘔吐，幻覚・興奮などがあります。

一般名（商品名）：レボドパ(ドパストン)

COMT 阻害薬[➡ File09]

末梢でレボドパを代謝する酵素（COMT）を阻害することにより，脳内へ移行するレボドパの量を増加させます。進行期患者において症状の日内変動に対する効果が認められています。主な副作用は，レボドパの増強作用による悪心・嘔吐などです。尿が褐色になることがあります。

一般名（商品名）：エンタカポン(コムタン)

ドパミン放出促進薬

ドパミン神経終末からのドパミンの放出促進作用・再取り込み抑制作用により，効果を発現すると考えられています。A型インフルエンザの治療にも使用されることがあります。

一般名（商品名）：アマンタジン塩酸塩(シンメトレル)

ドパミン代謝賦活薬

作用機序は必ずしも明確になっていませんが，ドパミンの生合成促進作用とドパミンの代謝酵素（モノアミン酸化酵素B：MAO-B）の阻害作用が考えられています。従来から抗てんかん薬として使用されていましたが，パーキンソン病の症状改善効果があることが見出され，抗パーキンソン病薬として市販されました。

一般名（商品名）：ゾニサミド(トレリーフ)

MAO-B 阻害薬[➡ File09]

ドパミンの代謝酵素（MAO-B）を阻害する作用によって効果を発現します。さらに，ドパミン再取り込み阻害作用もあり，ドパミンの体内での利用率を高めます。セレギリンはアンフェタミン骨格構造を有し，覚醒剤の原料に指定され，厳重な管理が求められています。

一般名（商品名）：セレギリン塩酸塩(エフピー)，ラサギリンメシル酸塩(アジレクト)

ドパミン受容体刺激薬（作動薬）[➡ File10]

パーキンソン病患者では，ドパミン神経が変性していますが，ドパミンの受容体は残存しています。ドパミン受容体刺激薬は，ドパミンの代わりにそのドパミン受容体を刺激することにより効果を示します。悪心・食欲不振などの消化器系の不調（主に麦角系の薬），眠気（主に非麦角系の薬）などが副作用としてみられます。

一般名（商品名）：プラミペキソール塩酸塩水和物(ビ・シフロール，ミラペックス)，ロピニロール塩酸塩(レキップ)，ロチゴチン(ニュープロ)

② アセチルコリン神経の機能を抑制し，ドパミン神経とのバランスを正常化する

抗コリン薬[➡ File10]

パーキンソン病患者では，相対的にアセチルコリン神経が優位な状態になっています。抗コリン薬は，アセチルコリン受容体（ムスカリン受容体）を遮断することにより抗コリン作用を示し，ドパミン神経とアセチルコリン神経のバランスを是正します。特に振戦などの初期症状に有効とされています。口渇，便秘，緑内障の悪化，尿路閉塞などの副作用に注意する必要があります。

一般名（商品名）：ビペリデン(アキネトン)，トリヘキシフェニジル塩酸塩(アーテン)

File 09 レボドパ(他), COMT阻害薬, MAO-B阻害薬

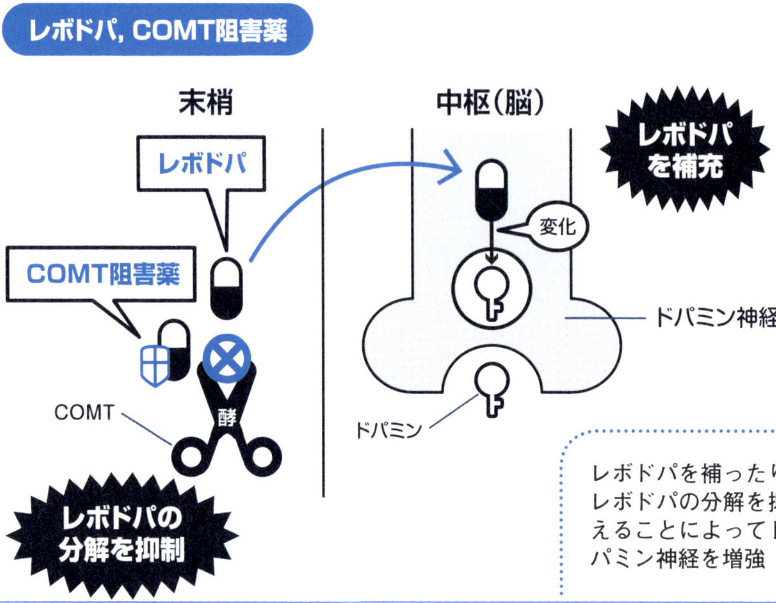

レボドパを補ったりレボドパの分解を抑えることによってドパミン神経を増強

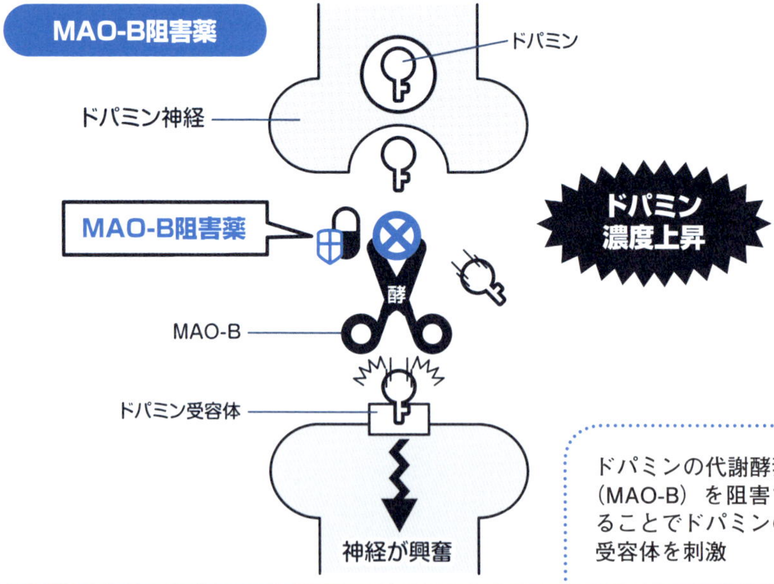

ドパミンの代謝酵素(MAO-B)を阻害することでドパミンの受容体を刺激

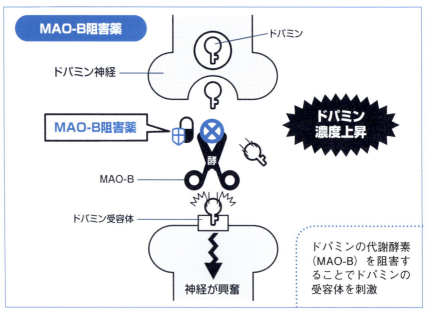

薬の作用

File 10 ドパミン受容体刺激薬, 抗コリン薬

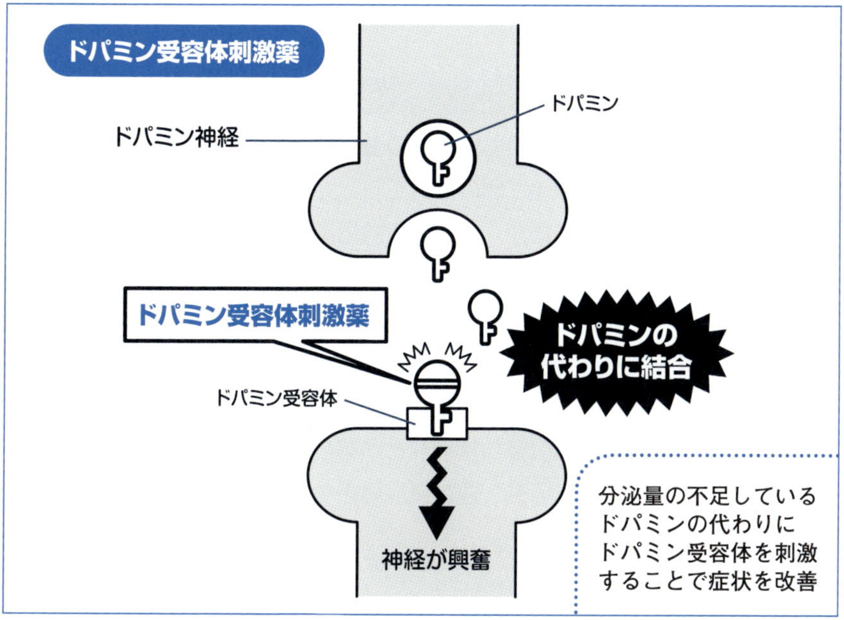

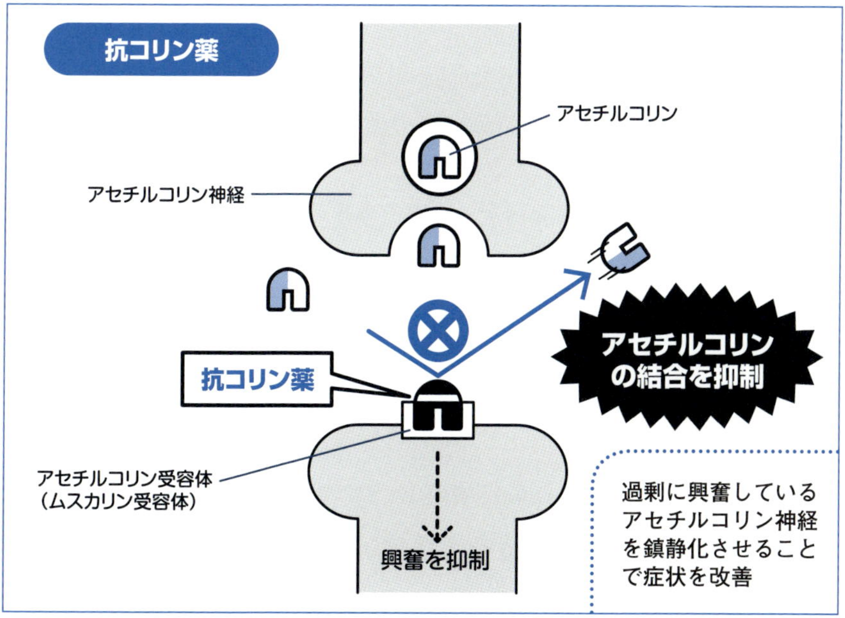

Chapter 1-5

アルツハイマー型認知症

脳が萎縮し，人格の変化や知力・運動機能の低下をきたす

アルツハイマー型認知症は最も患者数の多い神経変性疾患で，大脳皮質がスカスカに萎縮してしまう原因不明の病気です。従来，脳梗塞などの後遺症として認知症が多くみられましたが，最近は高齢化に伴うアルツハイマー型認知症が著しく増加し，大きな社会問題となっています。病名は，ドイツの精神科医であるA.アルツハイマー博士が初めて報告したことに由来しています。

アルツハイマー型認知症では，本人に病気であるという認識がなく，からだの変調や**記銘力低下**を自覚しないことが多くあります。初期症状に物忘れ，記銘力の低下，物盗られ妄想，うつ状態などがあり，症状が進行すると，認知機能の障害，徘徊などの異常行動，運動機能障害をきたし，寝たきり状態となります。

アルツハイマー型認知症の成因

アルツハイマー型認知症の患者の脳では，記憶を司る場所である海馬で**アセチルコリン**の減少がみられるのが特徴です。これは脳に**βアミロイド**というタンパク質が蓄積し，神経細胞が死滅することによって起こると考えられています。βアミロイドが蓄積してできるのが，アルツハイマー型認知症の特徴である**老人斑**です。もう1つの原因が，脳内のグルタミン酸の受容体（NMDA受容体）の過剰興奮です。認知症患者の脳では，シナプス間隙のグルタミン酸濃度が常に高く，NMDA受容体が過剰に活性化した状態にあります。このNMDA受容体の過剰興奮が神経細胞を死滅させ，記憶や学習障害を引き起こすと考えられています。

この疾患に対する薬の作用点

① アセチルコリンの量を増やす

② 過剰になったNMDA受容体の興奮を抑える

病気の概要

File 11

アルツハイマー型認知症のメカニズム

アルツハイマーの脳

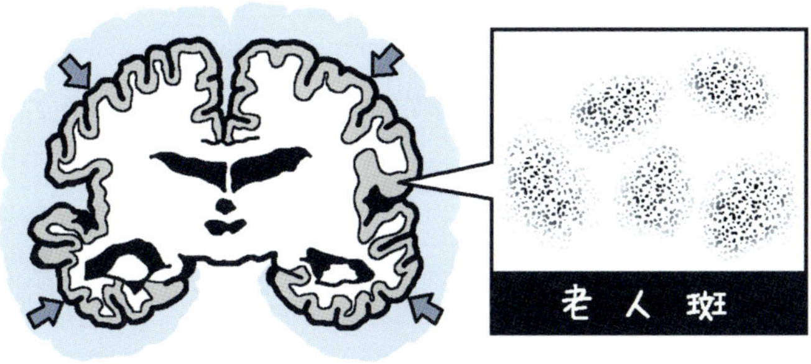

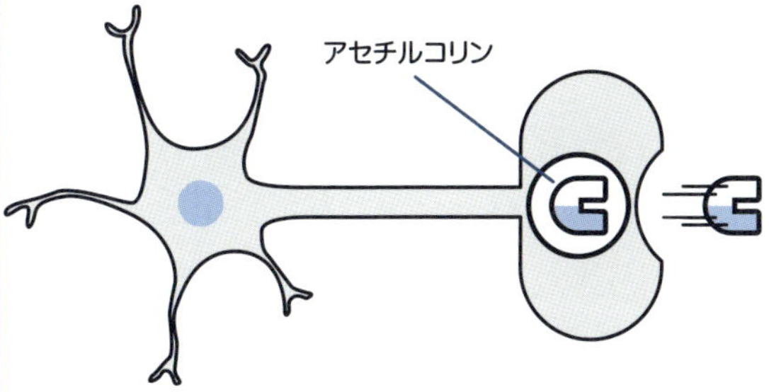

正常な脳では，脳の神経細胞がシナプスの末端からアセチルコリンを分泌しているのだが…

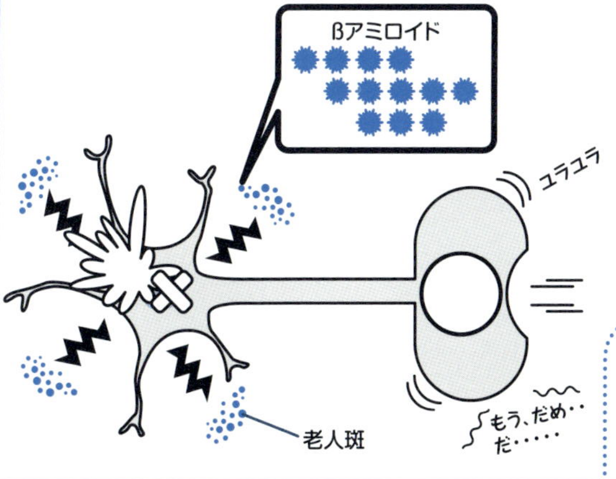

老人斑（βアミロイドというタンパク質が集まったもの）によって神経細胞が障害される。ダメージを受けた神経細胞は変性し，消失してアセチルコリンが分泌されない

これが大量に起こることで神経細胞の総量が減り、アルツハイマー型認知症が発生する

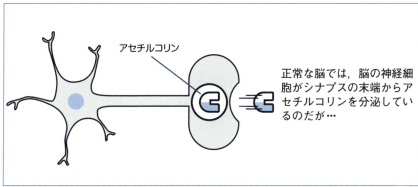

アルツハイマー型認知症の治療薬

❶ アセチルコリンの量を増やす

アセチルコリンエステラーゼ阻害薬 [➡ File12]

アセチルコリンを分解する酵素であるアセチルコリンエステラーゼやブチルエステラーゼを阻害します。その結果，神経細胞へと伝達されるアセチルコリンの量が増え，認知力の低下を遅らせます。

錠剤，口腔内崩壊錠，細粒，経口ゼリー，貼付剤などがあり，患者の嚥《えん》下《げ》機能，認知機能に応じた剤形が選択できます。副作用として心機能抑制，食欲不振，嘔気・嘔吐などの消化器症状に注意が必要です。

一般名（商品名）：ドネペジル塩酸塩（アリセプト），ガランタミン臭化水素酸塩（レミニール）

❷ 過剰になったNMDA受容体の興奮を抑える

NMDA（N-メチル-D-アスパラギン酸）受容体拮抗薬 [➡ File12]

グルタミン酸が脳内のNMDA受容体と結合すると，カルシウムチャネルが開き，カルシウムイオンが神経細胞に流入します。カルシウムイオンが大量に流れ込むと神経細胞は大きなダメージを受けます。NMDA受容体拮抗薬は，カルシウムチャネルを部分的に遮断することで，カルシウムイオンの流入量を減らします。その結果，死滅する神経細胞の数が減り，記憶・学習機能低下の進行を遅らせます。

中等度および高度の認知症に投与可能で，アセチルコリンエステラーゼ阻害薬との併用も可能です。

一般名（商品名）：メマンチン塩酸塩（メマリー）

薬の作用

File 12

アセチルコリンエステラーゼ阻害薬，NMDA受容体拮抗薬

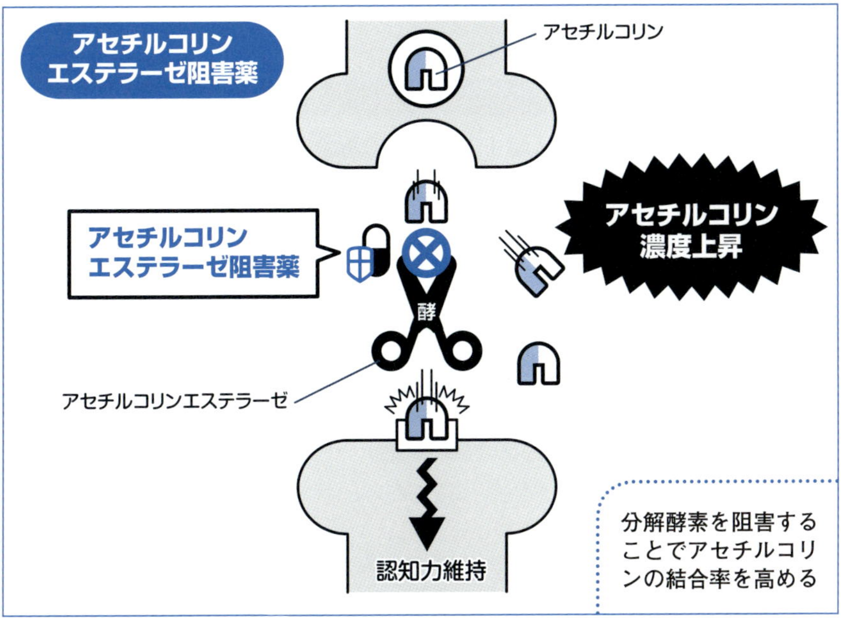

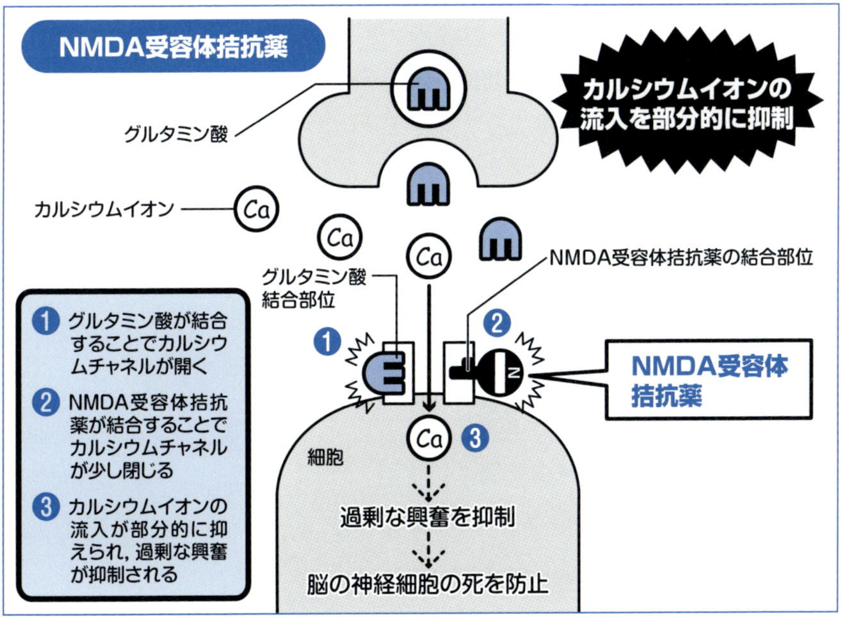

Chapter 1-6

不眠症

日常生活に支障をきたすレベルの不眠が１か月以上続く

わが国において成人の５人に１人が不眠の訴えをもっているといわれています。不眠は中年以降で急激に増加して，特に女性に多い傾向があります。不眠により，日中に眠気が生じ，注意力や作業力などが低下し，生活に影響を及ぼすような状態が１か月以上続いた場合，病的とみなされます。

不眠症は，症状的に，①**入眠障害**（就床後入眠に至るまでの時間が延長し，寝つきが悪くなる状態），②**中途覚醒**（いったん入眠したあと，翌朝起床するまで何度も目が覚める状態），③**早朝覚醒**（通常の起床時刻の２時間以上前に目覚めてしまい，その後，寝つけない状態），④**熟眠障害**（十分な睡眠時間をとっているにも関わらず，熟眠感が得られない状態）に分けることができます。

不眠症の成因

不眠症はさまざまな原因が引き金になって発生します。不眠症は，痛み・発熱などが原因となる**身体的不眠**，緊張やストレスなどによる**心理的不眠**，時差や交替勤務などが原因となる**生理的不眠**，うつ病，統合失調症などの**精神疾患による不眠**，コーヒーに含まれるカフェインなどの**刺激物が原因となる不眠**に分けられます。以上のような理由によって，大脳の神経が覚醒して，なかなか入眠できなかったり，寝ついてもすぐに目が覚めてしまい不眠症に陥ります。

この症状に対する薬の作用点

① GABA受容体を刺激することで，興奮を抑える

② メラトニン受容体を刺激することで，睡眠-覚醒リズムを調整する

③ オレキシン受容体を遮断することで，睡眠を誘導する

④ ヒスタミン受容体を遮断することで，鎮静させる

File 13 不眠症の5つの原因

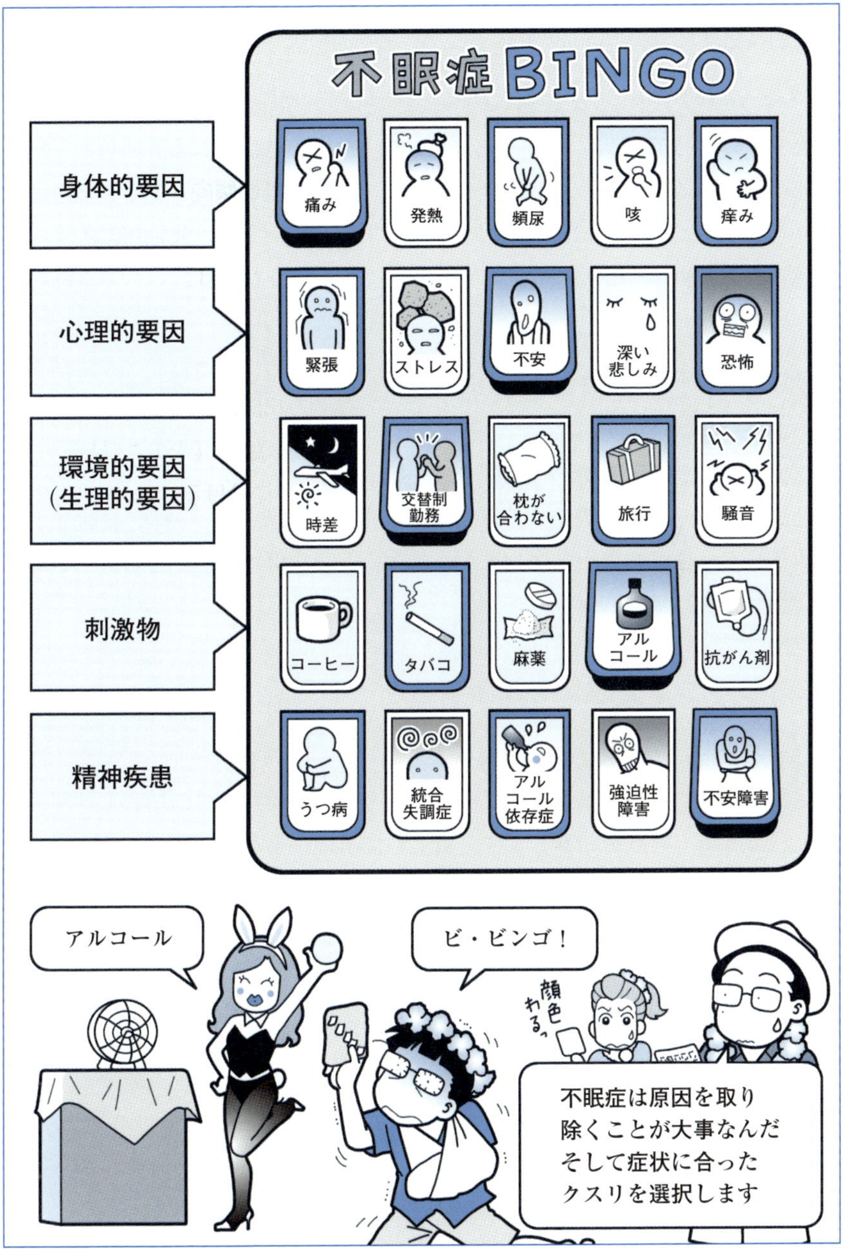

不眠症の治療薬

❶ GABA受容体を刺激することで，興奮を抑える

ベンゾジアゼピン系薬［➡ File14］

大脳，特に皮質に多く存在するGABA受容体にあるベンゾジアゼピン結合部位に結合することにより，興奮を和らげ，睡眠作用を発現します。作用時間の長さで4群に分類されます。長期間の連用による習慣性に注意が必要です。

一般名（商品名）：ゾルピデム酒石酸塩(マイスリー)，トリアゾラム(ハルシオン)，ブロチゾラム(レンドルミン)

❷ メラトニン受容体を刺激することで，睡眠－覚醒リズムを調整する

メラトニン受容体作動薬［➡ File14］

睡眠－覚醒リズムの調整するメラトニン受容体に作用し，睡眠-覚醒リズムを調整して，催眠作用を発揮します。自然に近い生理的な睡眠を誘導します。

一般名（商品名）：ラメルテオン(ロゼレム)

❸ オレキシン受容体を遮断することで，睡眠を誘導する

オレキシン受容体拮抗薬［➡ File14］

覚醒を維持する神経伝達物質であるオレキシンの受容体への結合を抑制することによって，睡眠を誘導します。新しい作用機序を有する薬剤です。

一般名（商品名）：スボレキサント(ベルソムラ)

❹ ヒスタミン受容体を遮断することで，鎮静させる

抗ヒスタミン薬

抗ヒスタミン薬が眠気を催すという作用を応用して開発された薬です。ヒスタミン受容体を遮断することにより睡眠作用を示します。OTCとして市販されています。

一般名（商品名）：ジフェンヒドラミン塩酸塩(ドリエル)

薬の作用

File 14

ベンゾジアゼピン系薬，メラトニン受容体作動薬，オレキシン受容体拮抗薬

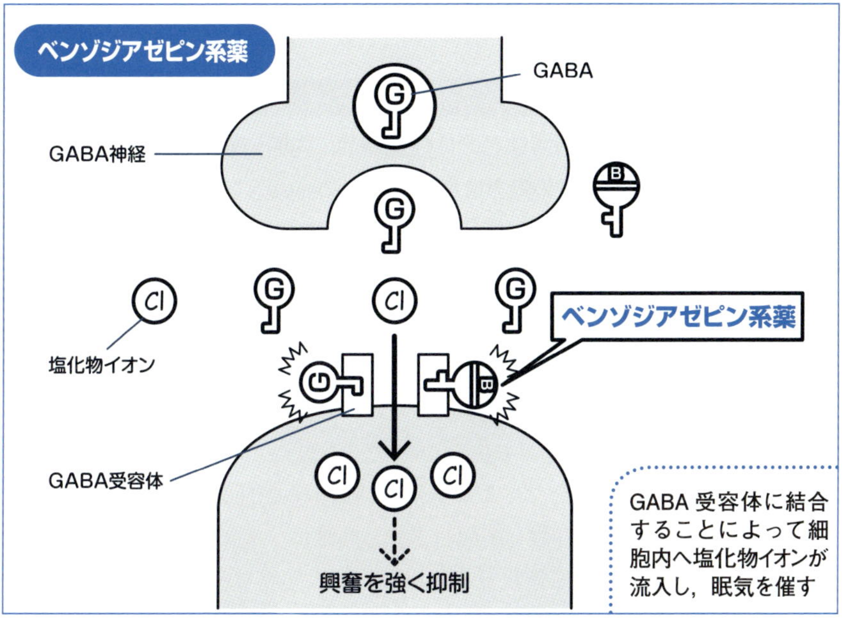

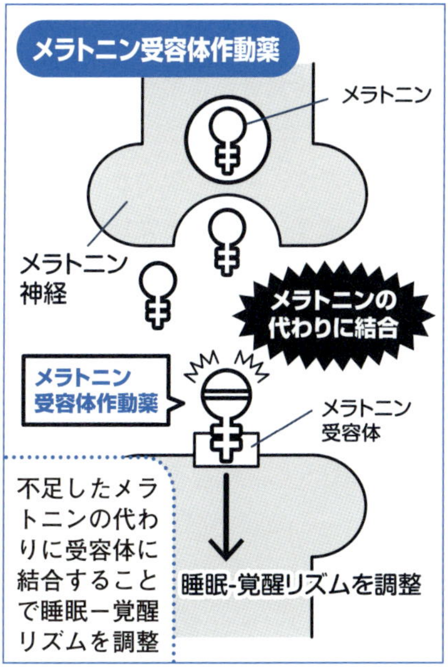

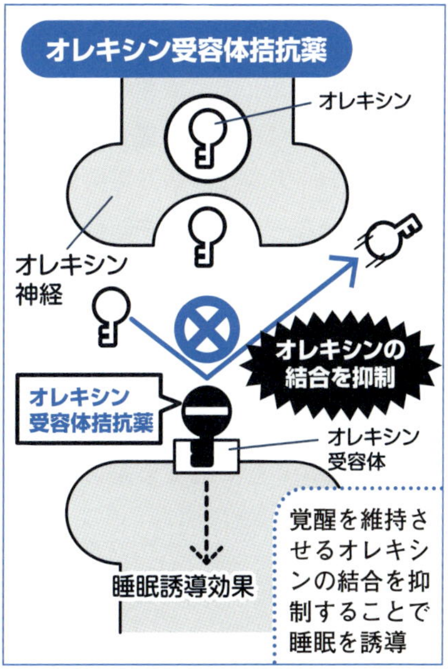

Chapter 1-7

痛み（疼痛）

進行がん患者では 70 ～ 80％が痛みに苦しむ

痛みは，皮膚や筋肉，関節などの体性組織や，内臓，神経が損傷して生じる不快な感覚です。体性組織の痛みは機械的な刺激が原因で，痛みが局限します。一方，**内臓の痛み**は臓器の炎症などが原因で，痛みの局在が不明瞭です。また，**神経の損傷による痛み（神経障害性疼痛）**は，神経の圧迫や断裂が原因で，痛みが慢性化しやすい傾向にあります。がん患者では，がんの進行により，内臓や神経が圧迫されたり，骨へ転移することによって痛みが生じます（**がん性疼痛**）。

痛みの成因

体性組織や内臓が損傷を受けると，損傷部位から発痛物質が放出されます。発痛物質はまず，侵害受容器を刺激します。刺激は一次知覚神経を介して脊髄に入り，その末端で神経伝達物質を放出して二次知覚神経へ痛みを伝えます。二次知覚神経は大脳に向けて痛みを伝えます。

視床や視床下部から三次知覚神経を介して大脳皮質知覚領へ刺激が伝わることで「痛み」として認識されます。この経路を**上行性痛覚伝導系**と呼びます。

一方，痛みは不快な感覚であり，機能的な活動の妨げになることから，脳へ痛みが伝わった後は，痛みを抑制する機能が働きます。中脳や延髄から，セロトニン神経などを介して脊髄へ痛覚の抑制を伝えます（**下行性痛覚抑制系**）。

神経障害性疼痛は，神経の圧迫や断裂が原因で起こる痛みで，損傷した神経領域のしびれを伴う痛みや電気が走るような痛みを感じます。一次知覚神経から二次知覚神経へ痛みを伝える際に，過剰な神経伝達物質が放出され生じます。

この疾患に対する薬の作用点

1. **末梢組織で生じた炎症を抑える**
2. **脳（中枢）での痛覚伝達を抑える**
3. **神経伝達物質の過剰放出を抑える**

File 15 痛みの発生メカニズム

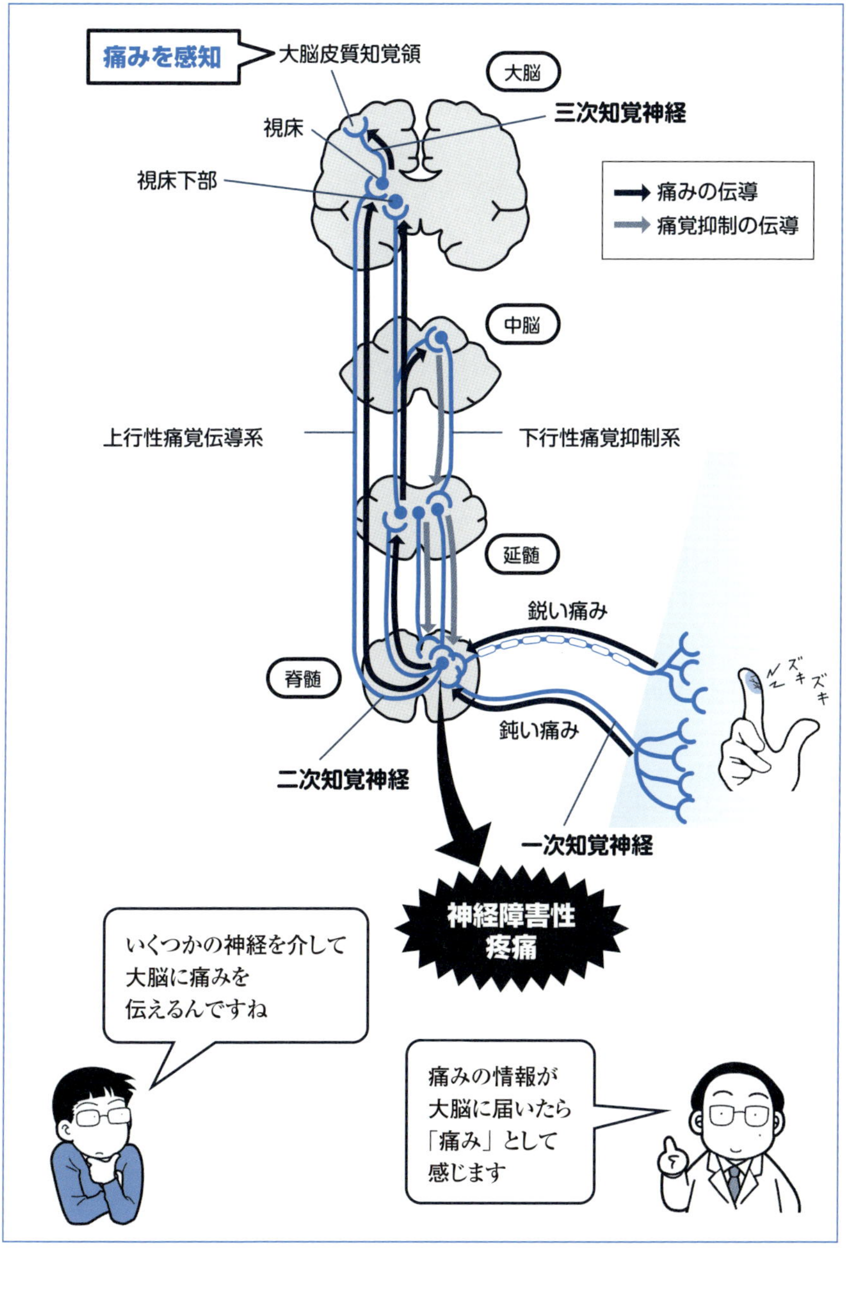

痛み（疼痛）の治療薬

❶ 末梢組織で生じた炎症を抑える

非ステロイド抗炎症薬（NSAIDs）［➡ File16］

炎症部位においてシクロオキシゲナーゼ（COX）を阻害することで，炎症部位から放出されたアラキドン酸からプロスタグランジンの産生を抑え，ブラジキニンによる発痛作用の増強を抑制します。

一般名（商品名）：セレコキシブ（セレコックス），ロキソプロフェンナトリウム水和物（ロキソニン）

❷ 脳（中枢）での痛覚伝達を抑える

オピオイド（麻薬性鎮痛薬・非麻薬性鎮痛薬）［➡ File17］

オピオイド受容体に親和性を有する内因性モルヒネ様物質や麻薬性鎮痛薬，非麻薬性鎮痛薬をオピオイドと総称します。オピオイド受容体には4つのサブタイプがあり，鎮痛作用に大きく関与するのはμ受容体です。主に中脳や脊髄後角，大脳皮質にあるμ受容体が刺激されることで，強力な鎮痛作用を発揮します。麻薬性鎮痛薬には，副作用として多幸感や依存形成，呼吸抑制作用などがありますが，痛みの治療のために適切に使用すれば依存症にはなることはありません。

一般名（商品名）：オキシコドン塩酸塩水和物（オキシコンチン，オキノーム），モルヒネ塩酸塩水和物（パシーフ，オプソ，アンペック），フェンタニルクエン酸塩（フェントス，イーフェン，アブストラル）

❸ 神経伝達物質の過剰放出を抑える

神経障害性疼痛治療薬［➡ File18］

一次知覚神経に存在するカルシウムチャネルに結合し，神経興奮に伴う神経終末へのカルシウムイオンの流入を抑制します。神経終末のカルシウムイオン減少により，神経伝達物質のグルタミン酸やサブスタンスP，下行性痛覚抑制系に働くノルアドレナリンの過剰放出が抑制され，鎮痛作用を発揮すると推測されています。

一般名（商品名）：プレガバリン（リリカ）

薬の作用

File 16

非ステロイド抗炎症薬（NSAIDs）

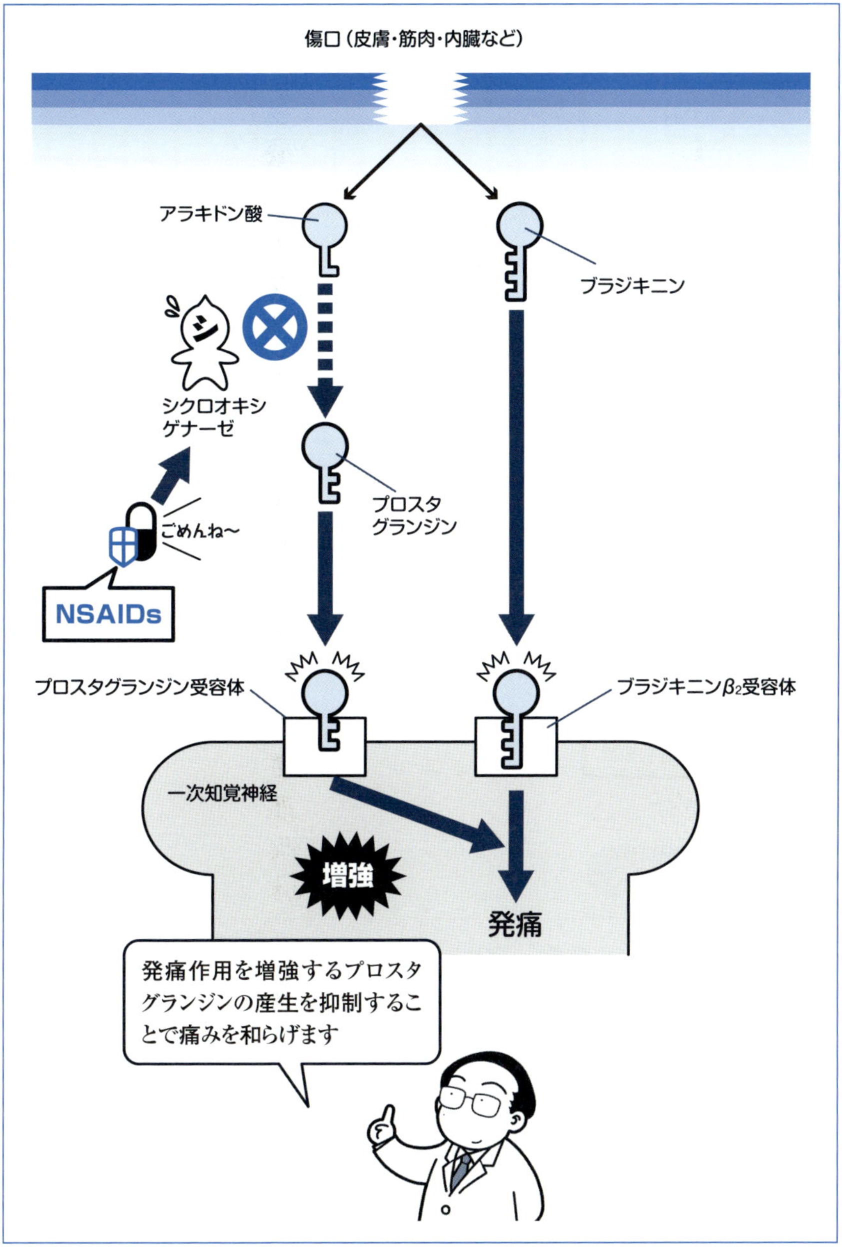

File 17 オピオイド（麻薬性鎮痛薬・非麻薬性鎮痛薬）

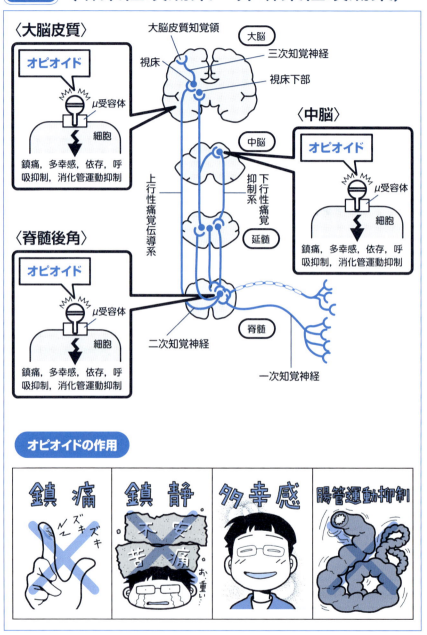

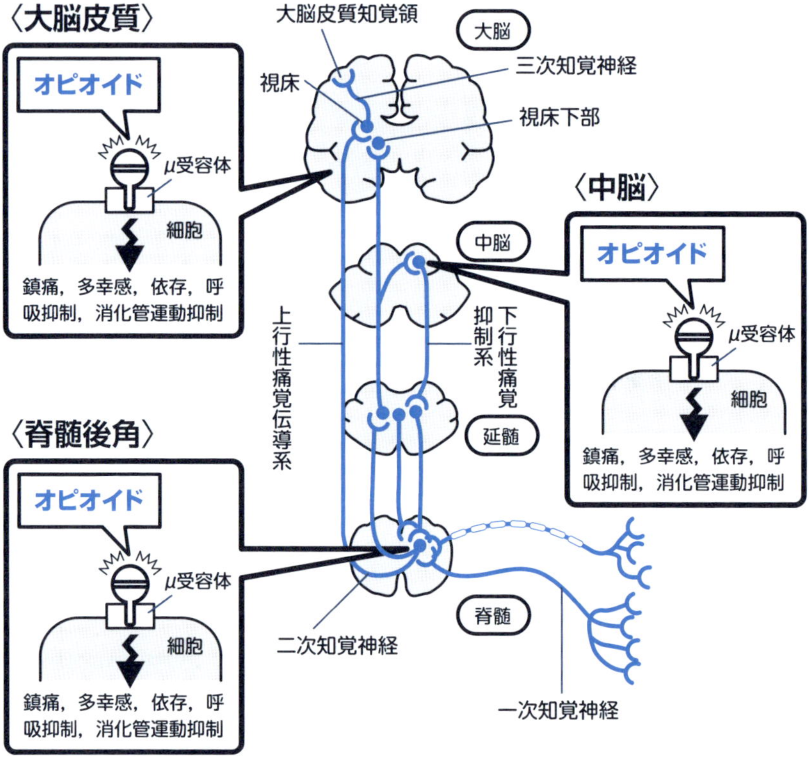

オピオイドの作用

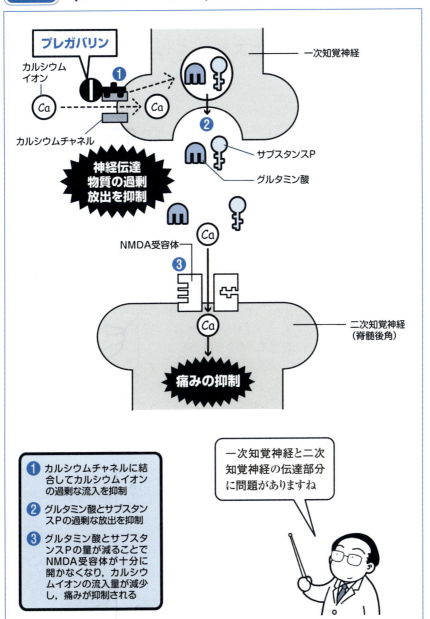

薬の作用

File 18

神経障害性疼痛治療薬（プレガバリン）Ⅱ

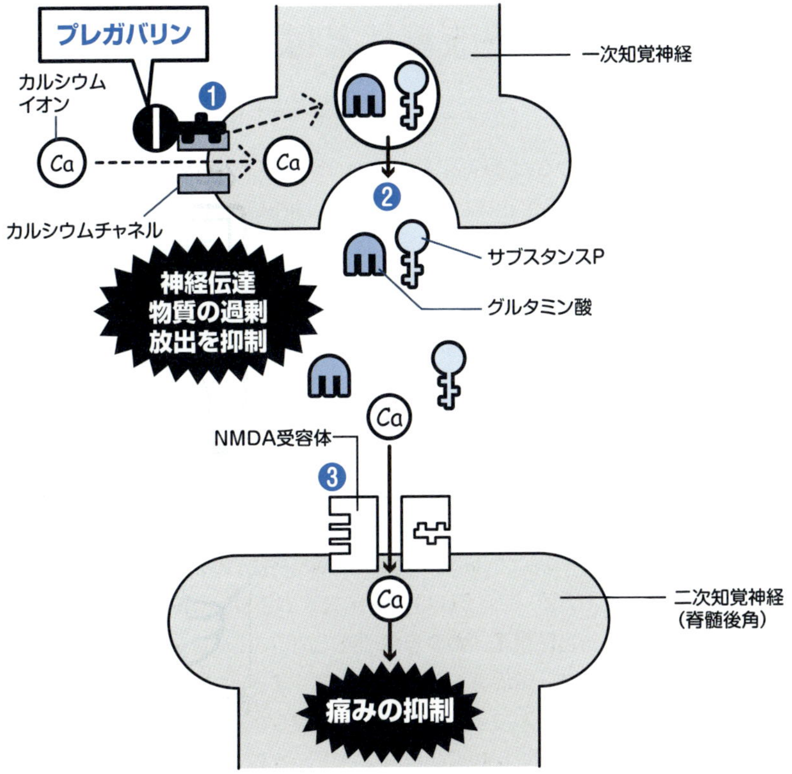

❶ カルシウムチャネルに結合してカルシウムイオンの過剰な流入を抑制

❷ グルタミン酸とサブスタンスPの過剰な放出を抑制

❸ グルタミン酸とサブスタンスPの量が減ることでNMDA受容体が十分に開かなくなり，カルシウムイオンの流入量が減少し，痛みが抑制される

一次知覚神経と二次知覚神経の伝達部分に問題がありますね

Column

睡眠改善薬とは？

ストレスや不安，悩みなどが原因で寝つけなかったり，寝ついてもすぐに目が覚めてしまうという経験をされたことのある人は多いのではないでしょうか。**1-6「不眠症」**で紹介したように，不眠症とは夜眠れないことで注意力や作業能力などが低下することをいい，生活に影響を及ぼすような状態が続く場合を病的とみなします。不眠症はさまざまな要因で生じるので，それらを取り除くことが治療の最優先です。

不眠症の人には，医師からベンゾジアゼピン系薬などが処方されることがあります。しかし多くの人が陥るのは病的な不眠症ではなく，さまざまな要因による一時的な不眠症です。最近，一時的な不眠症状を改善する目的で，薬局やドラッグストアで睡眠改善薬が販売されるようになりました。睡眠改善薬はストレスや不安，不規則な生活リズムなどによる一時的な不眠の症状を和らげる薬で，ジフェンヒドラミン塩酸塩(p.48)という成分が含まれています。ジフェンヒドラミン塩酸塩は，従来から総合感冒薬いわゆる風邪薬の成分として，抗アレルギー薬として使用されていました。風邪薬を服用すると眠くなるといわれていますが，これはこの成分のためです。ジフェンヒドラミン塩酸塩が脳内の神経伝達物質の1つであるヒスタミンという覚醒物質の受容体を遮断することにより眠気を催すのです。睡眠改善薬は，風邪薬などの「眠くなる」という作用を利用した薬です。

睡眠改善薬はあくまで一時的な不眠症状を改善する薬です。

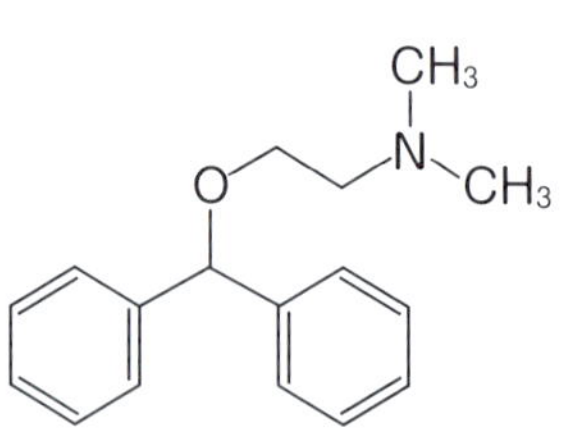

ジフェンヒドラミン塩酸塩の構造式

第 2 章

心臓・血管系に作用する薬

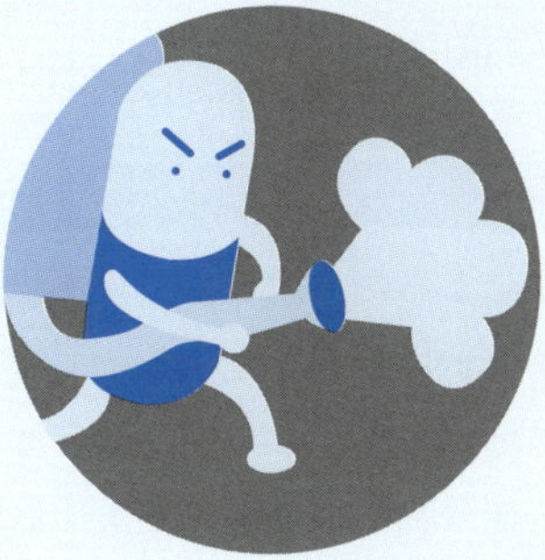

Chapter 2-1 虚血性心疾患

日本人の死因第２位

からだの組織に十分な量の血液が届かず，酸素不足に陥ることを“虚血”といいます。**虚血性心疾患**とは，心臓の筋肉（心筋）が虚血状態に陥ることで起こる病態の総称です。

虚血性心疾患は心臓に酸素や栄養を輸送する動脈である**冠状動脈**が詰まったり，狭くなることが原因で発生します。虚血性心疾患の代表的な病気に，**狭心症**や**心筋梗塞**があります。冠状動脈の血流が悪くなり心筋が一時的に酸素不足に陥るのが狭心症，冠状動脈の一部の血流が完全に途絶え，心筋の一部が壊死してしまうのが心筋梗塞です。いずれも自覚症状として，胸に痛みや圧迫感などがあります。発作は通常，数十秒から数分続きますが，一般に心筋梗塞のほうが症状は強く，長時間続きます。虚血性心疾患による国内の死亡数は年間約7万人で，がんに続いて第2位になっています。

虚血性心疾患の成因

冠状動脈が狭くなったり詰まったりする主な原因は**動脈硬化**です。動脈硬化とは，動脈の壁が弾力性や柔軟性を失った病態のことをいいます。血液中の**コレステロール**が酸化されてできた酸化コレステロールが動脈の内壁に蓄積して冠状動脈の血管が狭くなる粥状動脈硬化が多くみられます。

狭心症や心筋梗塞を引き起こす誘因には，激しい運動や緊張，興奮などがあります。

((•)) この疾患に対する薬の作用点

① 血管を拡張して心臓の負担を軽減し，心臓への酸素供給量を増やす

② 心臓の仕事量を減らし，酸素消費量を減らす

病気の概要

File 19 虚血性心疾患の発生メカニズム

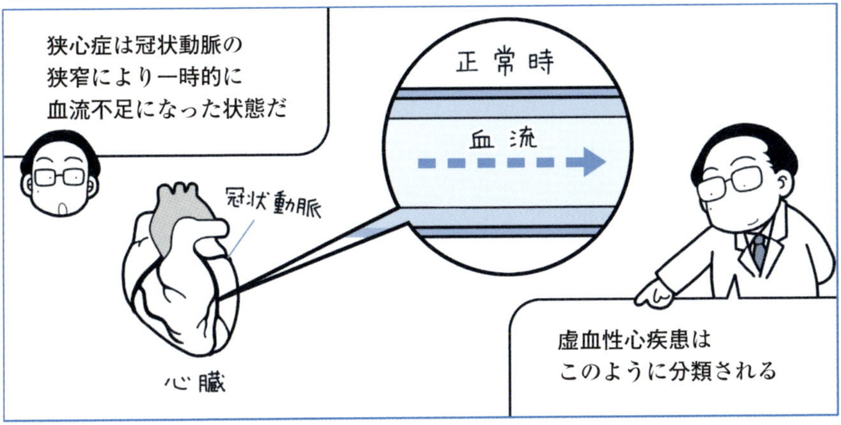

狭心症は冠状動脈の狭窄により一時的に血流不足になった状態だ
正常時

心臓
虚血性心疾患はこのように分類される

労作性狭心症

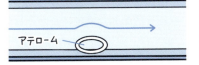

アテローム

動脈硬化により血管が狭くなった状態で，運動（労作）をして一時的に必要な酸素の量が増えたときに胸痛や圧迫感などの症状が現れる

冠れん縮性狭心症

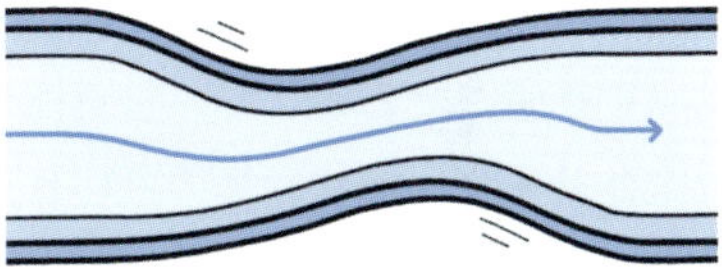

冠状動脈がけいれん（れん縮）することで，血流量が急激に減少して症状が現れる。れん縮の誘引として，高血圧，ストレスなどが考えられている

不安定狭心症

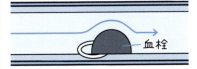

血管の壁に蓄積したコレステロールなどが隆起してできた塊（プラーク）が壊れると，その部分を修復するために血栓ができて急速に大きくなるので早急な治療が必要なんだ

心筋梗塞

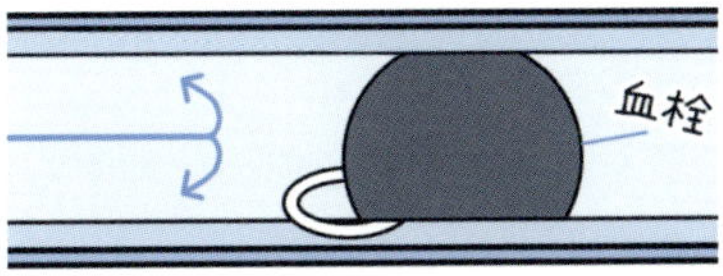

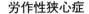

プラークが壊れてできた血栓が血管を完全に詰まらせ，心筋が壊死した状態。激しい胸痛が生じて，もう狭心症の発作治療薬では軽減しない。
突然死を招くこともあるんだ

虚血性心疾患の治療薬

① 血管を拡張して心臓の負担を軽減し，心臓への酸素供給量を増やす

硝酸薬［➡ File20］

体内で分解されることで，情報伝達物質の1つである一酸化窒素（NO）を放出し，すべての血管の平滑筋を弛緩させます。静脈を拡張させて心臓へ戻ってくる血液量を減らすとともに，動脈を拡張させて心臓への酸素供給を増やすことで，心臓の負担を減らします。硝酸薬の代表であるニトログリセリンは，内服すると初回通過効果でほとんど分解されてしまうため，舌下錠や貼付剤として使用されます。舌下錠は発作の治療に用いられます。

一般名（商品名）：ニトログリセリン(ニトロペン)，硝酸イソソルビド(ニトロール，フランドル)

カルシウム拮抗薬［➡ File22］

動脈を拡張させることで，後負荷(心臓が収縮を開始した直後にかかる負荷)を軽減させます。冠状動脈のけいれん（れん縮）は，冠状動脈の平滑筋細胞内にあるカルシウムイオンの蓄積によって生じると考えられているため，冠状動脈のれん縮予防にも有効です。

一般名（商品名）：ニフェジピン(アダラート)，ジルチアゼム塩酸塩(ヘルベッサー)

② 心臓の仕事量を減らし，酸素消費量を減らす

β遮断薬［➡ File24］

心筋の細胞膜に分布しているアドレナリンβ受容体を遮断することにより，心拍数を減少させ，心筋の収縮する力を低下させます。そして心臓の酸素消費量を節約し，労作性狭心症に伴う心臓の負担増加による酸素の消費を抑えます。急に服薬を中止すると狭心症の症状が悪化するため，自己判断で勝手に服薬をやめないことが必要です。

一般名（商品名）：ビソプロロールフマル酸塩(メインテート)，プロプラノロール塩酸塩(インデラル)

File 20 硝酸薬(他)

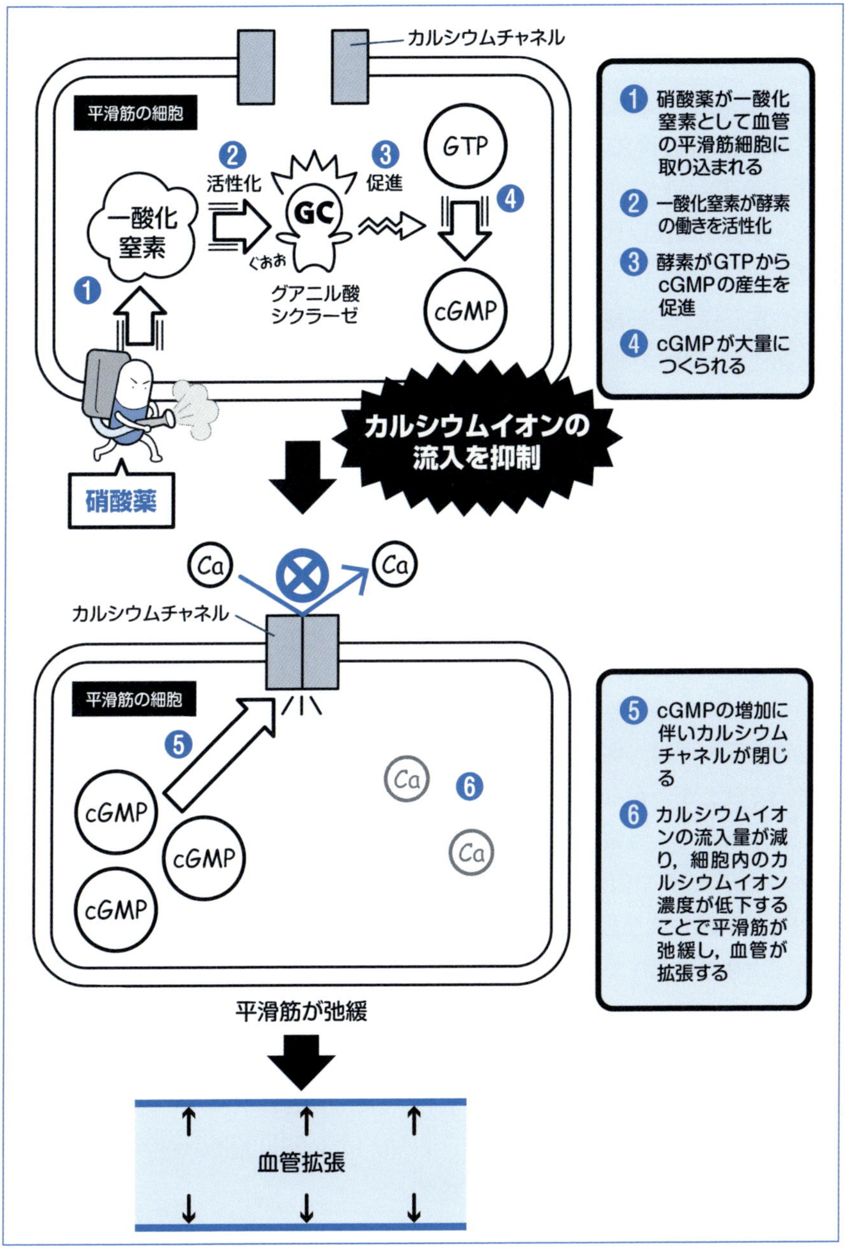

カルシウムチャネル
平滑筋の細胞
② 活性化
③ 促進
GTP
④
一酸化窒素
GC
ぐおお
グアニル酸シクラーゼ
cGMP
①
硝酸薬
カルシウムイオンの流入を抑制
① 硝酸薬が一酸化窒素として血管の平滑筋細胞に取り込まれる
② 一酸化窒素が酵素の働きを活性化
③ 酵素がGTPからcGMPの産生を促進
④ cGMPが大量につくられる
Ca
Ca
カルシウムチャネル
平滑筋の細胞
⑤
cGMP
cGMP
cGMP
Ca
⑥
Ca
⑤ cGMPの増加に伴いカルシウムチャネルが閉じる
⑥ カルシウムイオンの流入量が減り，細胞内のカルシウムイオン濃度が低下することで平滑筋が弛緩し，血管が拡張する
平滑筋が弛緩
血管拡張

Chapter 2-2

高血圧症

自覚症状のないまま大病につながることも

高血圧症は代表的な生活習慣病の1つで，国内の患者数は約4,000万人にものぼります。WHO（世界保健機関）の基準では，**収縮期血圧**が160 mmHg以上，**拡張期血圧**が95 mmHg以上のときに「高血圧症」と呼んでいます。

高血圧症の多くの人が自覚症状がありませんが，血圧の高い状態が続くと脳卒中や狭心症，心筋梗塞などを引き起こし，それによって死亡する危険性が高くなることが明らかになっています。そのため，自覚症状の有無にかかわらず治療が必要です。

高血圧症を治療するには，食塩やアルコールの摂取量を制限するなどの食事の改善，禁煙，有酸素運動による肥満の解消など，生活習慣の改善が重要です。薬は，食生活を改善したあとも症状が改善しない場合に使用します。薬だけを使用しても生活習慣が改善されない限り，症状の改善は見込めません。

高血圧症の成因

高血圧症が発症する直接的な原因は不明ですが，遺伝的な体質のほかに身体活動の低下や肥満，喫煙，塩分やアルコールの過剰摂取などの環境要因が関係していることがわかっています。

腎臓やホルモン異常などが原因で起こる高血圧もありますが，高血圧症の約90％は血圧上昇の原因となる基礎疾患がありません。このように原因不明の高血圧を**本態性高血圧**といいます。残りの10％はほかの疾患の症状として現れる**二次性の高血圧**です。

この疾患に対する薬の作用点

1. 血管を拡張する
2. 心臓の収縮力を低下させる
3. 体内の血液量を減らす

File 21 血圧上昇のメカニズム

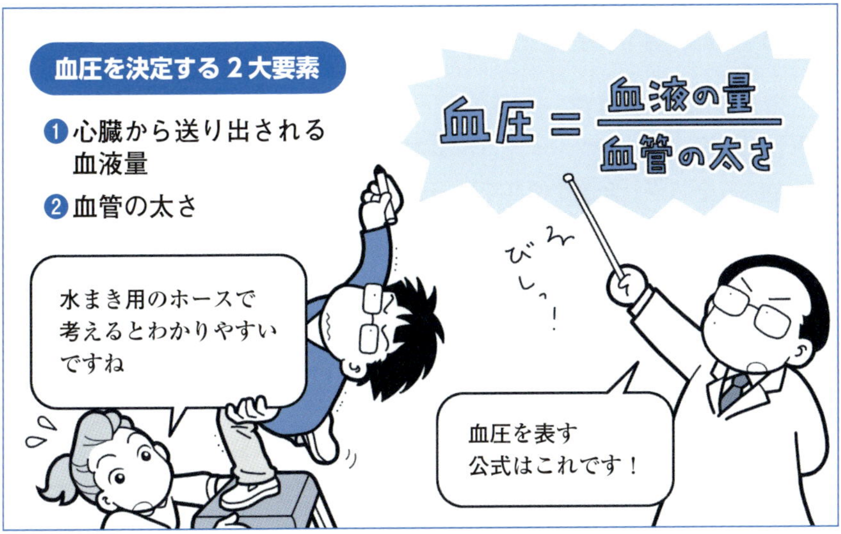
血圧を決定する2大要素
❶心臓から送り出される血液量
❷血管の太さ
血圧＝血液の量／血管の太さ
びしっ！
水まき用のホースで考えるとわかりやすいですね
血圧を表す公式はこれです！

〈心臓から送り出される血液量が増えると…〉

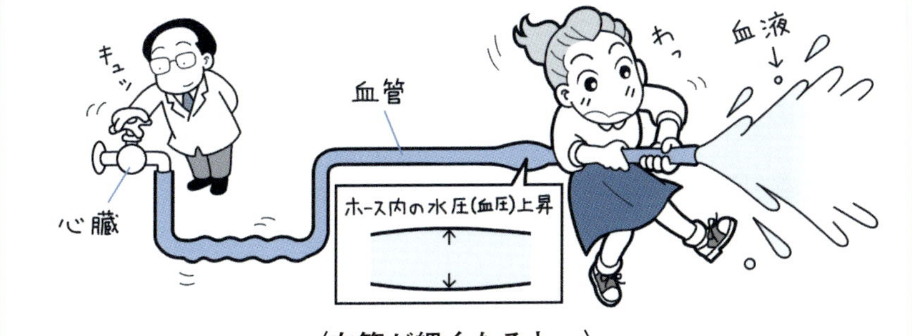

〈血管が細くなると…〉

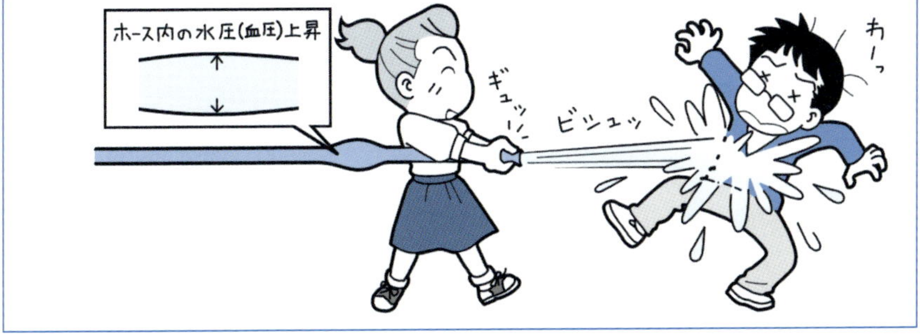
ホース内の水圧(血圧)上昇
ギュッ
ビシュッ
わーっ

高血圧症の治療薬

❶ 血管を拡張する

カルシウム拮抗薬 [➡ File22]

血管平滑筋のカルシウムチャネルを遮断することで細胞内へのカルシウムイオンの流入を防ぎ，血管平滑筋を弛緩して血管を拡張させ，血圧を下げます。

一般名（商品名）：アゼルニジピン（カルブロック），アムロジピンベシル酸塩（アムロジン，ノルバスク）

アンジオテンシン変換酵素（ACE）阻害薬 [➡ File29]

アンジオテンシン変換酵素を阻害して，血管収縮作用のあるアンジオテンシンⅡの産生を抑制することにより血圧を下げます。

一般名（商品名）：イミダプリル塩酸塩（タナトリル），エナラプリルマレイン酸塩（レニベース）

アンジオテンシン受容体拮抗薬（ARB） [➡ File29]

アンジオテンシンⅡが，血管平滑筋細胞にあるアンジオテンシンⅡ受容体（AT_1受容体）に結合するのを抑えることで血管を拡張させ，血圧を下げます。

一般名（商品名）：テルミサルタン（ミカルディス），オルメサルタン メドキソミル（オルメテック）

❷ 体内の血液量を減らす

利尿薬（サイアザイド系利尿薬，ループ利尿薬） [➡ File23]

尿細管でのナトリウムの再吸収を抑制することにより水の再吸収も抑制し，尿量を増加させます。血管内の水分を減らすことで血圧を下げます。サイアザイド系利尿薬は血管拡張作用もあるので，高血圧症の治療によく用いられます。

一般名（商品名）：フロセミド（ラシックス），トリクロルメチアジド（フルイトラン）

❸ 心臓の収縮力を低下させる [➡ File24]

β遮断薬

心筋のアドレナリンβ受容体を遮断することで心拍数の減少や，心筋収縮力を低下させ，1回の収縮によって押し出される拍出量を減らし，血圧を下げます。

一般名（商品名）：ビソプロロールフマル酸塩（メインテート）

File 22 カルシウム拮抗薬Ⅱ

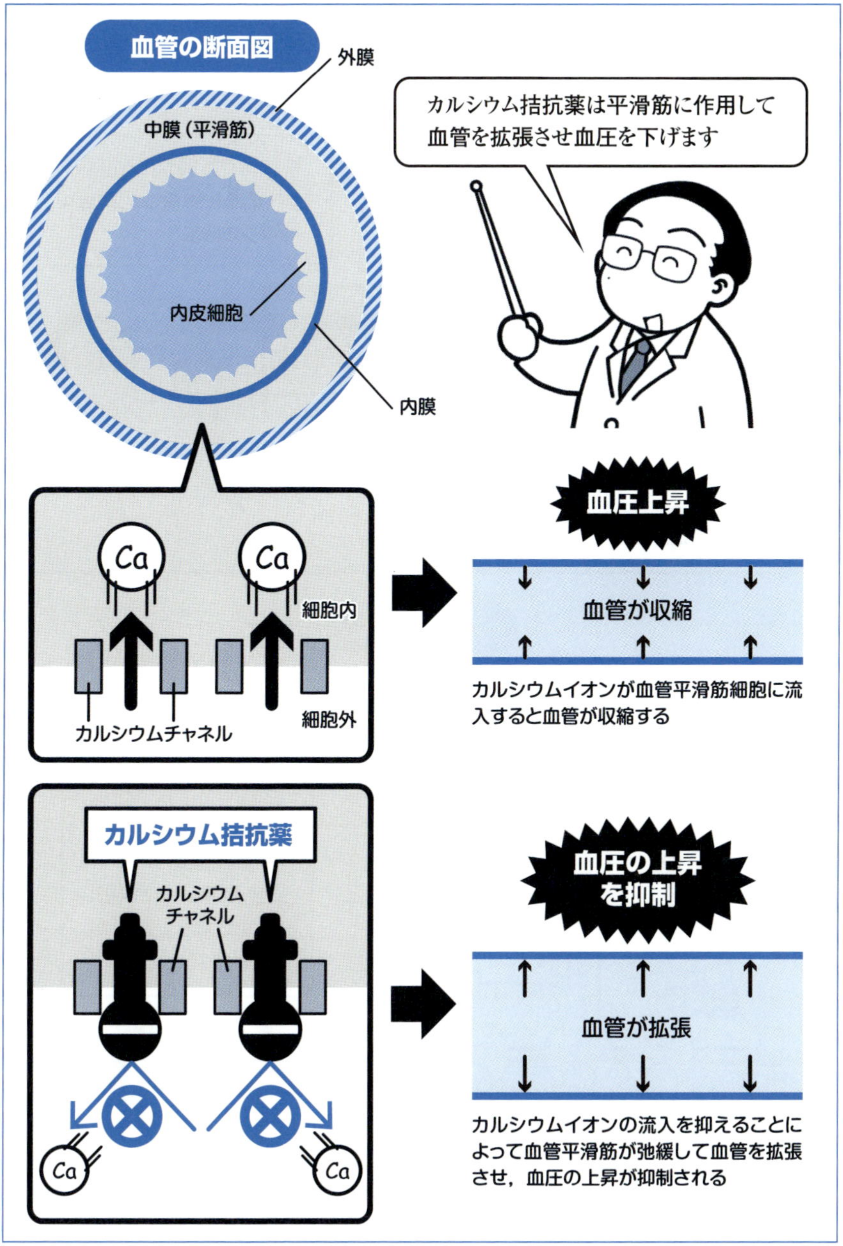

薬の作用

File 23

利尿薬

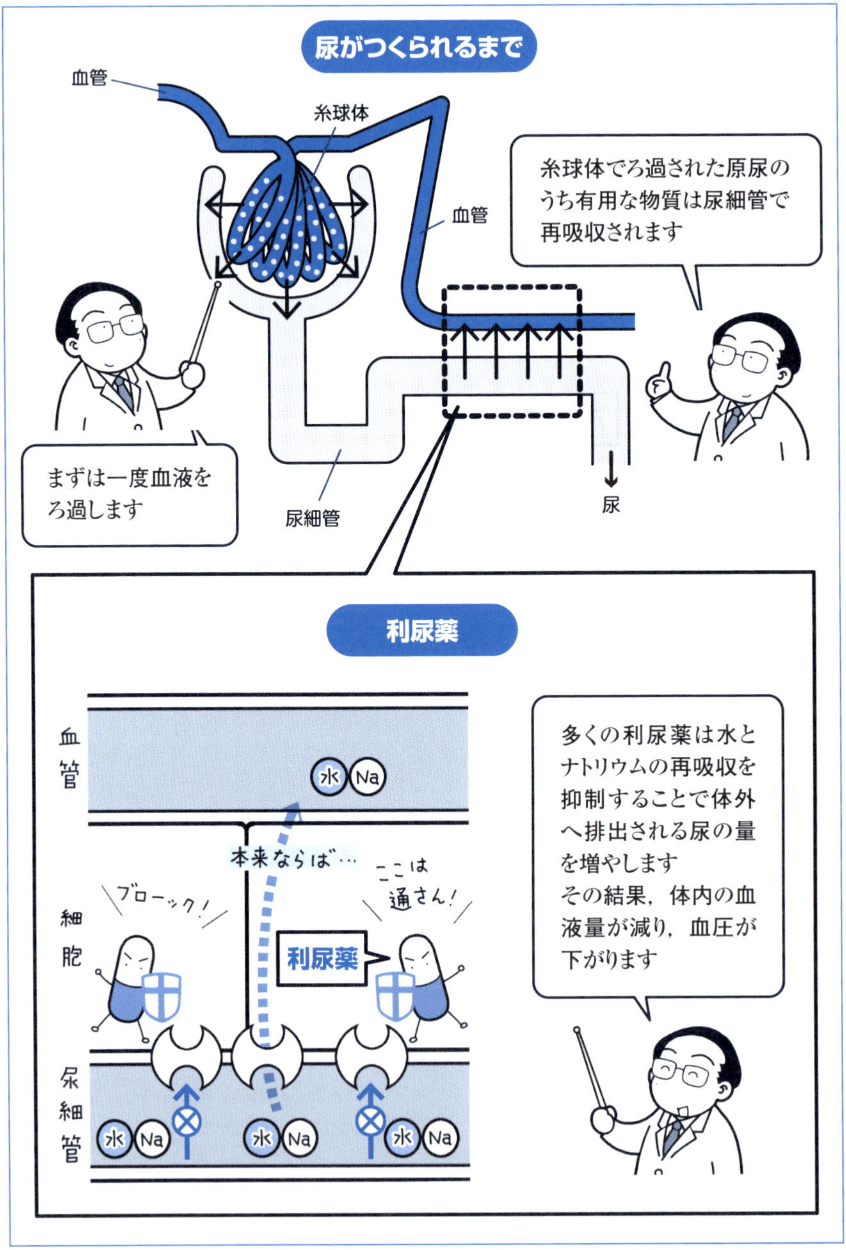

尿がつくられるまで
血管
糸球体
血管
糸球体でろ過された原尿のうち有用な物質は尿細管で再吸収されます
まずは一度血液をろ過します
尿細管
尿
利尿薬
血管
細胞
尿細管
水
Na
本来ならば…
ブローック！
ここは通さん！
利尿薬
多くの利尿薬は水とナトリウムの再吸収を抑制することで体外へ排出される尿の量を増やします
その結果，体内の血液量が減り，血圧が下がります

File 24

β遮断薬

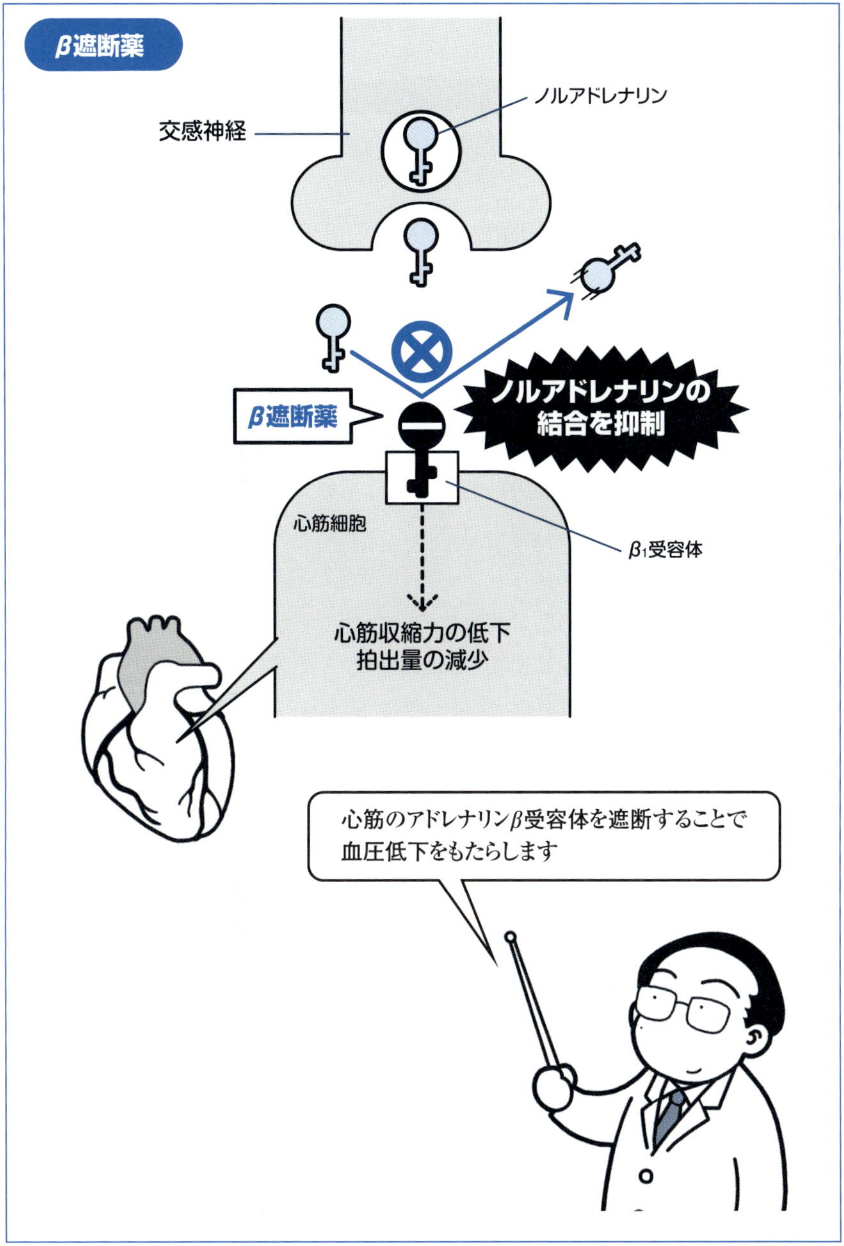

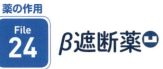

β遮断薬
交感神経
ノルアドレナリン
β遮断薬
ノルアドレナリンの
結合を抑制
心筋細胞
β1受容体
心筋収縮力の低下
拍出量の減少
心筋のアドレナリンβ受容体を遮断することで
血圧低下をもたらします

Chapter 2-3

不整脈

心臓のリズムに異常が発生

心臓の収縮の異常によって心拍数やリズムが乱れることを**不整脈**と呼びます。

不整脈には心拍数の多い**頻脈性**と心拍数の少ない**徐脈性**の2種類があります。心拍数が100回/分以上のものを頻脈性，60回/分以下のものを徐脈性といいます。このうち，薬による治療の対象となるのは頻脈性のほうです。徐脈に対しては，薬よりも人工ペースメーカーによる治療が多く行われます。

不整脈の成因

心臓は**洞房結節**や**房室結節**といわれる部位を興奮が伝わることで動いています。不整脈は，心臓の洞房結節から発生した電気的興奮が，心臓全体に伝わる過程のどこかでトラブルが起こっている状態です。たとえば，拍動のリズムをつくっている洞房結節が異常に興奮すると，その刺激が次から次へと伝わり脈拍が速くなります。また逆に興奮を伝えないと，心筋は収縮せず脈拍が遅くなります。

心臓を伝わるこれらの興奮のことを**活動電位**といいます。心筋細胞の表面には交感神経に関与するアドレナリンβ受容体と，ナトリウムイオン，カルシウムイオン，カリウムイオンが通過する専用のチャネルがあり，活動電位は，心筋の細胞膜をこれらのイオンが出入りすることによって発生しています。

この疾患に対する薬の作用点

① 心筋細胞の興奮を抑える

File 25 不整脈のメカニズム

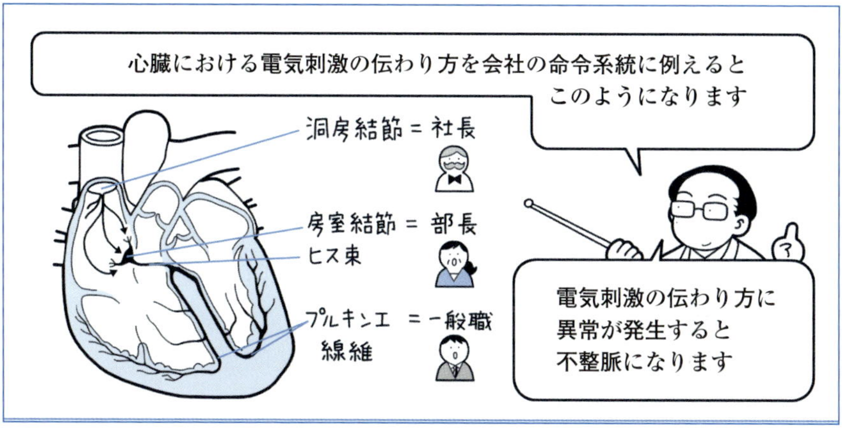

心臓における電気刺激の伝わり方を会社の命令系統に例えると このようになります
洞房結節 = 社長
房室結節 = 部長
ヒス束
プルキンエ線維 = 一般職
電気刺激の伝わり方に異常が発生すると不整脈になります

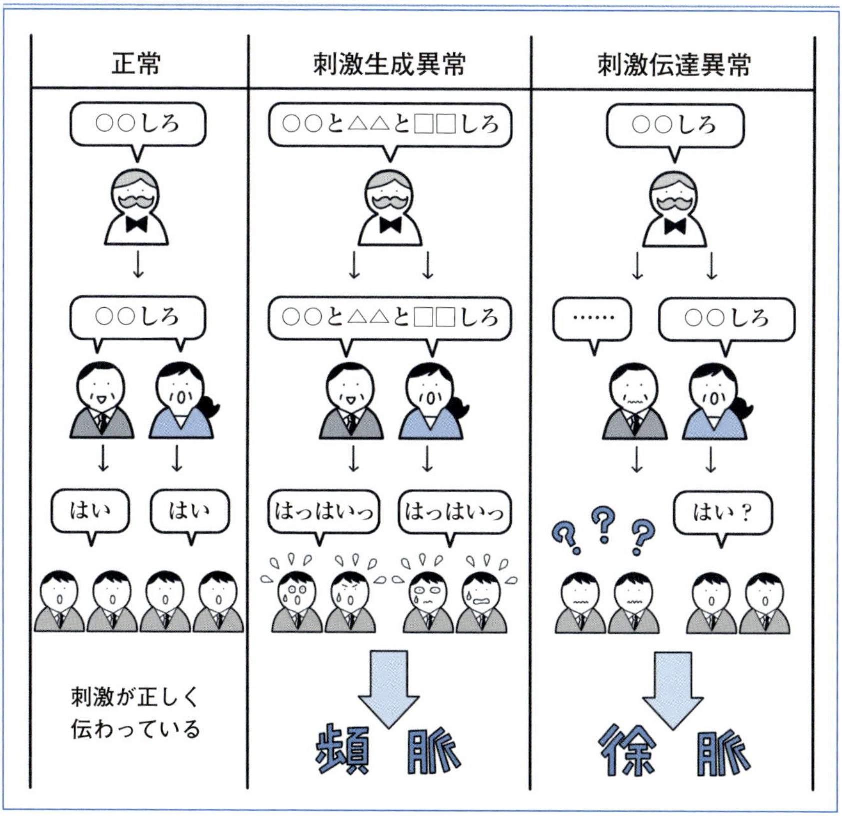

正常
刺激生成異常
刺激伝達異常
○○しろ
○○しろ
はい
はい
刺激が正しく伝わっている
○○と△△と□□しろ
○○と△△と□□しろ
はっはいっ
はっはいっ
頻脈
○○しろ
……
○○しろ
???
はい？
徐脈

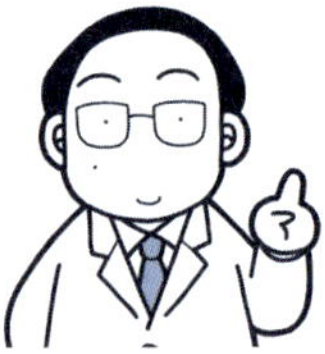

p.68で「心臓の興奮は，心筋の細胞膜をイオンが出入りすることで発生する活動電位によって伝えられる」と紹介しました。ここではもう少し具体的に解説します。

イオンの出入りと心筋細胞の活動電位

通常，細胞の内側にはカリウムイオン（K^+）が多く，細胞の外側にはナトリウムイオン（Na^+）が多くなっています。心筋細胞も例外ではありません。このような状態のとき，心筋（心室筋）細胞の電位（静止膜電位）はマイナスになっています［File26Ⓐ］。

洞房結節で発生した電気刺激が心筋細胞に到達すると，細胞の外に多くあったNa^+がナトリウムチャネルを通じて細胞内に流入し，膜電位は上昇します（活動電位の立ち上がり）［File26Ⓑ］。

その後，細胞内に多くあったK^+がカリウムチャネルを通じて細胞外へ流出し，ほぼ同時にカルシウムイオン（Ca^{2+}）の流入も始まり，心筋が収縮します。心筋細胞の膜電位はプラスの状態で推移します［File26Ⓒ］。

心筋収縮後，細胞内のCa^{2+}の一部はNa^+-Ca^{2+}交換機構（トランスポーター）によってNa^+と引き換えに細胞外へ流出します。この間にもK^+はカリウムチャネルから細胞外へ流出しており，活動電位は徐々に低下していきます。さらに，細胞内に多くなったNa^+は，Na^+/K^+ポンプ（トランスポーター）により細胞外のK^+と入れ替わり，細胞内外のイオンバランスと活動電位が元の状態に戻ります［File26Ⓓ］。

不整脈はこの過程のどこかに異常が起こり発症するので，心筋細胞のイオンバランスを調整することで，不整脈の症状を改善できる可能性があります。

File 26 イオンの出入りと心筋細胞の活動電位

〈心筋(心室筋)細胞の活動電位〉

*不応期：電気刺激を受けても心筋細胞が反応できない時期

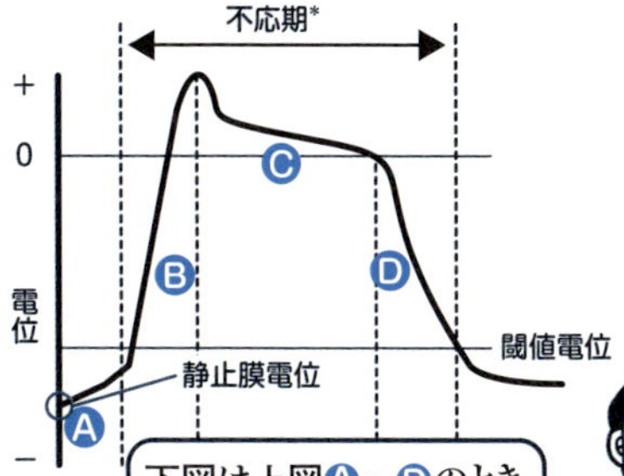

下図は上図A～Dのときのイオンの状態です

心筋細胞はイオンの出入りによって電位が変化し，収縮します。不整脈，特に頻脈は通常のペースよりも早く心筋収縮が始まったり，電位変化の伝達（伝達速度）が速まることで起こるんだ

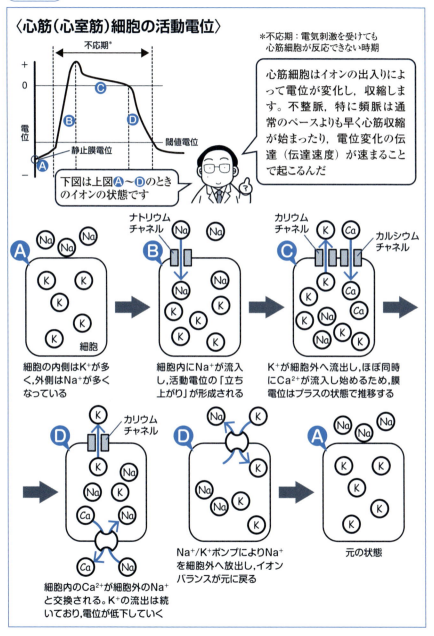

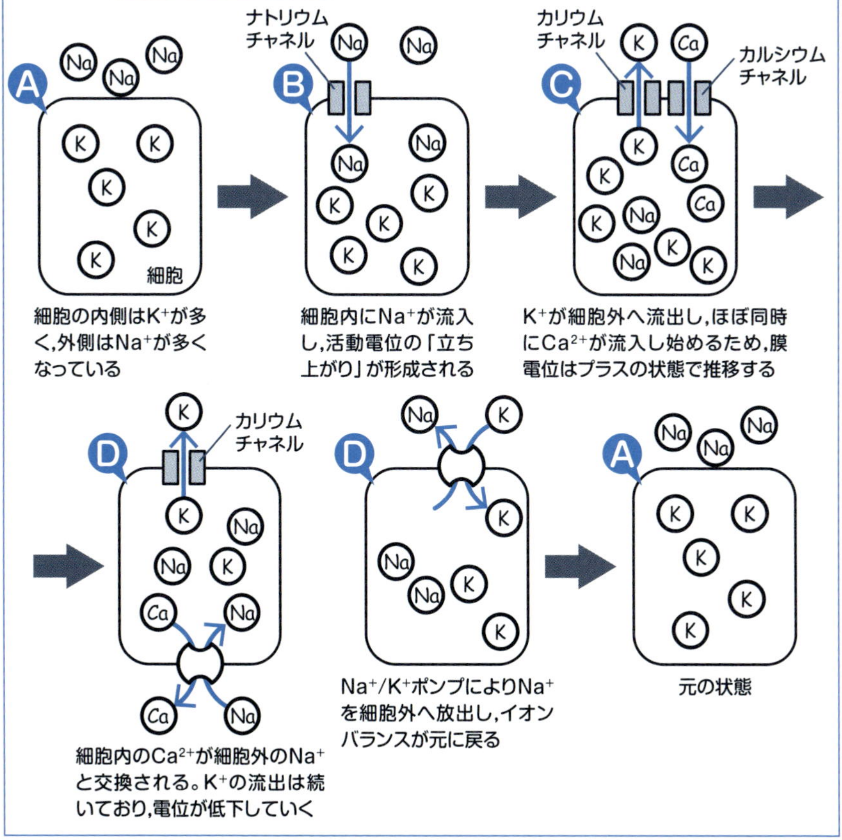

不整脈の治療薬

❶ 心筋細胞の興奮を抑える

ナトリウムチャネル遮断薬［➡ File27］

ナトリウムチャネルを遮断する（File26Ⓑ）ことによって心筋細胞内へのNa^{+}の流入を抑制し，活動電位の立ち上がりを穏やかにします。

一般名（商品名）：ピルシカイニド塩酸塩水和物（サンリズム），メキシレチン塩酸塩（メキシチール）

カリウムチャネル遮断薬［➡ File27］

カリウムチャネルを遮断する（File26Ⓓ）ことによって，心室筋の細胞外へのK^{+}の流出を抑制し，活動電位の持続時間を延長させます。その結果，不応期を延長することになり，異常な活動電位の誘発を防ぎます。

一般名（商品名）：アミオダロン塩酸塩（アンカロン），ソタロール塩酸塩（ソタコール）

β遮断薬

心筋細胞のアドレナリンβ受容体を遮断することによって，細胞内のアデノシン三リン酸（ATP）を減少させて，カリウムチャネルを活性化します。K^{+}の流出が促進されることで静止膜電位に戻るまでの時間が遅くなり，次の心筋収縮の開始を遅らせます。

一般名（商品名）：アテノロール（テノーミン）

カルシウム拮抗薬

カルシウムチャネルを遮断することによって心筋細胞内へのCa^{2+}流入を抑制し，Ca^{2+}が原因となる異常な活動電位を防ぎます。また，洞房結節や房室結節の活動電位の立ち上がりを抑えます。

一般名（商品名）：ベプリジル塩酸塩水和物（ベプリコール），ベラパミル塩酸塩（ワソラン）

File 27 ナトリウムチャネル遮断薬Ⅱ, カリウムチャネル遮断薬Ⅱ

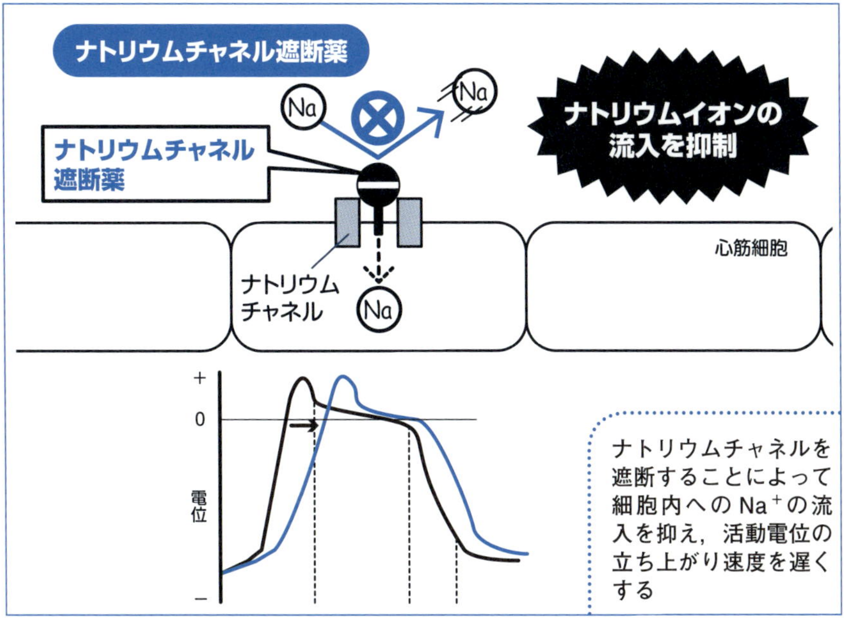

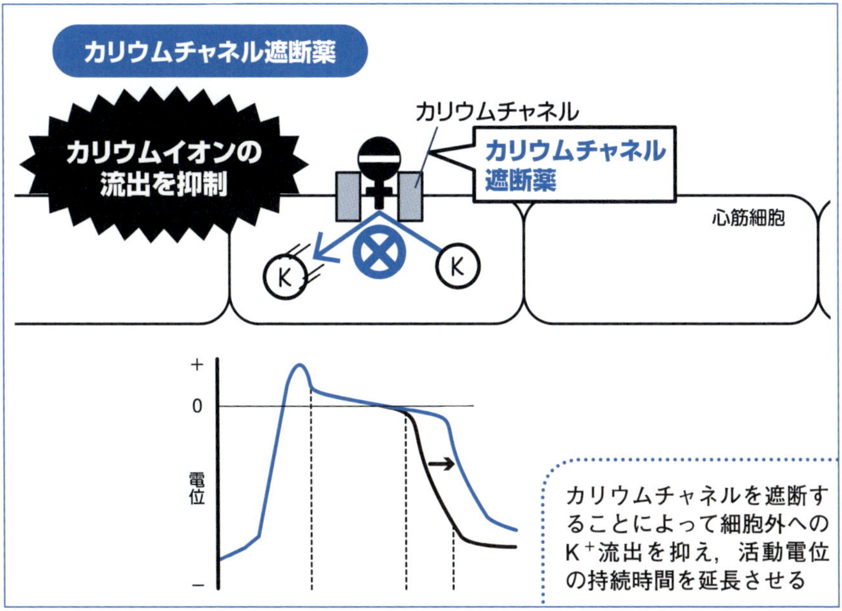

Chapter 2-4

心不全

心臓の機能が落ち，血液供給量が不足する

心不全とは心臓に異常が発生し，全身に十分な量の血液を送り出せなくなった状態のことです。異常が発生することが多いのは**左心室**と**右心室**です。左心室の機能が低下すると，血液が左心室の上流にある肺に溜まります。右心室の機能が低下すると，肝臓に血液が溜まります。血液が溜まった状態を“うっ血”といい，心不全は別名“**うっ血性心不全**”とも呼ばれます。心不全になると，心拍出量の低下に伴って動悸が激しく疲れやすくなるほか，冷や汗が出たり，肺のうっ血による息苦しさを感じたり，咳，呼吸数の増加などが現れます。

高血圧や不整脈では，心臓に負荷がかかりながらも，そのポンプ機能は保たれています。しかし，心臓の代償性機構が限界となったときに急激に心臓の機能が悪化し，症状が現れます。代償性機構とは，心臓のバックアップ機構のことで，神経系やホルモンなどで低下した心拍出量や血圧を正常に戻そうとする機能です。代償性機構は，急性期には重要な働きですが，長期間続くと心臓の負担を増やし，心機能をさらに悪化させてしまいます。

心不全の成因

虚血性心疾患による冠状動脈の異常が原因となることが多いです。心筋への酸素供給量が低下するために心筋の収縮力が落ちます。そのほか，加齢，貧血，高血圧，不整脈，肺塞栓，リウマチ，心筋炎なども原因になることがあります。重症例では，心肺補助，人工心臓などが必要になることもあります。

((•)) この疾患に対する薬の作用点

① 血管を拡張して心臓の負担を和らげる

② むくみをとり，心臓の負担を和らげる

③ 交感神経の亢進を抑えて心臓の負担を和らげる

病気の概要

File 28 心不全のメカニズム

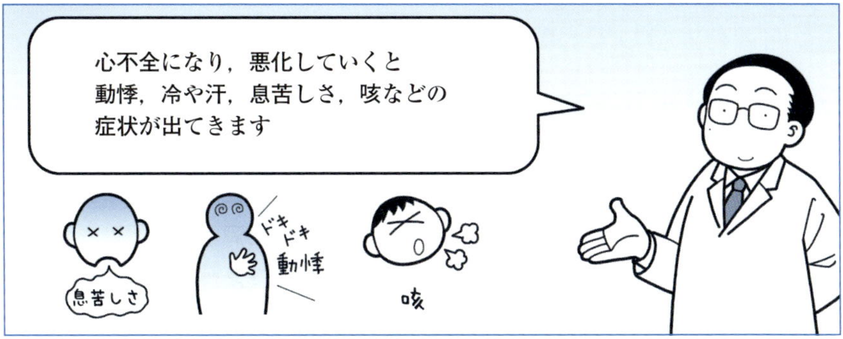
心不全になり，悪化していくと
動悸，冷や汗，息苦しさ，咳などの
症状が出てきます
息苦しさ
ドキドキ
動悸
咳

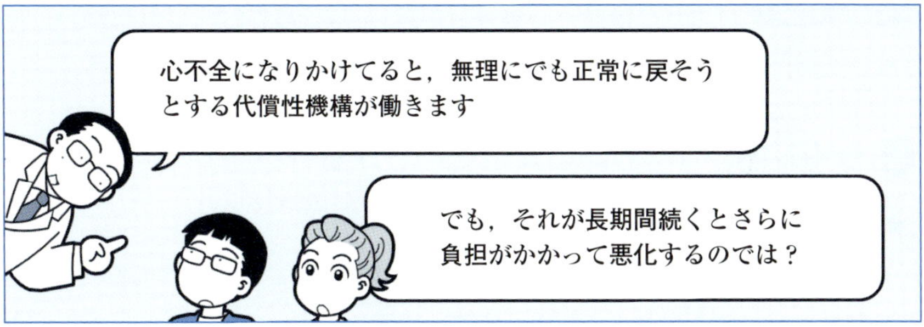
心不全になりかけてると，無理にでも正常に戻そうとする代償性機構が働きます
でも，それが長期間続くとさらに負担がかかって悪化するのでは？

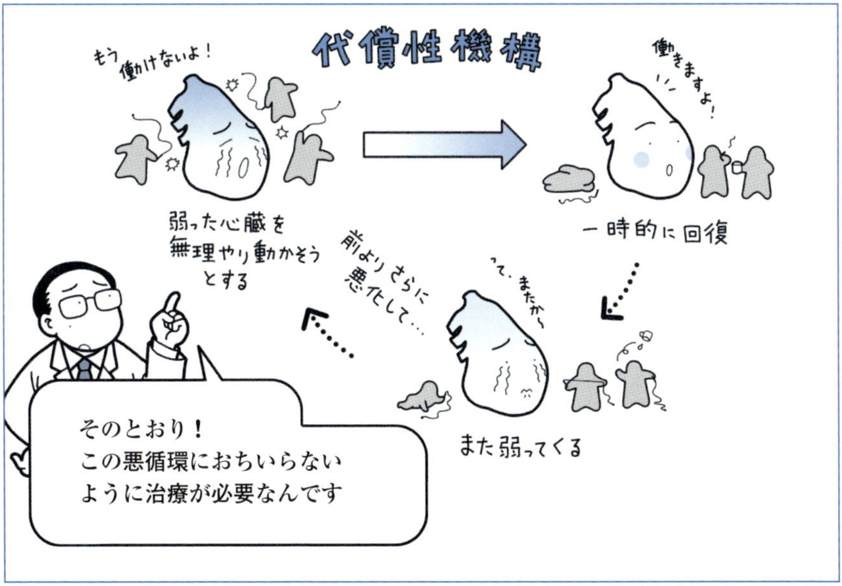

そのとおり！
この悪循環におちいらないように治療が必要なんです

心不全の治療薬

❶ 血管を拡張して心臓の負担を和らげる

アンジオテンシン変換酵素(ACE)阻害薬[➡ File29]/アンジオテンシン受容体拮抗薬(ARB)[➡ File29]

血圧にかかわるレニン・アンジオテンシン・アルドステロン系を抑制し，心不全の代償性機構を抑えます。ACE阻害薬はアンジオテンシン変換酵素を阻害してアンジオテンシンⅡの産生を抑え，ARBはアンジオテンシンⅡがAT_1受容体に結合し，血管の収縮を抑えます。

一般名（商品名）：エナラプリルマレイン酸塩(レニベース)/カンデサルタン シレキセチル(ブロプレス)

❷ むくみをとり，心臓の負担を和らげる

利尿薬[➡ File23]

腎臓にある尿細管でのナトリウム再吸収を抑制することで水の再吸収も抑制し，体外へ排出する尿量を増加させます。血管内の水分を減らすことでむくみをとり，心臓の負担を和らげて，うっ血に基づく心不全の症状を改善します。

一般名（商品名）：フロセミド(ラシックス)，トリクロルメチアジド(フルイトラン)

抗アルドステロン薬

腎臓にある遠位尿細管のアルドステロン受容体を遮断します。利尿作用は弱いですが，レニン・アンジオテンシン・アルドステロン系を抑制し，心不全の代償性機構を抑え，心不全の進行を防ぎます。高カリウム血症に注意が必要です。

一般名（商品名）：スピロノラクトン(アルダクトンA)，エプレレノン(セララ)

❸ 交感神経の亢進を抑えて心臓の負担を和らげる

β遮断薬[➡ File24]

心筋細胞のβ受容体を遮断することで，心拍数の減少や心筋収縮力を低下させ，心臓の負担を和らげます。気管支喘息や高度の徐脈例では禁忌です。

一般名（商品名）：カルベジロール(アーチスト)，ビソプロロールフマル酸塩(メインテート)

File 29 アンジオテンシン変換酵素（ACE）阻害薬，アンジオテンシン受容体拮抗薬（ARB）

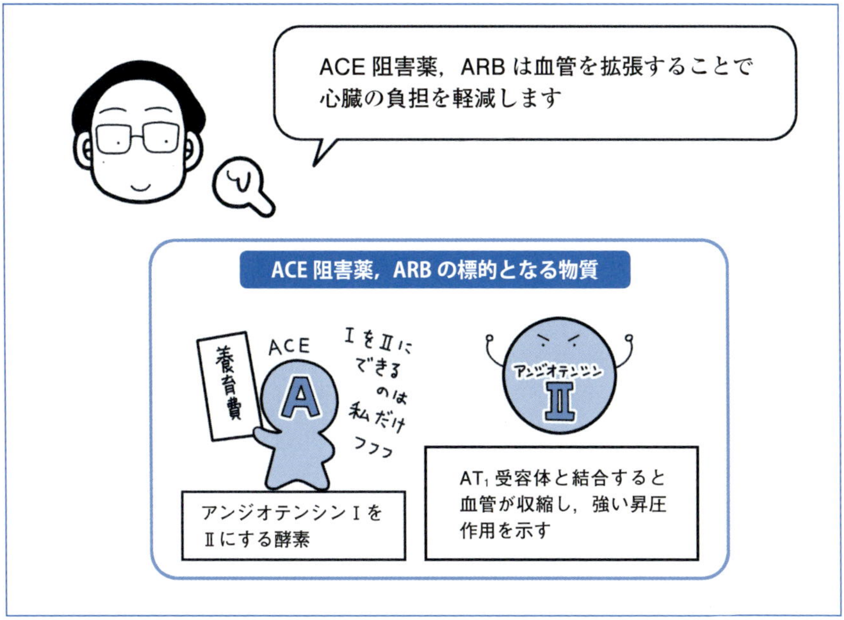

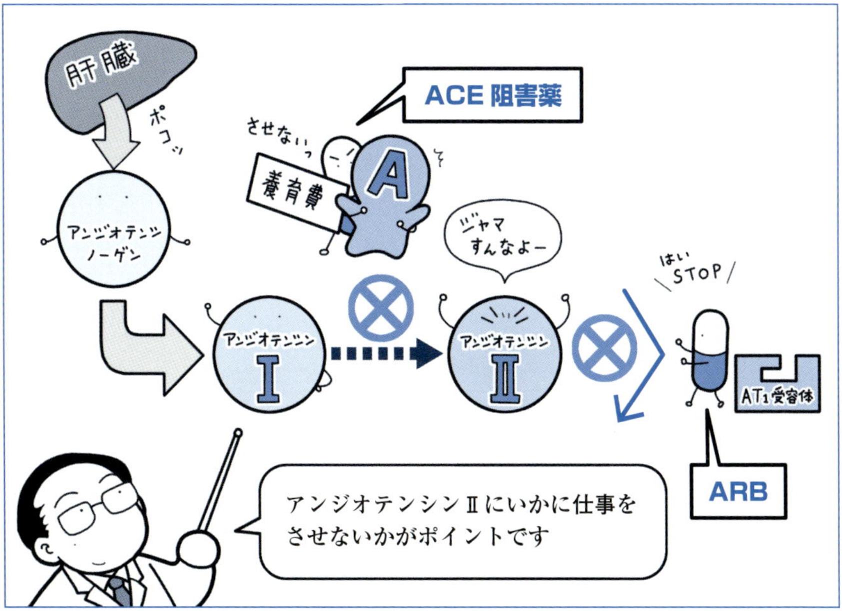

Column

ニトログリセリンはダイナマイト!?

狭心症の治療薬として p.56 で紹介したニトログリセリンは，100 年以上前にイタリアの化学者であるアスカニオ・ソブレロによって合成されました。少しの熱や衝撃で爆発しやすい液体のため，当時，製造工程や運搬中に爆発事故が多発していました。

その後，ノーベル賞で有名なアルフレッド・ノーベルによって，より扱いやすいダイナマイト(ニトログリセリンを主剤とする爆薬)として開発されました。ダイナマイトは炭鉱やトンネル工事などで使用されていましたが，その後，戦争の道具としても利用されるようになりました。ノーベルは，ダイナマイトの開発で多額の富を得ましたが，その一方で，殺人兵器として利用されたことを悩み,「ダイナマイトによって得た全財産で基金を設立し，その利子を人類のために最大の貢献をした人たちに，賞の形で分配する」という遺言を残しました。これが，現在のノーベル賞のはじまりです。

ニトログリセリンが薬として着目されるようになったのは，狭心症を患っているダイナマイト工場の従業員が，工場に勤務している日には心臓発作を起こさないのに休日になると発作を起こすということに気づいたことがきっかけだといわれています。ニトログリセリンは心臓の冠状動脈の血管を広げて心臓の負担を軽減させる作用があります。皮膚からも吸収されるので，ダイナマイト工場の従業員の心臓発作を予防したものと考えられます。現在，ニトログリセリンは狭心症の発作時の治療薬として(舌下錠として)使用されています。

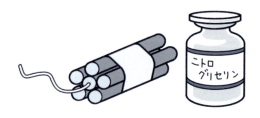

第3章

呼吸器系に作用する薬

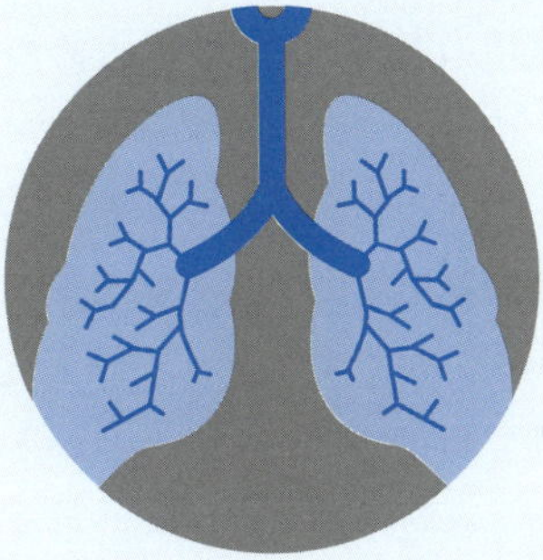

Chapter 3-1 咳・痰

咳や痰は気道の防御反応

咳や**痰**は気道に入り込んだ異物を体外へ排出するための防御反応の１つです。異物を粘度の高い粘液で包み込んだものが痰で，それを外に吹き飛ばす反応が咳です。咳は一般的な風邪によるものだけでなく，気管支喘息や肺炎，肺うっ血などさまざまな疾患の影響による可能性があります。

本来，異物を体外に排出する反応であるため，むやみに抑えるべきではありません。しかし，痰を伴わない乾いた咳には体力消耗を抑えるために，その原因を十分調べたうえで鎮咳《ちんがい》薬（咳止め）が使われます。また，痰を出したくても出せないときには去痰薬（気道粘液溶解薬，気道粘液修復薬）が使われます。

異物除去のしくみ

私たちのからだには外気中の異物を除去するためのさまざまな機構が備わっています。鼻腔からの侵入に対しては，まず鼻毛で大きな異物をろ過し，粘液分泌や**繊毛運動**によっても排除します。**くしゃみ**も異物除去の重要な機構の１つです。ここまでで多くの異物を除去できますが，それでも内部へ侵入してきた異物を除去するしくみが咳・痰です。

気道は分泌腺からの粘液で潤っています。外部から異物が侵入すると，気道粘膜を覆う分泌液が異物を包み込みます。粘液に包まれた異物は痰として繊毛運動によって咽頭から食道や口外へ移動します。そのとき上皮細胞が刺激され，その情報が迷走神経を介して延髄にある咳中枢に伝えられ，咳が生じ，痰を外に排出します。

((•)) この疾患に対する薬の作用点

① **延髄から「咳をしたい」という情報を出させないようにする**

② **痰をさらさらにして外に出やすくする**

File 30 咳・痰が発生するメカニズム

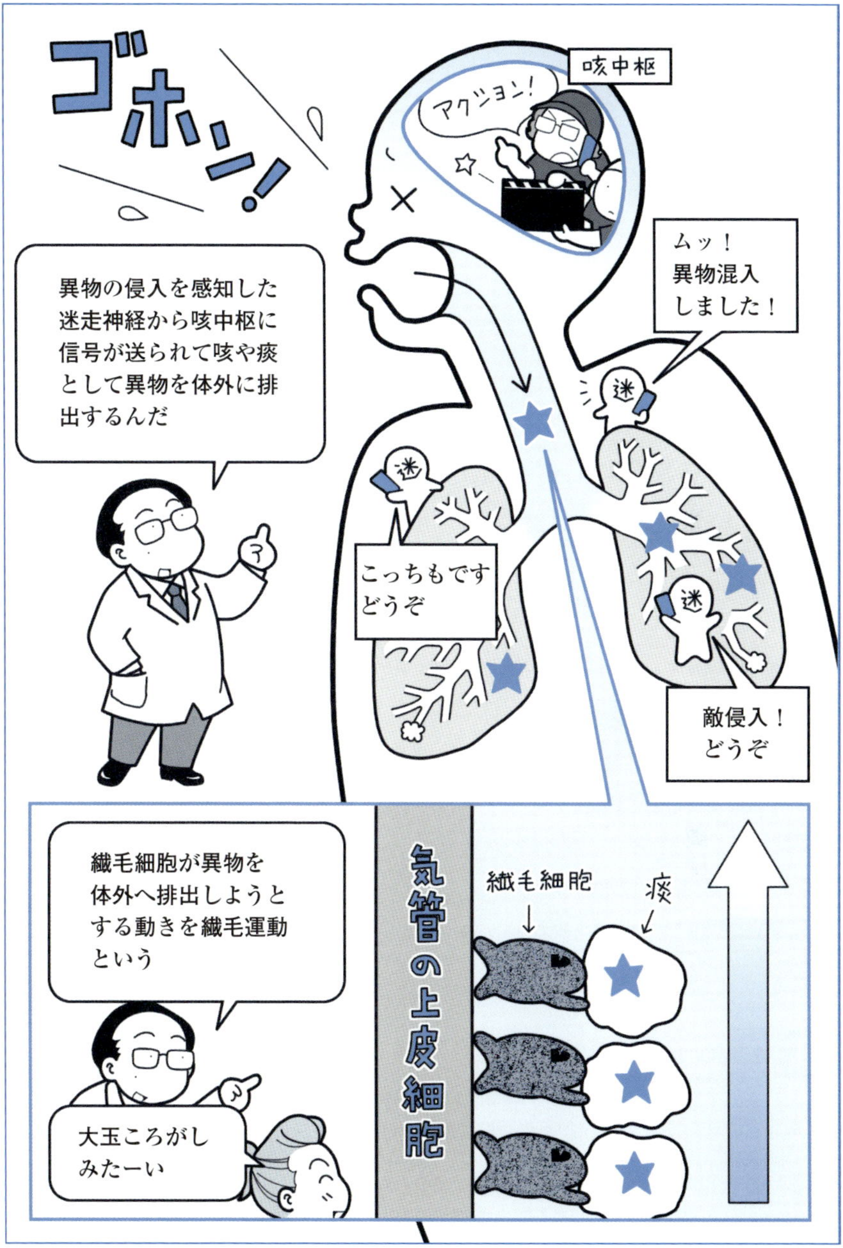
ゴホンッ!
咳中枢
アクション!
ムッ！異物混入しました！
異物の侵入を感知した迷走神経から咳中枢に信号が送られて咳や痰として異物を体外に排出するんだ
こっちもですどうぞ
敵侵入！どうぞ
繊毛細胞が異物を体外へ排出しようとする動きを繊毛運動という
気管の上皮細胞
繊毛細胞
痰
大玉ころがしみたーい

咳・痰の治療薬

❶ 延髄から「咳をしたい」という情報を出させないようにする

中枢性鎮咳薬［➡ File31］

延髄の咳中枢を抑制し，鎮咳作用を示します。麻薬性鎮咳薬には，強力な鎮咳作用のほかに鎮痛作用や止瀉作用があります。非麻薬性鎮咳薬には鎮痛作用や依存性はほとんどありません。副作用として眠気や便秘，吐気を引き起こすことがあります。

一般名（商品名）：デキストロメトルファン臭化水素酸塩水和物（メジコン），コデインリン酸塩水和物（コデインリン酸塩）

❷ 痰をさらさらにして外に出やすくする

気道粘液溶解薬［➡ File31］

痰の構成成分であるムコタンパク質を壊し，粘度を低下させることで去痰作用を示します。

一般名（商品名）：ブロムヘキシン塩酸塩（ビソルボン），L－エチルシステイン塩酸塩（チスタニン）

気道粘液修復薬［➡ File31］

気道からの体液の分泌を促進し，粘度を高めるムコ多糖を分解することで痰の構成成分を正常な状態に近づけます。アンブロキソールは肺の換気にかかわる肺サーファクタント（肺胞を広がりやすくさせる物質）の分泌を促進し，気道壁を潤滑にする作用があります。

一般名（商品名）：L-カルボシステイン（ムコダイン），アンブロキソール塩酸塩（ムコソルバン）

MEMO　痰の色と粘性の違い

痰は，その中に取り込んだ異物の種類によって色や粘性に違いがみられます。たとえば，肺炎などの細菌感染症にかかると，白血球と細菌が戦った残骸によってドロッとした黄色い痰になります。一方，透明でサラサラな痰は，粘液が過剰に分泌されていることによるもので，アレルギーや喫煙による刺激などが原因と考えられます。

薬の作用

File 31

中枢性鎮咳薬（他），気道粘液溶解薬（他），気道粘液修復薬（他）

鎮咳薬の作用点

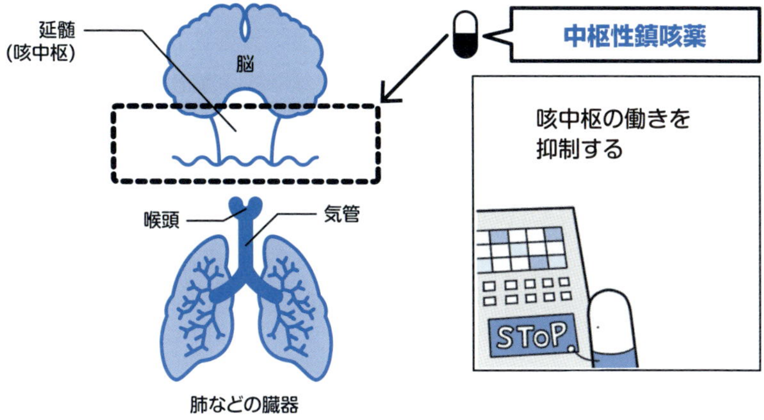

去痰薬の作用点

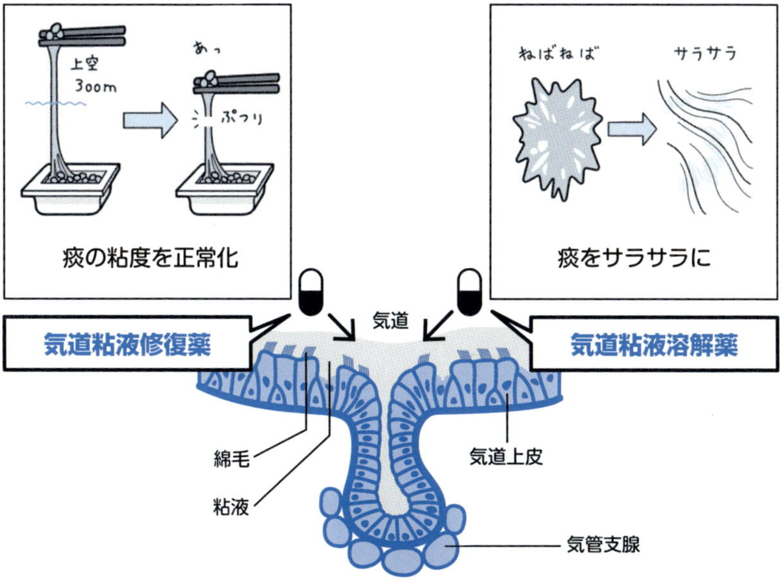

Chapter 3-2

気管支喘息

苦しいだけでなく，窒息死に至ることも

気管支喘息は，空気の通り道である気道(主に気管支)に炎症が起きることでむくみが生じ，空気の流れが制限される病気です。気管支がいろいろな刺激に過敏に反応して，発作的に咳，「ぜーぜー」と鳴る喘鳴，呼吸困難を繰り返します。

症状は自然に治癒する軽いものから窒息死に至るものまでさまざまです。小児期の喘息は年齢とともに軽快しますが，3～4人に1人は大人になって再発することがあります。大人の喘息の発症率は20人に1人くらいといわれています。

長期間，喘息が続くと，気管支の炎症とその修復が繰り返される過程で壁が厚くなって元に戻りにくくなり，過敏性も増し，長期間にわたって管理が必要となります。

気管支喘息の成因

喘息の発症や悪化には遺伝が関係しています。また，ダニやカビなどのアレルギーの原因物質（**アレルゲン**）や気管支の感染，ストレス，大気汚染や化学物質，気象の変化などの環境的な要因も大きく関与しています。アレルゲンは，気管支に炎症や腫れを起こすとともに，気管支平滑筋を収縮させます。そして，炎症の修復のために気管支の周りの細胞構成が変わり（**気道リモデリング**），過敏性が増したり，気管支の壁が厚くなり元に戻りにくい状態になってしまいます。

この疾患に対する薬の作用点

① 気管支を広げて空気の通りを良くする

② 気管支の炎症や腫れを取り除く

File 32

気管支喘息のメカニズム

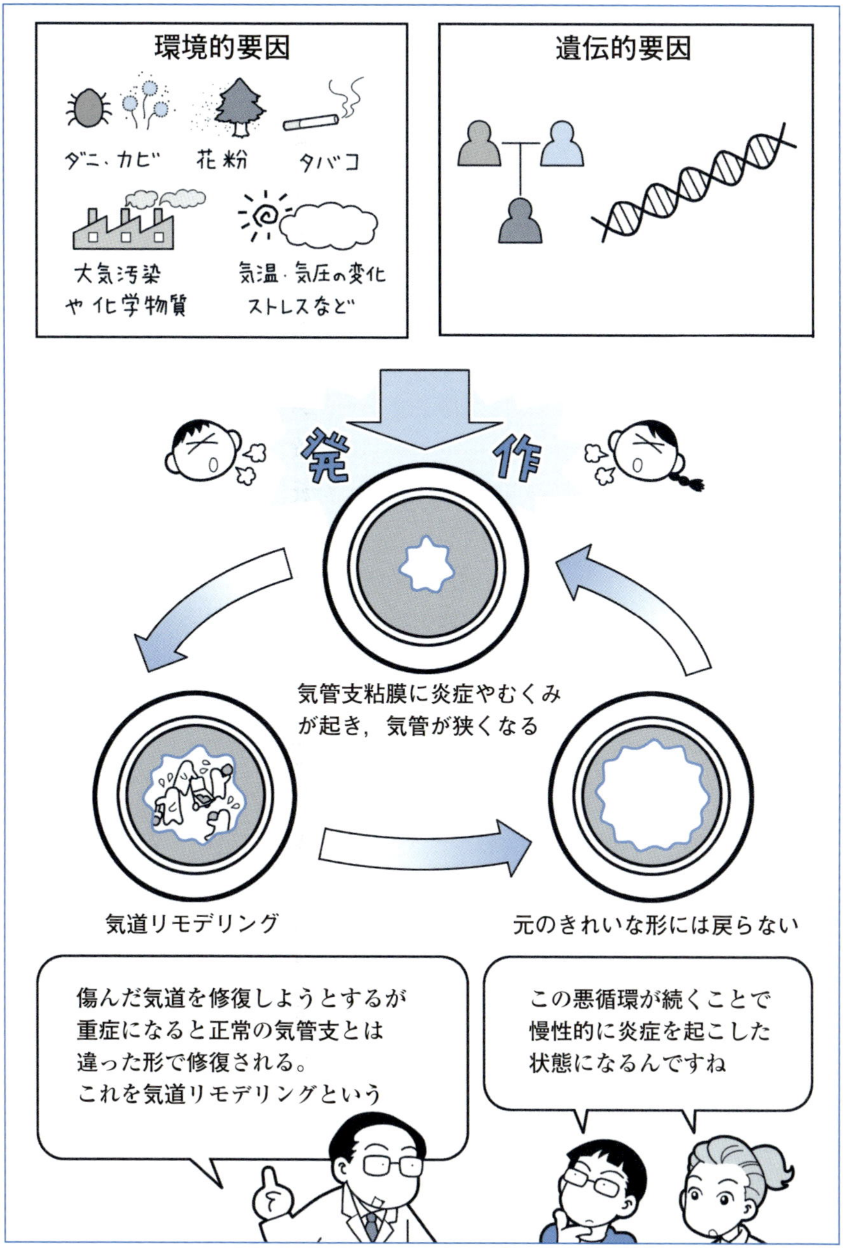

気管支喘息の治療薬

❶ 気管支を広げて空気の通りを良くする

β刺激薬［➡ File33］

気管支平滑筋細胞のアドレナリンβ受容体を刺激することで気管支を拡張させます。喘息発作や発作予防に吸入薬や貼付剤が用いられます。喘息発作は炎症による浮腫の影響が大きいため，重症時には効果が不十分です。

一般名（商品名）：ツロブテロール（ホクナリン），プロカテロール塩酸塩水和物（メプチン）

ロイコトリエン受容体拮抗薬［➡ File33］

抗アレルギー薬の1つで，気管支を収縮させる作用のあるロイコトリエンの働きを抑えることにより気管支を拡張させます。気道リモデリングの抑制および改善作用があります。副作用として下痢や腹痛を起こすことがあります。

一般名（商品名）：モンテルカストナトリウム（シングレア，キプレス）

テオフィリン製剤［➡ File33］

気管支拡張作用をもつ細胞内伝達物質であるサイクリックAMP（cAMP）を分解するホスホジエステラーゼを阻害します。その結果，気管支平滑筋細胞のcAMPが増加し，気管支拡張作用が現れます。抗炎症作用も併せもっています。有効血中濃度の幅が狭く，吐気や不整脈，けいれんの副作用が出現することがあるので注意が必要です。

一般名（商品名）：テオフィリン（テオドール，ユニフィル），アミノフィリン水和物（ネオフィリン）

❷ 気管支の炎症や腫れを取り除く

ステロイド［➡ File33］

細胞内の受容体と結合し，炎症に関係する遺伝子の発現を抑えることで気管支の炎症を効率よく抑えます。吸入剤は気管支に直接到達するので全身性の副作用が少なくなっています。

一般名（商品名）：ブデソニド（パルミコート），フルチカゾンプロピオン酸エステル（フルタイド）

File 33

β刺激薬，ロイコトリエン受容体拮抗薬，テオフィリン製剤，ステロイド

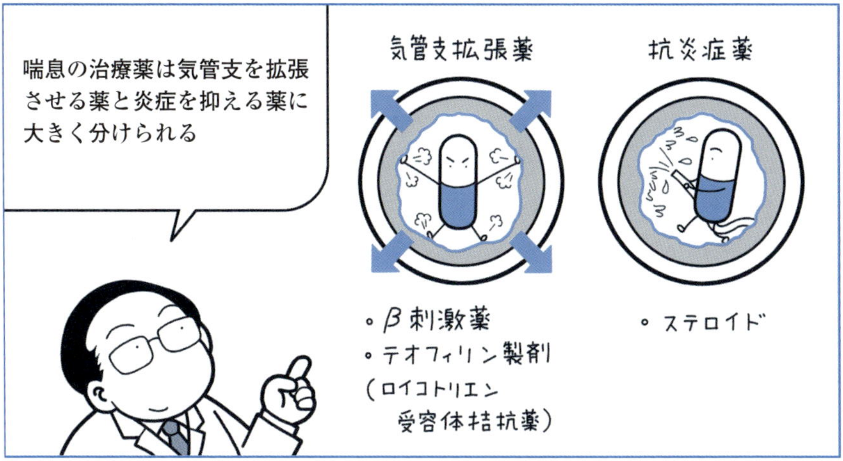

β刺激薬

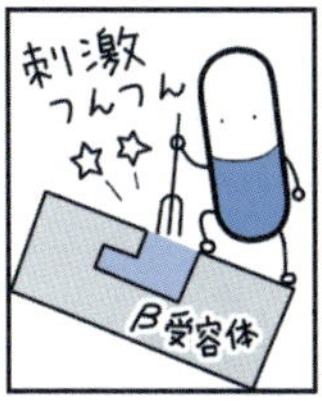

気管支平滑筋細胞のβ受容体を刺激することで，気管支を拡張させる

ロイコトリエン受容体拮抗薬

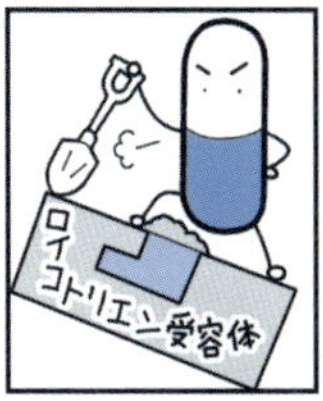

気管支収縮作用のあるロイコトリエンの働きを抑え，気管支を拡張させる

テオフィリン製剤

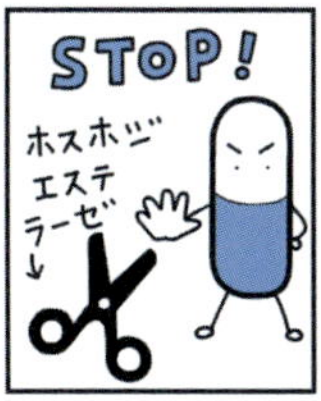

サイクリック AMP を分解するホスホジエステラーゼを阻害し,気管支を拡張させる

ステロイド

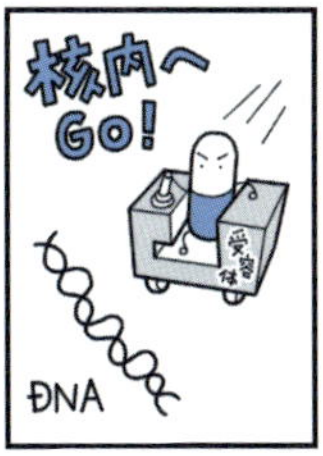

細胞内の受容体と結合し，炎症に関係する遺伝子の発現を抑える

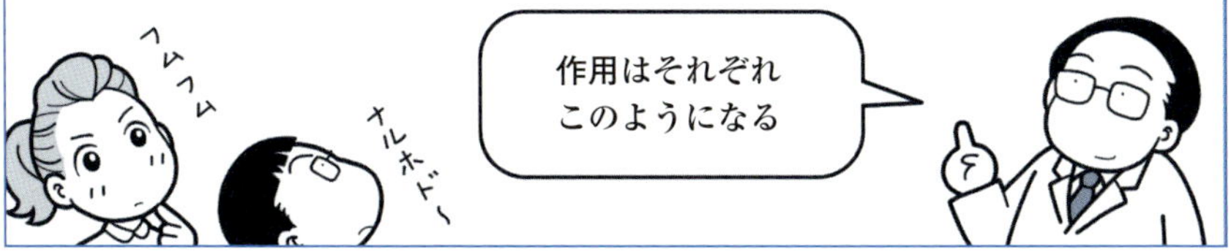

Column

禁煙補助薬の種類とその利用

タバコは“百害あって一利なし”といわれるように，肺がんや喘息などの呼吸器関連の疾患だけでなく，狭心症や心筋梗塞，脳梗塞，消化性潰瘍などのさまざまな病気を引き起こす原因となります。「2018年全国たばこ喫煙者率調査」によると，わが国の成人男性の喫煙率は約28%で減少し続けていますが，諸外国と比べるといまだに高い状況にあります。これに対し，成人女性の喫煙率は約9%でほぼ横ばいの状況です。しかし，若い女性の喫煙率は増加し，青少年の喫煙と同様に大きな社会問題となっています。

禁煙に関する補助薬としては，ニコチン製剤のニコチンパッチ，ニコチンガムとニチコンを含まない内服薬のバレニクリンがあります。これらを使用した場合の禁煙成功率は，プラセボ(偽薬)に対して1.4～2.3倍程度といわれています。ニコチンパッチには医療用医薬品と街の薬局で購入できる一般用医薬品があります。1日1回，原則として朝，上腕や背部などに貼付します。いずれも8週間が標準的な使用法となります。ニコチンガムは一般用医薬品で，1日24個を超えない範囲で，喫煙欲求が起きた際に使用します。使用後1か月したら徐々に個数を減らして，3か月を目途に中止します。バレニクリンは医療用医薬品で，禁煙開始日を設定しその1週間前から服用を開始します。禁煙開始と同時に服用量を増量し，投与期間は12週間とします。

効果には個人差がありますが，体質に合った禁煙補助薬を上手に活用することが禁煙への近道といえます。

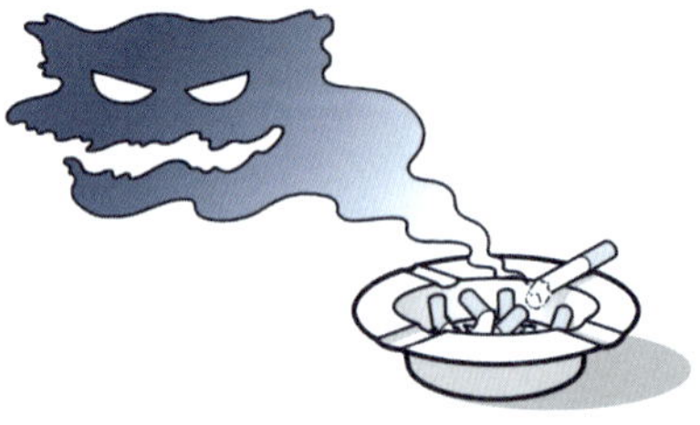

第 4 章

消化器系に作用する薬

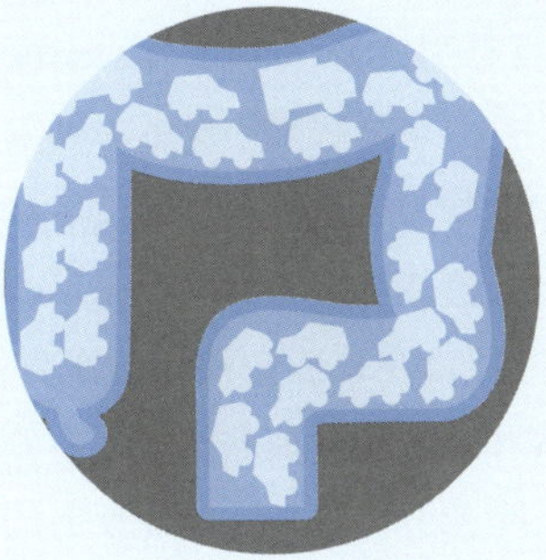

Chapter 4-1

嘔気・嘔吐

重大な疾患が隠れていることも

嘔気・嘔吐は汚染された食品や有害な化学物質などを体内に取り込んだとき，それらを体外に排出するために働く防御機能の１つです。消化器疾患のほかに内耳の障害，脳出血などによる脳内圧上昇など，重大な病気によって引き起こされることもあるので，原因を突き止めて対処することが大切です。嘔気・嘔吐は不快で精神的な負担になるだけでなく，嘔吐によって栄養障害を招いたり，嘔吐物によって食道を傷つけたり，誤嚥が起きることがあるため，積極的に抑える場合があります。

嘔吐のしくみ

延髄には嘔吐の生理反応を司る**嘔吐中枢**があります。嘔吐中枢は，すぐ近くの脳幹領域にある**化学受容器引金帯**（**CTZ**：Chemoreceptor Trigger Zone）と呼ばれる部分からの情報や，乗り物酔いなどで刺激される内耳にある**前庭器官**からの情報，汚染された食物の摂取時などに受ける内臓からの刺激，脳内出血などによる脳圧上昇などを感知します。嘔吐中枢と神経系の関係の詳細は解明されていませんが，CTZには主に脳や消化管からの情報を受け取るドパミン受容体，セロトニン受容体や，脳や前庭神経からの情報を受け取るヒスタミン受容体などが多く存在しており，嘔気・嘔吐反応に関与すると考えられています。

嘔吐中枢が興奮すると，その情報が迷走神経や横隔膜神経，腹筋をコントロールしている脊髄神経に伝えられ腹圧が高まり嘔吐を引き起こします［File34］。

((•)) この症状に対する薬の作用点

① 嘔吐中枢を興奮させる刺激を事前に遮る

② 反射性の嘔吐を抑える

病気の概要

File 34 嘔気・嘔吐が発生するメカニズム

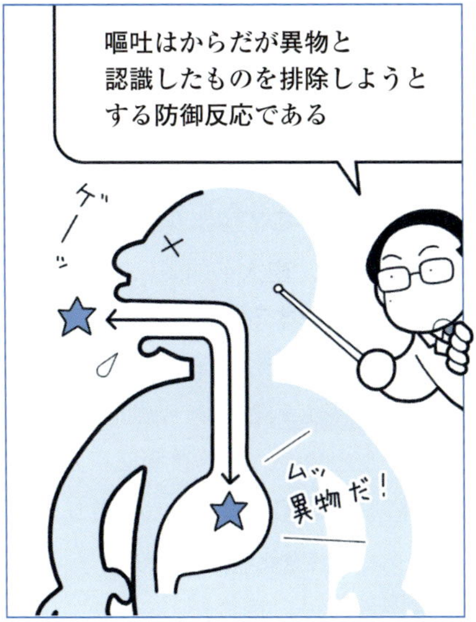

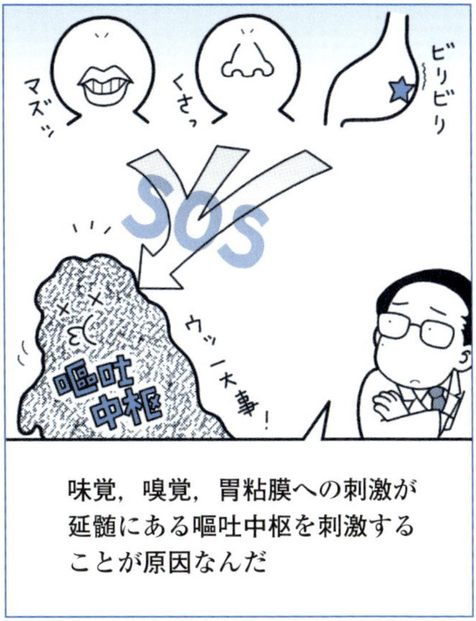

マズッ
くさっ
ビリビリ
SOS
嘔吐中枢
ウッ一大事！
味覚，嗅覚，胃粘膜への刺激が延髄にある嘔吐中枢を刺激することが原因なんだ

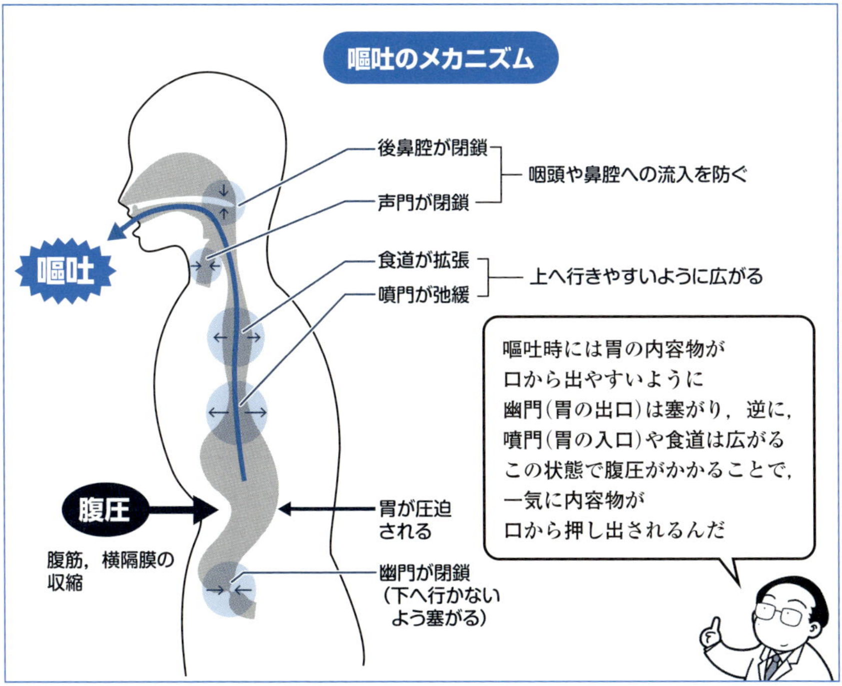

嘔気・嘔吐の治療薬

❶ 嘔吐中枢を興奮させる刺激を事前に遮る

ドパミン受容体遮断薬 [➡ File35]

CTZにあるドパミン受容体を遮断します。多くの嘔気・嘔吐に有効ですが乗り物酔いによる嘔気には無効です。副作用として眠気や乳汁分泌などが起こることがあります。

一般名（商品名）：メトクロプラミド（プリンペラン），ドンペリドン（ナウゼリン）

抗ヒスタミン薬 [➡ File35]

嘔吐中枢および内耳－前庭神経でヒスタミン受容体を遮断し，制吐作用を示すと考えられています。乗り物酔いやメニエール症候群，手術後嘔吐などに有効です。副作用として眠気，胃腸障害，倦怠感などが起こることがあります。

一般名（商品名）：ジメンヒドリナート（ドラマミン），ジフェンヒドラミンサリチル酸塩・ジプロフィリン（トラベルミン）

セロトニン受容体遮断薬 [➡ File35]

CTZや消化管の迷走神経終末にあるセロトニン受容体を遮断し，制吐作用を示します。抗悪性腫瘍薬の副作用としての嘔気・嘔吐対策の１つに推奨されています。副作用として便秘，頭痛，肝機能障害などが起こることがあります。

一般名（商品名）：パロノセトロン塩酸塩（アロキシ），グラニセトロン塩酸塩（カイトリル）

❷ 反射性の嘔吐を抑える

抗コリン薬

胃壁にあるアセチルコリンのムスカリン受容体を遮断し胃壁を弛緩させるとともに胃酸分泌を抑制し，制吐作用を示します。末梢性制吐剤として反射性嘔吐（迷走神経や交感神経を介して嘔吐中枢が刺激され生じる嘔吐）を抑制します。副作用として便秘，口渇，排尿困難などが起こることがあります。

一般名（商品名）：アトロピン硫酸塩水和物（硫酸アトロピン）

薬の作用

File 35

ドパミン受容体遮断薬, 抗ヒスタミン薬, セロトニン受容体遮断薬

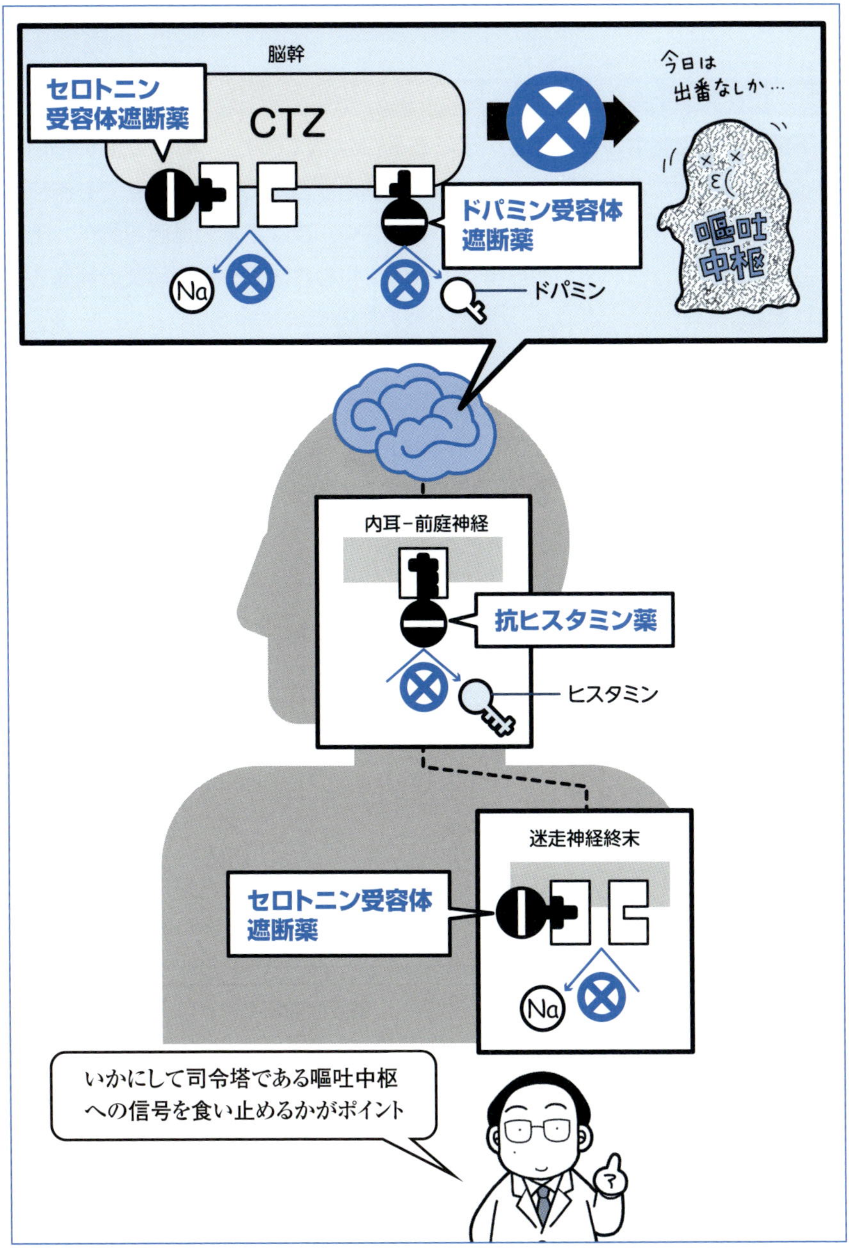

Chapter 4-2

下痢

多量の水分を含む軟性・水様性の便を排泄

下痢は，腸に異常があるときに起こる不快な症状です。しかし，悪い細菌やウイルス，毒物などの有害な物質を素早く排泄するための防御反応でもあります。そのためむやみに下痢を止めるのではなく，まず下痢の原因を調べ，それに合った対処を行う必要があります。大量に失われた水分と電解質の補充も大切です。

下痢の成因

下痢は自己防衛機能の1つです。下痢の引き金として，主に①食中毒の原因となる細菌やウイルス，毒物などの有害物質の侵入，②クローン病や潰瘍性大腸炎などによる腸の炎症，③ストレスや生活習慣の乱れなどによる消化不良などが挙げられます。通常，大腸には栄養分が吸収されたあとの液状の消化物が運ばれてきて，水分が吸収され，徐々に固まりながら腸管内を進んでいきます。大腸には消化酵素がないので，ほとんど消化は行われず，腸内に残ったカスは細菌により発酵し分解します。しかし，食中毒の原因菌やウイルスなどが腸内に入り込むと消化管から粘液が大量に分泌され，腸が急速に**蠕動《ぜんどう》運動**を起こして水分が十分吸収されないまま排出されます。また，腸の炎症により腸管の壁から滲出液が多量に滲み出てくることで下痢が起きることがあります。そのほかに，ストレスが主な原因の過敏性腸症候群，生活習慣の乱れなどによって大腸の機能が低下し，食物や水分が腸内に溜まることで腸が膨張し，蠕動運動が促進されることによって下痢が生じることもあります。

((•)) この症状に対する薬の作用点

① 腸内細菌を補充して，腸の働きを整える

② 過剰になった腸の運動を抑える

③ 腸への刺激を軽減する

File 36 下痢の3つの原因

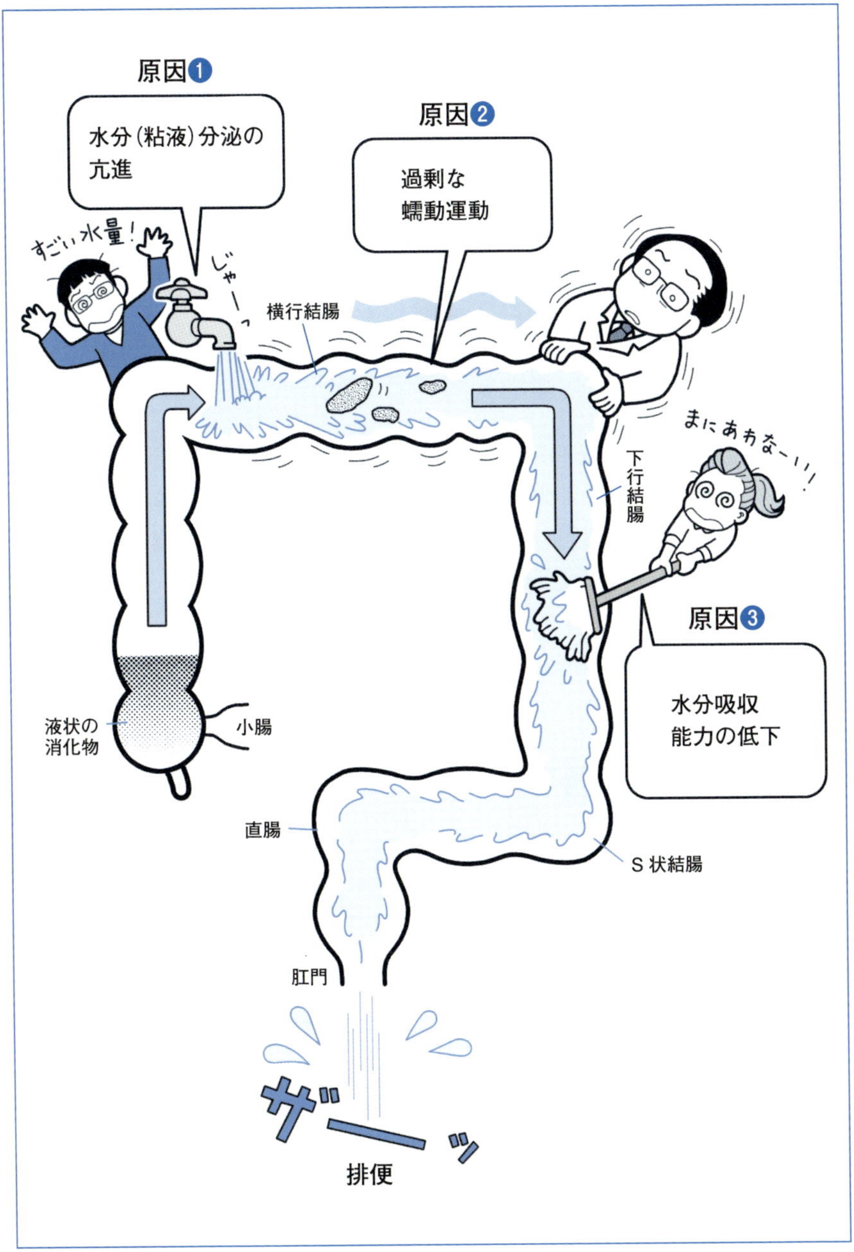

下痢の治療薬

❶ 腸内細菌を補充して，腸の働きを整える

整腸剤［➡ File37］

腸の機能を調節している腸内細菌（乳酸菌や酪酸菌，ビフィズス菌など）を補充し，病原菌の増殖を抑えて腸のバランスを整えます。副作用として腹部膨満感が起こることがあります。

一般名（商品名）：酪酸菌（ミヤ BM），ビフィズス菌（ラックビー，ビオフェルミン）

❷ 過剰になった腸の運動を抑える

腸運動抑制薬［➡ File37］

腸管のオピオイドμ受容体に作用して腸運動を促進させている副交感神経の働きを抑制し，下痢を改善します。ロペラミドは副交感神経末端からアセチルコリンの放出を抑え，腸運動を抑制します。副作用として腹痛，便秘，消化不良が起こることがあります。

一般名（商品名）：ロペラミド塩酸塩（ロペミン）

❸ 腸への刺激を軽減する

収れん薬［➡ File37］

腸粘膜のタンパク質と結合して皮膜をつくり，腸粘膜を保護することで，腸への刺激を軽減します。タンニン酸アルブミンは水に溶けず，腸で初めて分解されて作用します。

一般名（商品名）：タンニン酸アルブミン（タンナルビン），次硝酸ビスマス

吸着薬

腸内の細菌毒素や腐敗物質などを吸着して炎症を防ぎます。活性炭やケイ酸アルミニウムなどが用いられます。副作用として胃部の膨満感，嘔吐が起こることがあります。

一般名（商品名）：天然ケイ酸アルミニウム（アドソルビン）

薬の作用

File 37

整腸剤(他), 腸運動抑制薬, 収れん薬(他)

整腸剤

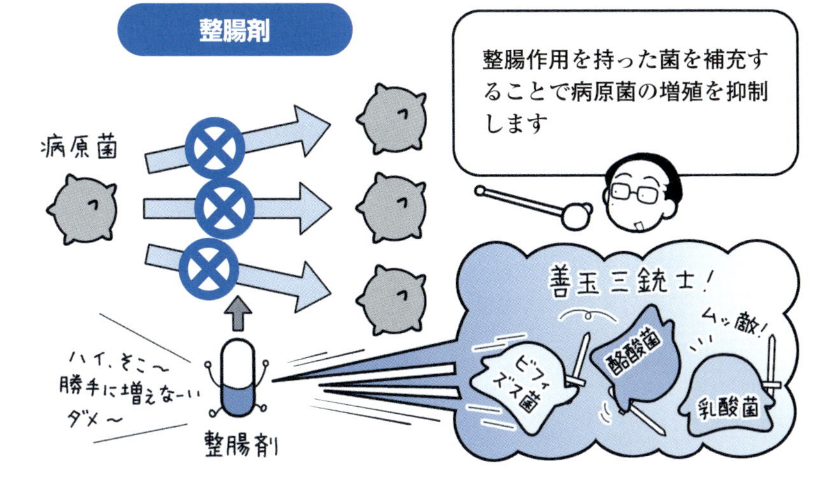

腸運動抑制薬

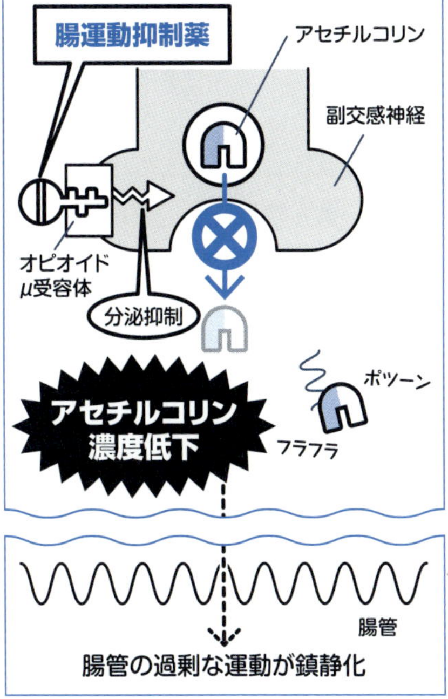

収れん薬

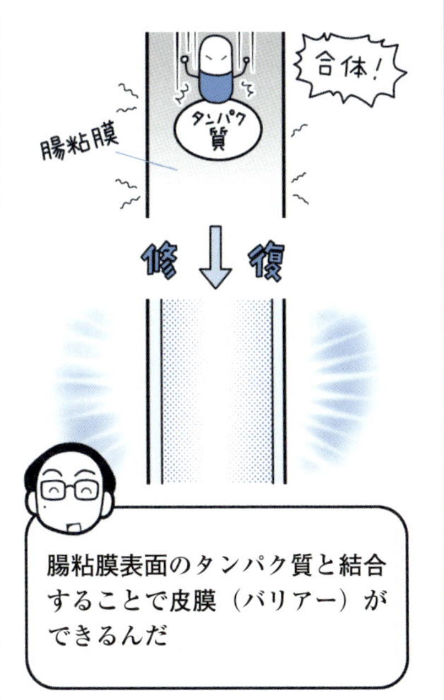

Chapter 4-3

便秘

長期にわたって便が腸内に停滞

便秘は，大腸に便が長期間溜まって排泄されない状態です。排便回数には個人差があるので，便秘の症状による苦痛の感じ方に違いがみられます。便秘は，環境の変化，食生活の乱れやストレスによって引き起こされることが多くありますが，病気が原因で起こったり，消化器手術後などに腸が狭くなることで起こることもあります。症状がひどいと激しい腹痛や吐気，嘔吐を伴うこともあります。

便秘の成因

食物に含まれる栄養素はほとんど小腸で吸収されます。栄養素が吸収されたあとの食物の残渣は，その後大腸で少しずつ水分が吸収され，直腸付近に便として溜まります。脳がそれを感知して排便運動を促すように自律神経が働き，直腸から便が押し出されます。一方，何度も便意を我慢すると，この一連の流れによる排便反射が弱まってしまい，便秘を起こしやすくなります。下剤や浣腸の乱用も便秘の原因となります（**直腸性便秘**）。また，寝不足やストレスによって自律神経が過剰に働いて，腸が引きつった状態になり，便の移送が妨げられることが原因で起こることもあります（**けいれん性便秘**）。このほかにも，病気や出産で体力を消耗していたり，高齢により大腸全体の蠕動運動が弱まっているために便秘となることがあります。この種類の便秘は女性や高齢者，長期間寝たきりの人に多くみられます（**弛緩性便秘**）。

この症状に対する薬の作用点

1. 水分で便のかさを増し，便意を促す
2. 腸の壁を刺激して蠕動運動を促す
3. 腸管内の水分分泌を促し，便の輸送を高める

File 38 便秘の種類

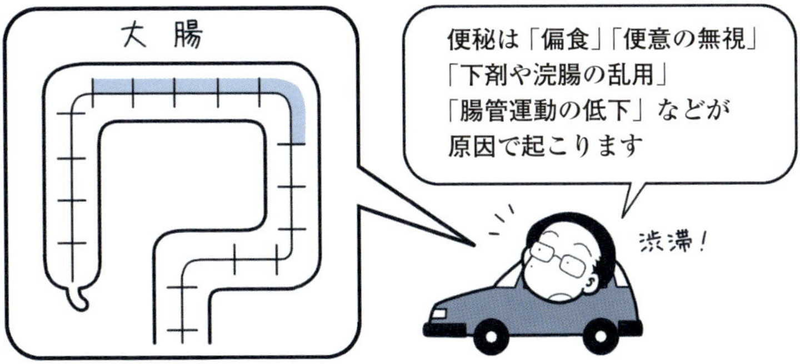
大 腸
便秘は「偏食」「便意の無視」
「下剤や浣腸の乱用」
「腸管運動の低下」などが
原因で起こります
渋滞！

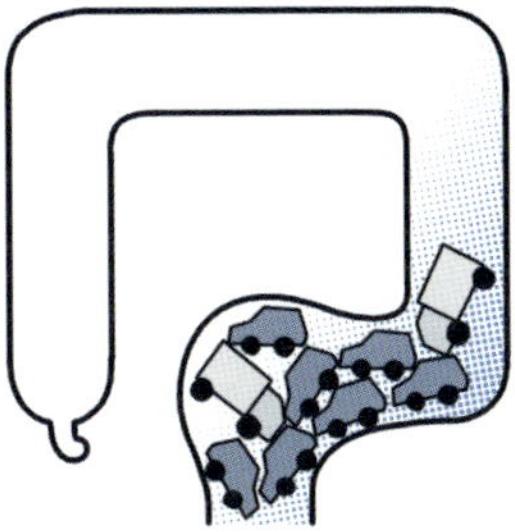

料金所（出口）渋滞

直腸性便秘

便が直腸まで運ばれていても，便意が脳に伝わらないことで起こる便秘

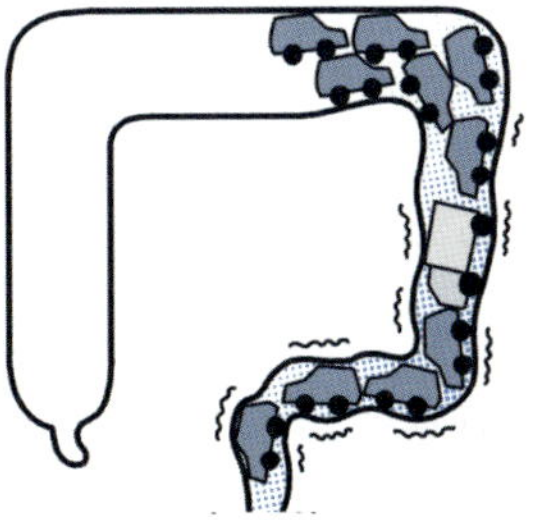

車線減少渋滞

けいれん性便秘

ストレスによって自律神経が乱れ，腸が引きつった状態で起こる便秘

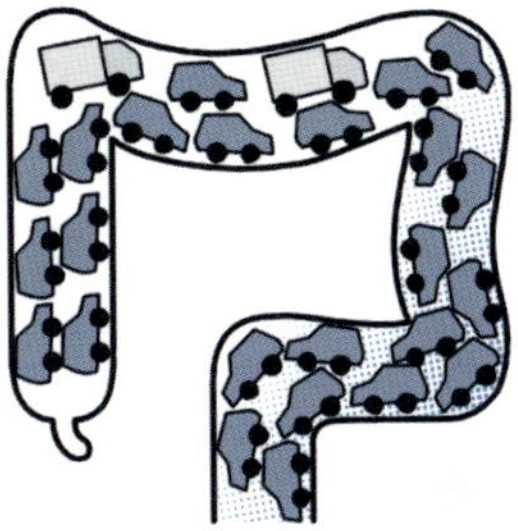

全線渋滞

弛緩性便秘

大腸の緊張が緩んで蠕動運動が弱くなったり，筋力が低下することによって起こる便秘

便秘の治療薬

① 水分で便のかさを増し，便意を促す

膨張性下剤［➡ File39］

腸内で水分を吸収して膨張することで便を軟化させ，排便を促進します。コップ1杯以上の水と一緒に服用することで効果が高まります。生理的な排便のしくみに近いため腸管穿孔（腸に穴があく）などの危険が少ないといわれています。

一般名（商品名）：カルメロースナトリウム(バルコーゼ)

塩類下剤

大腸内の塩類濃度を高く保ち，腸内の水分を保持することで排便を促進します。また，腸内の水分を保つことによって，便の容積を増大させます。高齢者や腎機能が低下した患者では高マグネシウム血症を起こすおそれがあり，慎重な投与が必要です。

一般名（商品名）：酸化マグネシウム(マグミット)

② 腸の壁を刺激して蠕動運動を促す

大腸刺激性下剤［➡ File39］

大腸を刺激して強力に蠕動運動を活発化することで排便を促します。習慣性があり，粘膜の炎症を起こすため長期使用には不向きです。

一般名（商品名）：センノシド(プルゼニド)，ピコスルファートナトリウム水和物(ラキソベロン)

小腸刺激性下剤

小腸を刺激して蠕動運動を活発化することで排便を促進します。ヒマシ油は十二指腸で分解され，蠕動運動を促すとともに，硬い便を軟化させ，腸壁を滑らかにする作用があります。副作用として骨盤内充血があるため，妊婦には使用できません。

一般名（商品名）：ヒマシ油

③ 腸管内の水分分泌を促し便の輸送を高める

クロライドチャネル活性化薬 [➡ File40]

小腸の粘膜上皮細胞上にあるクロライドチャネルを活性化し，腸管内のクロライドイオン濃度を高めることで，血管内のナトリウムイオンと水分が腸管腔側へ分泌されるのを促進します。腸管腔内への水分の分泌によって便の輸送を高めて排便を促します。副作用として，若い女性では悪心が生じやすいので注意が必要です。

一般名（商品名）：ルビプロストン(アミティーザ)

グアニル酸シクラーゼ受容体刺激薬 [➡ File40]

小腸および大腸の粘膜上皮細胞上にあるグアニル酸シクラーゼ受容体を刺激することで，細胞内のcGMP量を増やします。cGMP量の増加により粘膜上皮細胞上のクロライドチャネルが活性化し，腸管内への水分分泌を促進することで腸管内の便の輸送を高めて排便を促します。

一般名（商品名）：リナクロチド(リンゼス)

胆汁酸トランスポーター阻害薬 [➡ File40]

小腸の腸管腔側にある胆汁酸トランスポーターを阻害し，消化管内に分泌された胆汁酸の再吸収を抑制することで，大腸に流れ込む胆汁酸の量を増加させます。胆汁酸は大腸にある特定の受容体（TGR5）に結合して，大腸の管腔内で水分を分泌させるとともに，消化管運動を促し，排便を促進します。

一般名（商品名）：エロビキシバット水和物(グーフィス)

薬の作用

File 39

膨張性下剤(他)，大腸刺激性下剤(他)

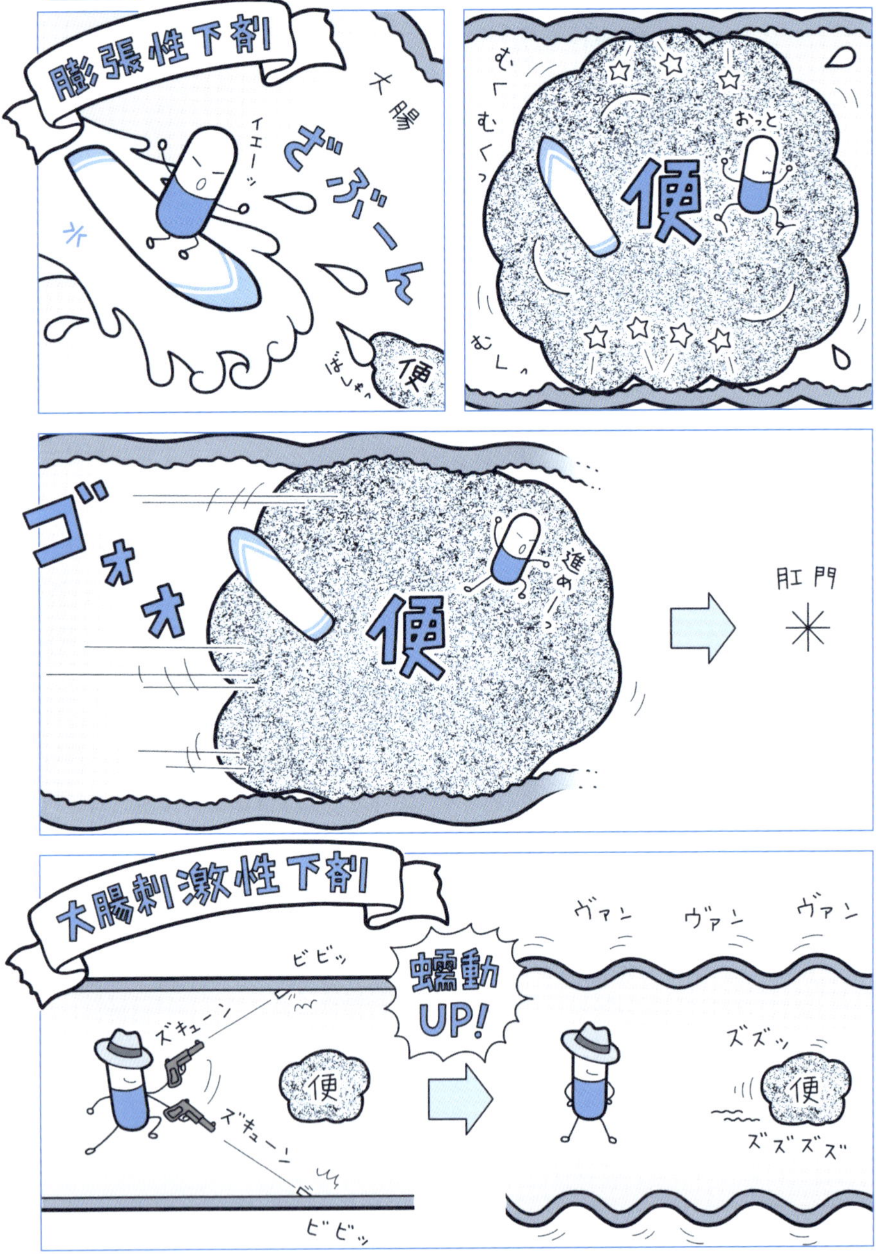

File 40 クロライドチャネル活性化薬, グアニル酸シクラーゼ受容体刺激薬, 胆汁酸トランスポーター阻害薬

クロライドチャネル活性化薬, グアニル酸シクラーゼ受容体刺激薬

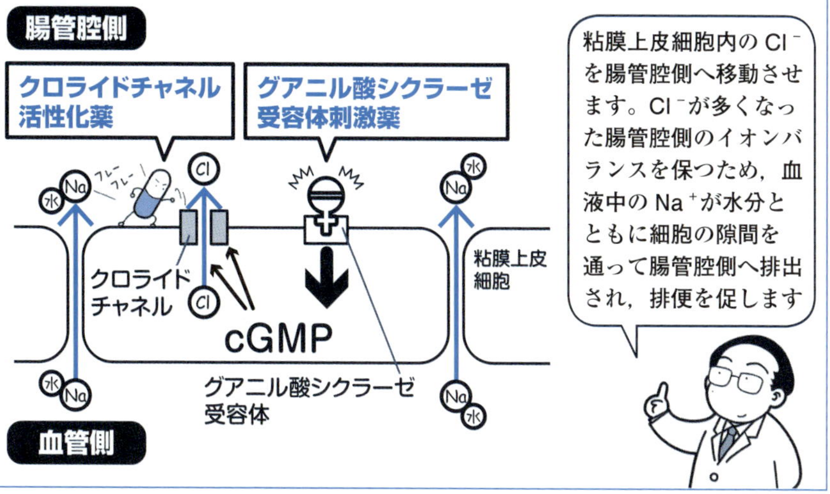

胆汁酸トランスポーター阻害薬

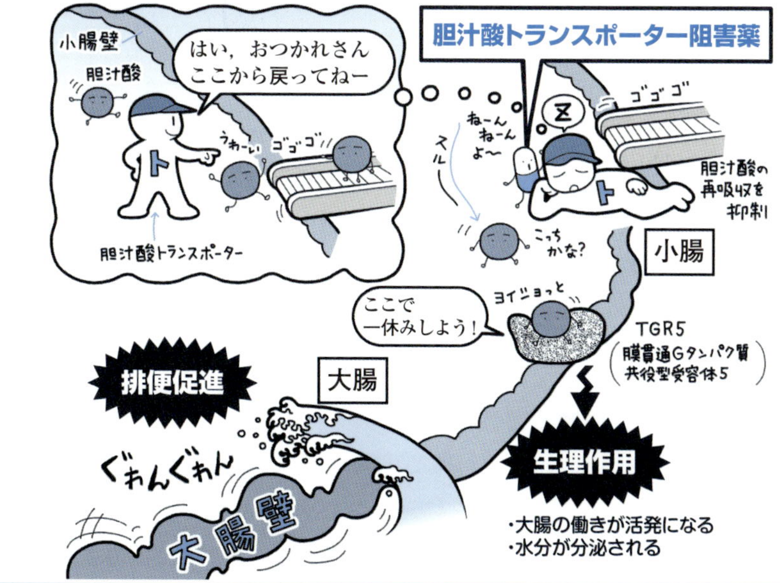

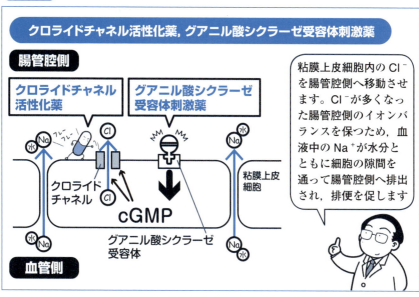

Chapter 4-4

消化性潰瘍

胃酸の出過ぎなどが原因で胃壁が損傷

消化性潰瘍は，胃酸やペプシンという酵素を含む胃液によって，胃や十二指腸の壁が損傷されてしまう病気です。胃の壁は内側から順に粘膜層，粘膜下層，筋層となっています。胃液は食べものを消化するために胃から分泌されますが，通常，胃の内側の粘膜は粘液などで守られているため傷つくことはありません。しかし，胃酸などが増えすぎたり，粘液が減ったりしてそのバランスが崩れると，消化性潰瘍（**胃潰瘍**，**十二指腸潰瘍**）が引き起こされ，腹痛や食欲低下，吐気などの症状が現れます。胃や十二指腸を覆っている粘膜の下の粘膜下層や筋層まで損傷が及んでいる状態を消化性潰瘍といいます。

消化性潰瘍の成因

胃粘膜を壊す**ピロリ菌**（ヘリコバクター・ピロリ），痛み止めとしてよく使われている非ステロイド抗炎症薬（NSAIDs）やストレスなど，さまざまな原因によって，**攻撃因子**と呼ばれる胃酸やペプシンなどの消化酵素と**防御因子**と呼ばれる粘液や粘膜血流などのバランスが崩れることで発生すると考えられています。

胃液は，実際に食べものが胃に入ってきたときや梅干しなどの食べものを想像したときに反射的に分泌されるしくみになっています。胃液は，胃粘膜にある無数の小さな穴の中（胃腺）から分泌されます。「酸なきところに潰瘍なし」といわれるように，潰瘍治療の1つとして胃液（胃酸）分泌を抑えることがとても重要です。

((•)) この疾患に対する薬の作用点

① 胃酸やペプシンを含む胃液の分泌を抑える

② 低下した防御因子を増強する

File 41 消化性潰瘍のメカニズム

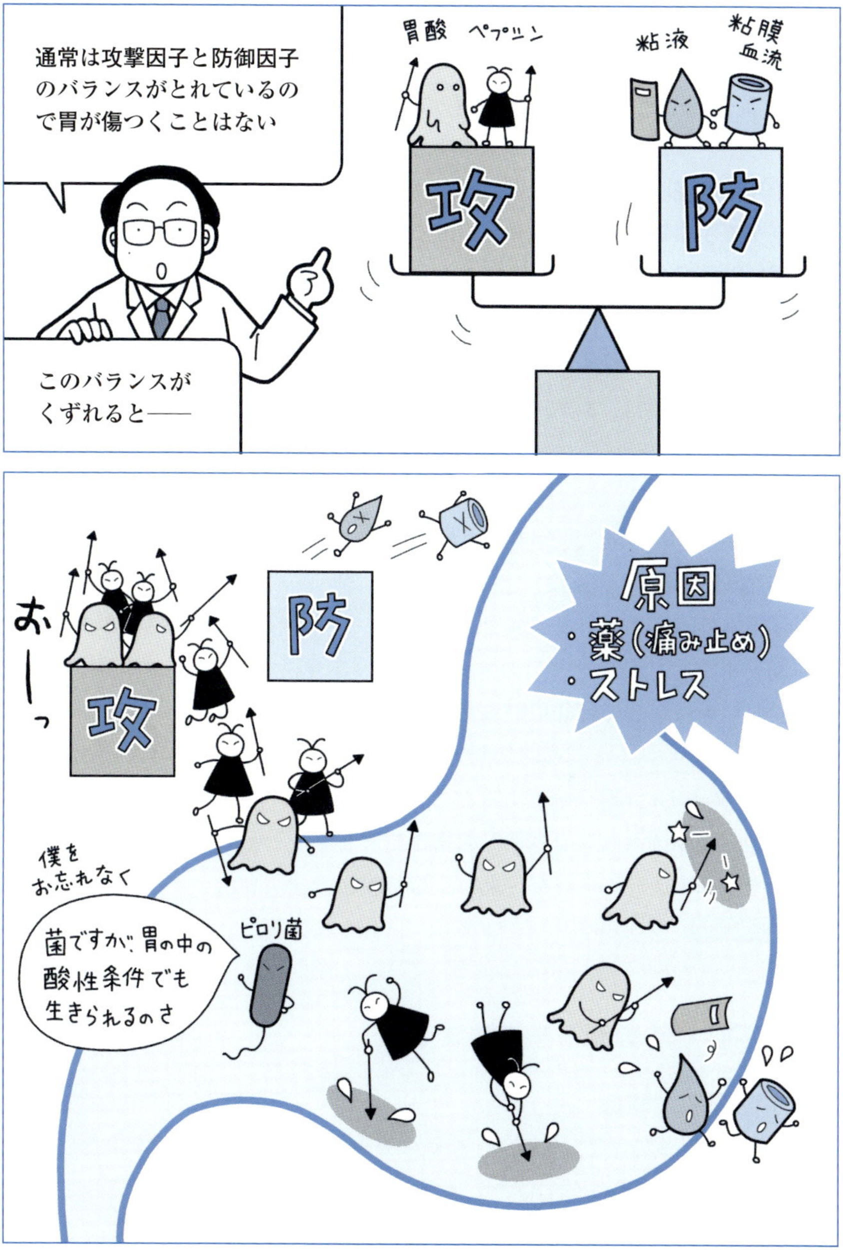

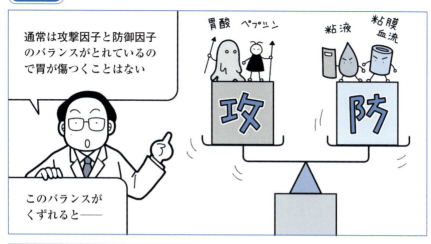

消化性潰瘍の治療薬

❶ 胃酸やペプシンを含む胃液の分泌を抑える

ヒスタミン受容体拮抗薬（H_2 ブロッカー）[➡ File42]

胃壁細胞のヒスタミン受容体を遮断して胃酸分泌を抑制します。長期間の使用により，壁細胞上のヒスタミン受容体の数が増えて，徐々に胃酸分泌抑制作用が弱まります。最も繁用されている消化性潰瘍治療薬の1つです。

一般名（商品名）：ファモチジン（ガスター），ラフチジン（プロテカジン）

プロトンポンプ阻害薬[➡ File42]

胃腺の壁細胞から胃酸を分泌する最終段階のプロトンポンプに結合して，胃酸分泌を強力に抑制します。最も繁用されている消化性潰瘍治療薬の1つです。ボノプラザンは，壁細胞に長く残り，持続的な胃酸分泌抑制作用を示します。

一般名（商品名）：エソメプラゾールマグネシウム水和物（ネキシウム），ラベプラゾールナトリウム（パリエット），ボノプラザンフマル酸塩（タケキャブ）

抗コリン薬[➡ File42]

胃壁細胞のムスカリン受容体を遮断することで胃酸分泌を抑制します。唾液腺や腸管平滑筋，心臓などのムスカリン受容体も遮断するため，口渇，便秘，排尿困難，頻脈などの副作用がみられます。

一般名（商品名）：ピレンゼピン塩酸塩水和物（ガストロゼピン），チキジウム臭化物（チアトン）

抗ガストリン薬[➡ File42]

胃壁細胞のガストリン受容体への結合を遮断することで胃酸分泌を抑制します。また，粘膜成分の合成を促進し，胃粘膜保護作用も示します。

一般名（商品名）：プログルミド（プロミド）

❷ 低下した防御因子を増強する

防御因子増強薬

血流増加，粘液の産生分泌促進，組織の修復作用により胃の粘膜を強化します。

一般名（商品名）：レバミピド（ムコスタ），テプレノン（セルベックス）

File 42 ヒスタミン受容体拮抗薬(H_2ブロッカー), プロトンポンプ阻害薬, 抗コリン薬, 抗ガストリン薬

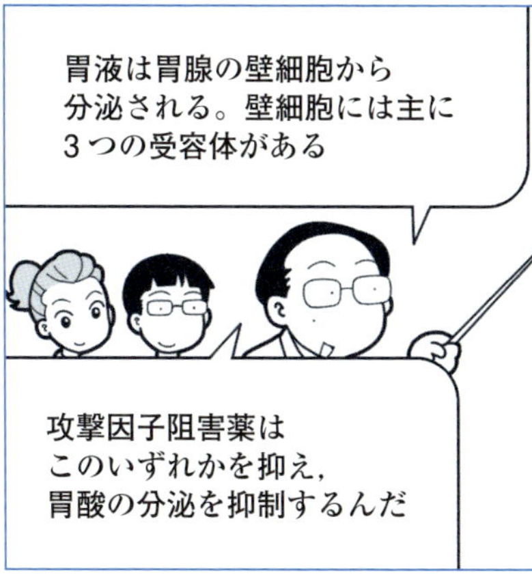
胃液は胃腺の壁細胞から
分泌される。壁細胞には主に
3つの受容体がある
攻撃因子阻害薬は
このいずれかを抑え,
胃酸の分泌を抑制するんだ

壁細胞の受容体

ヒスタミン受容体	生理活性物質
ムスカリン受容体	副交感神経系の神経伝達物質
ガストリン受容体	消化管ホルモン

※これに加え，胃酸分泌を直接行っている
プロトンポンプがある

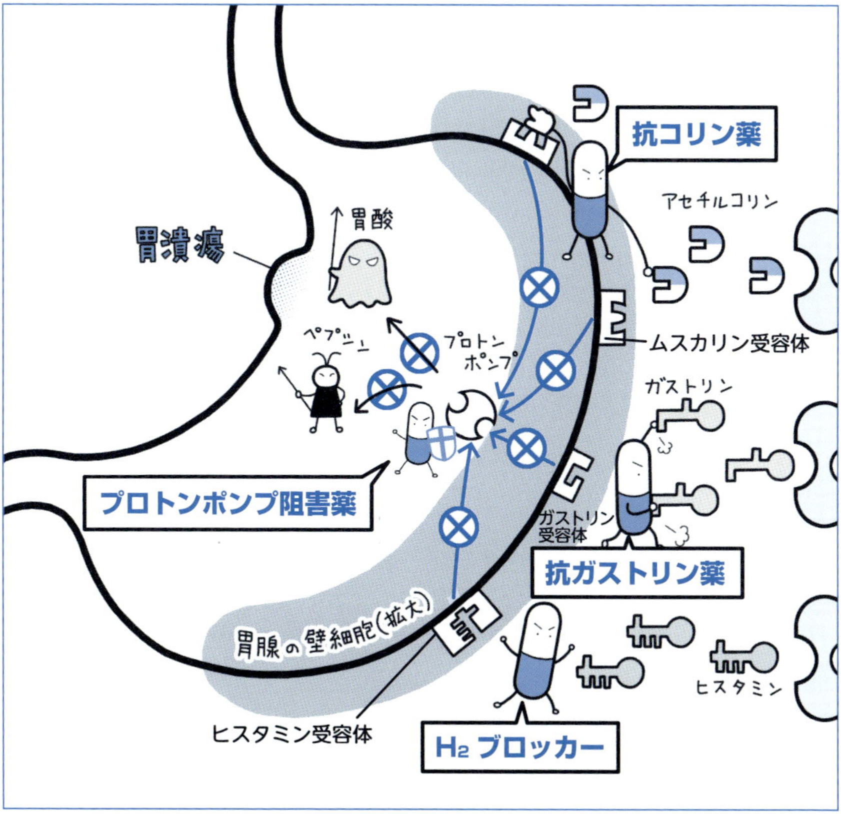

Column

機能性ディスペプシア

　従来，胃のもたれ感や痛みなどの症状が慢性的に持続しているにもかかわらず，内視鏡などの検査を行っても原因となる消化性潰瘍や胃がんなどの異常がみつからない場合は，神経性胃炎や慢性胃炎などと診断されることがありました。しかし，実際には胃に炎症がない場合も多く，最近では，このような疾患群を「機能性ディスペプシア」と呼ぶようになってきました。

　機能性ディスペプシアは，「食後の胃もたれ感」「食後早期の満腹感」「心窩部痛」「心窩部灼熱感」のうち，１つ以上の症状が半年以上前から認められ，少なくとも３か月間持続し，かつ内視鏡検査などで器質的な異常が認められないことが診断基準になっています。食後の胃もたれ感や早期満腹感が起こりやすい食後愁訴症候群タイプとみぞおちの痛みや灼熱感が起こりやすい心窩部痛症候群タイプに分けられます。胃の排出遅延などの運動機能障害，胃の知覚過敏などがその要因として考えられています。

　機能性ディスペプシアの治療には一般的に生活習慣の改善と食事療法，薬物療法が選択されます。高脂肪食，過食を避けて，規則正しくバランスのとれた食事を心がけることや，ストレスをためないこと，禁煙などがとても重要となります。薬物療法としては，ファモチジンやオメプラゾールなどの胃酸分泌抑制薬，消化管運動機能改善薬，漢方薬の六君子湯のほかに，アセチルコリンエステラーゼ阻害作用によってアセチルコリン濃度を上昇させ消化管運動を促進するアコチアミド塩酸塩水和物が使用されています。

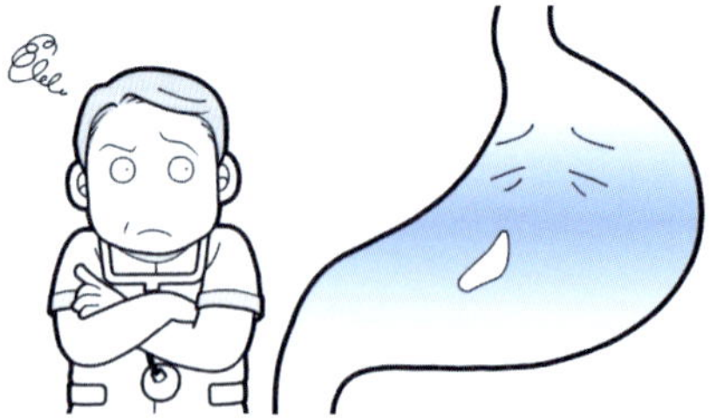

第 5 章

内分泌・代謝系に作用する薬

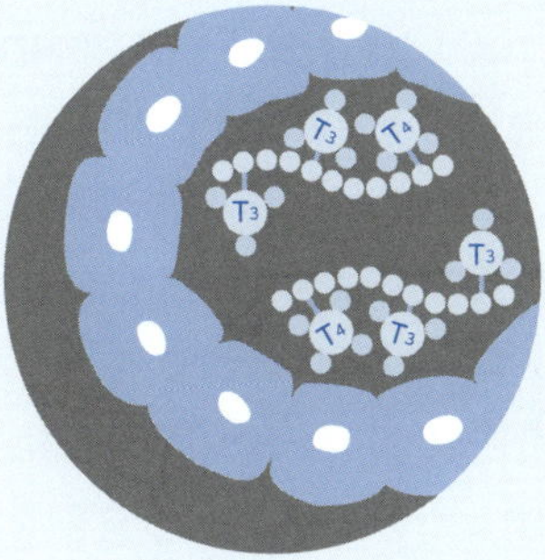

Chapter 5-1

脂質異常症

血中に含まれる脂質の量が過剰に

脂質異常症は，以前，高脂血症と呼ばれていた疾患で，血液中に占める脂質（**コレステロール**や**中性脂肪**）の割合が高くなっている状態です。脂質はからだの構成成分で，生きていくうえで不可欠です。脂質異常症になっても痛くも痒くもないので，放置してしまうこともありますが，**動脈硬化**を進行させ，心筋梗塞などの重大な病気を招く可能性があるので注意が必要です。

脂質異常症の成因

体内で必要とされるコレステロールの一部は食事から摂取されますが，その多くは肝臓で合成されます。コレステロールは，細胞膜の成分やホルモンの原料などとして重要な役割を果たし，残りは肝臓に蓄積されます。

コレステロールは血液に溶けないため，**LDL**や**HDL**と呼ばれる**リポタンパク質**［File43］と結合して血液中を流れます。肝臓にコレステロールが多いと，LDLと結合したコレステロール（LDLコレステロール）が次々と血液中に出て，その一部が血管の内側に付着し動脈硬化が進行します。そのため，LDLコレステロールは**悪玉コレステロール**と呼ばれます。一方，HDLは血液中や細胞に余ったコレステロールを回収し，肝臓へ運びます。HDLは血管にはりついたコレステロールも回収するため動脈硬化の危険を減らします。そのため，HDLコレステロールは**善玉コレステロール**と呼ばれます。

中性脂肪もリポタンパク質によって脂肪組織や筋肉に運ばれますが，中性脂肪が増えるとHDLコレステロールが減ってLDLコレステロールが増えやすくなります。そのため中性脂肪の増加も動脈硬化の原因となります。

この疾患に対する薬の作用点

① **血液中のコレステロールを減らす**

② **酵素の働きを活発にして，中性脂肪の分解を促進する**

File 43 脂質の代謝と動脈硬化との関係

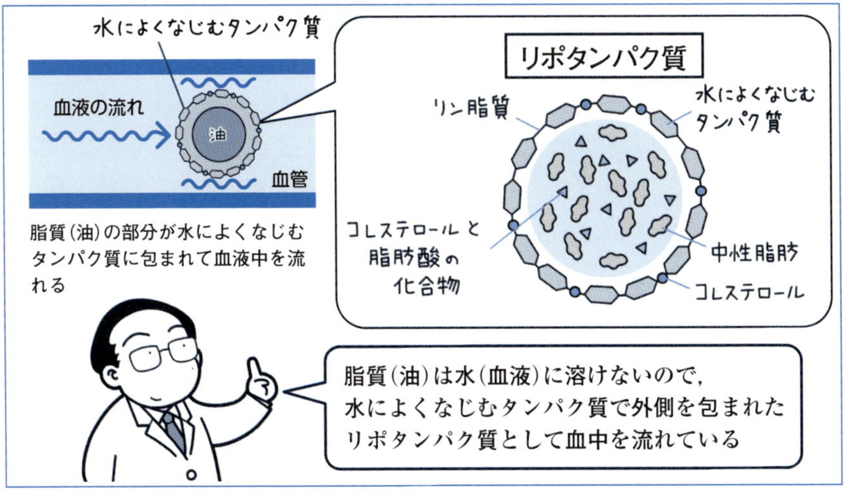
水によくなじむタンパク質
血液の流れ
油
血管
脂質（油）の部分が水によくなじむタンパク質に包まれて血液中を流れる
リポタンパク質
リン脂質
水によくなじむタンパク質
コレステロールと脂肪酸の化合物
中性脂肪
コレステロール
脂質（油）は水（血液）に溶けないので，水によくなじむタンパク質で外側を包まれたリポタンパク質として血中を流れている

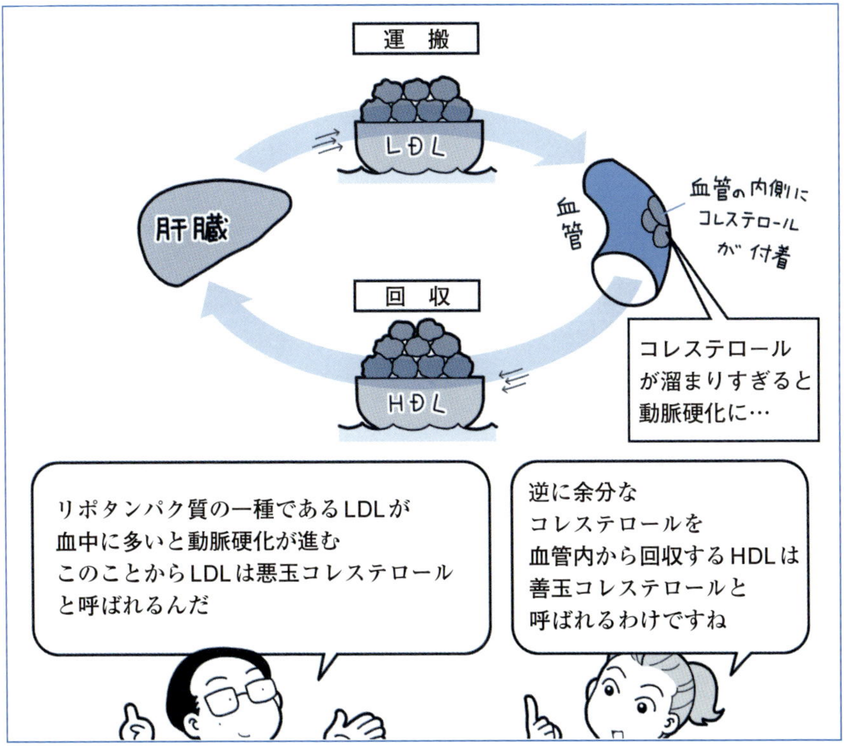
運　搬
LDL
肝臓
血管
血管の内側にコレステロールが付着
回　収
HDL
コレステロールが溜まりすぎると動脈硬化に…
リポタンパク質の一種であるLDLが血中に多いと動脈硬化が進む このことからLDLは悪玉コレステロールと呼ばれるんだ
逆に余分なコレステロールを血管内から回収するHDLは善玉コレステロールと呼ばれるわけですね

脂質異常症の治療薬

❶ 血液中のコレステロールを減らす

HMG-CoA還元酵素阻害薬（スタチン系薬）[➡ File44]

肝臓でコレステロールが産生される過程で働くHMG-CoA還元酵素を阻害します。肝臓でのコレステロールの不足を補うために，血液から肝臓へのコレステロールの取り込みを促進させて，LDLコレステロール値を強力に低下させます。副作用として筋肉融解（横紋筋融解症）が起きることがあります。

一般名（商品名）：ロスバスタチンカルシウム(クレストール)，アトルバスタチンカルシウム水和物(リピトール)，プラバスタチンナトリウム(メバロチン)

コレステロール吸収阻害薬

消化管からのコレステロールの吸収を抑制します。エゼチミブは小腸のコレステロールトランスポーターを阻害します。コレステロール低下作用はHMG-CoA還元酵素阻害薬と比較すると弱めです。

一般名（商品名）：エゼチミブ(ゼチーア)

❷ 酵素の働きを活発にして，中性脂肪の分解を促進する

フィブラート系薬

核内受容体に結合して，リポタンパクリパーゼを活性化し中性脂肪を遊離脂肪酸に分解します。食事の影響を受けやすく，食後のほうが吸収がよくなります。腎機能が悪いと横紋筋融解症のリスクが高くなります。

一般名（商品名）：フェノフィブラート(リピディル，トライコア)，ベザフィブラート(ベザトール)，ペマフィブラート(パルモディア)

ニコチン酸

リポタンパクリパーゼを活性化し，中性脂肪の分解を促進するとともにHDLの分解を抑えてHDLコレステロールを増やす作用があると考えられています。血管拡張作用があり，副作用として顔面や上肢の紅潮がみられます。

一般名（商品名）：ニコモール(コレキサミン)

File 44 HMG-CoA 還元酵素阻害薬

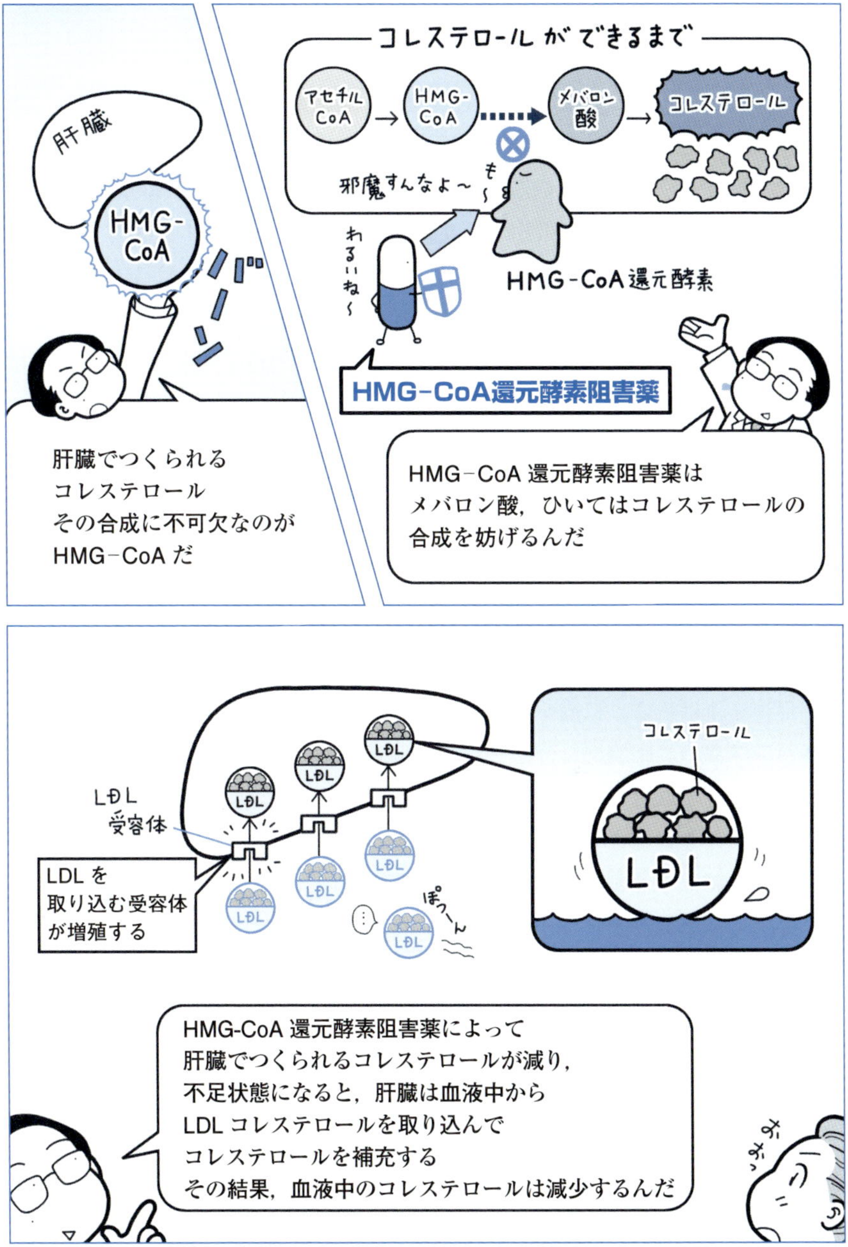

Chapter 5-2

糖尿病

5人に1人が罹患中かその予備群

糖尿病は尿から糖が出る病気だと思っていませんか？　それは1つの症状に過ぎません。糖尿病とは，血液中の糖の濃度（**血糖値**）が正常範囲より高い状態になる病気です。わが国には，「糖尿病が強く疑われる人」が約1,000万人います。実に約5人に1人が糖尿病かその予備群ということになります。

症状として，多飲・多尿が挙げられます。高血糖になるとそれを薄めようとして水分が血液の中に入るため，喉が渇きます。その結果，水分をたくさん摂り，**多尿**になるのです。また，血糖の高い状態が続くと，血管が傷つけられ，細い血管のある腎臓の病気や眼の網膜障害による失明，手足の神経障害，動脈硬化などの重大な合併症を引き起こします。糖尿病では，血糖だけでなく血清脂質や血圧のコントロールも重要です。

糖尿病の成因

血糖はさまざまなホルモンによって一定に保たれるように調節されています。血糖を下げるように働くのが**インスリン**です。インスリンは，膵臓の**ランゲルハンス島**のβ細胞から分泌され，食事で吸収された糖を肝臓や脂肪組織に蓄える役割を果たします。悪い生活習慣を繰り返すと，徐々にインスリンの分泌量が減ったり，効きめがなくなってしまいます。その結果，血糖値が下がらなくなり，糖尿病を発症します（**Ⅱ型糖尿病**）。一方，遺伝的な要因などによって膵臓でインスリン自体がつくれない糖尿病も全体の1割程度あるといわれています（**Ⅰ型糖尿病**）。

この疾患に対する薬の作用点

① インスリンの分泌を促進する
② 腎臓から糖分が再吸収されるのを抑える
③ 糖の分解を抑え，吸収を遅らせる

病気の概要

File 45 糖尿病のメカニズム

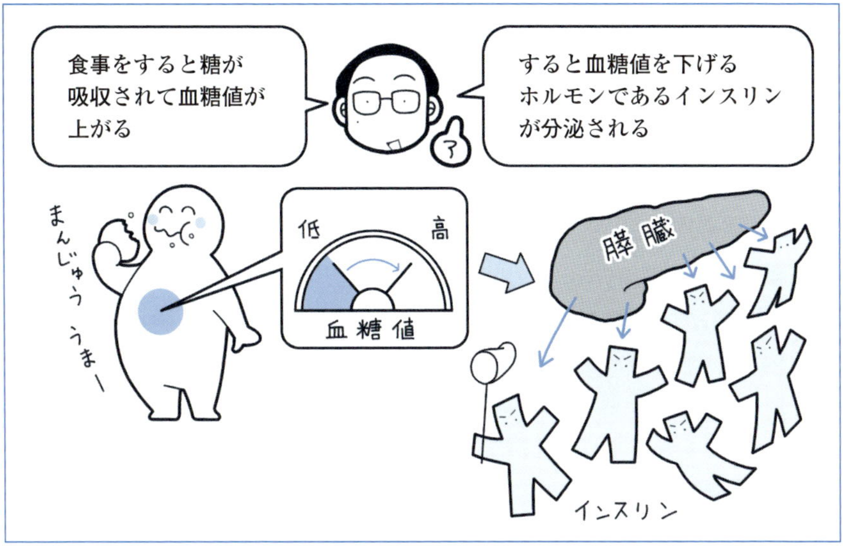
食事をすると糖が吸収されて血糖値が上がる
すると血糖値を下げるホルモンであるインスリンが分泌される
ア
まんじゅう うまー
低
高
血糖値
膵臓
インスリン

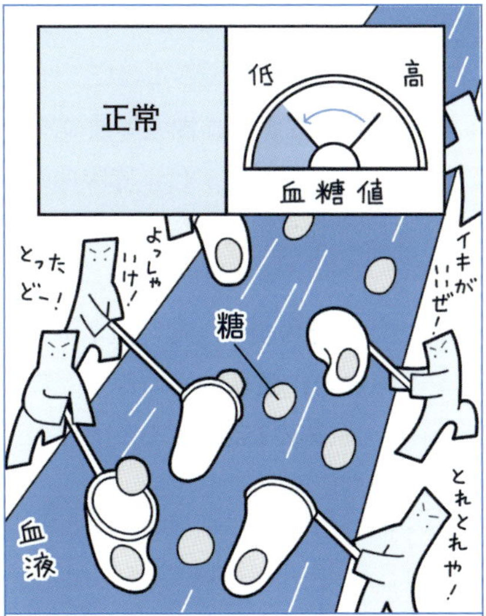
正常
低
高
血糖値
とったどー！
よっしゃいけ！
糖
イキがいいぜ！
とれとれや！
血液

インスリンの働きによって糖が肝臓や筋肉・脂肪組織へ吸収され血糖値が下がる

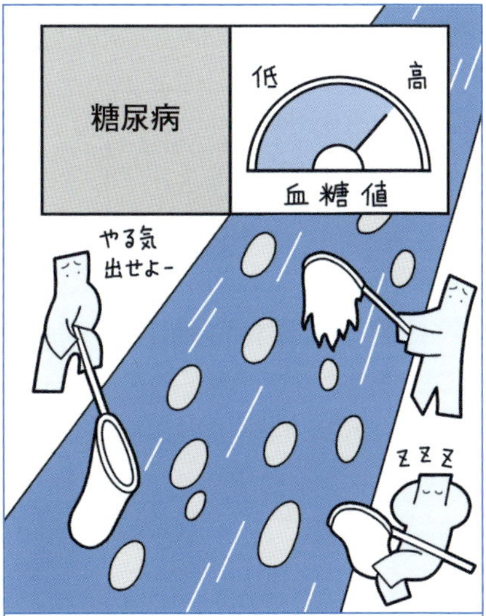
糖尿病
低
高
血糖値
やる気出せよー
zzz

インスリンの分泌量が少なかったり働きが悪くなったりすると血糖値が下がらなくなる

糖尿病の治療薬

❶ インスリンの分泌を促進する

スルホニル尿素薬（SU 薬）［➡ File46］

膵臓のβ細胞にあるスルホニル尿素受容体に結合することによって，カリウムチャネル，カルシウムチャネルに影響を与え，インスリン分泌を促進します。効果の持続時間が長く，低血糖を起こす頻度が高くなっています。

一般名（商品名）：グリメピリド(アマリール)，グリクラジド(グリミクロン)

速効型インスリン分泌促進薬

スルホニル尿素薬と同様，スルホニル尿素受容体に結合してインスリン分泌を促進します。速効型インスリン分泌促進薬はSU薬よりも腸管からの吸収が速く，低血糖を起こす可能性が高いので，食直前の服用が望まれます。

一般名（商品名）：ミチグリニドカルシウム水和物(グルファスト)，レパグリニド(シュアポスト)

DPP-4 阻害薬［➡ File46］

小腸から放出され，インスリンの分泌を促すホルモンであるインクレチンを分解する酵素（ジペプチジルペプチダーゼ：DPP-4）を阻害することで，インクレチンの作用を持続させてインスリンの分泌量を維持させます。単独の投与では比較的低血糖のリスクは低いといわれています。

一般名（商品名）：シタグリプチンリン酸塩水和物(ジャヌビア，グラクティブ)，ビルダグリプチン(エクア)

GLP-1 受容体作動薬［➡ File46］

DPP-4によって分解されにくい，インクレチン様の作用を示します。膵臓のβ細胞にあるGLP-1受容体を刺激し，インスリン分泌を促進します。DPP-4阻害薬と同様，単独投与では低血糖を起こしにくいのが特徴です。

一般名（商品名）：デュラグルチド(トルリシティ)，リラグルチド(ビクトーザ)

② 腎臓から糖分が再吸収されるのを抑える

SGLT-2 阻害薬 [➡ File47]

腎臓の近位尿細管で糖の再吸収を行っているSGLT-2（ナトリウム・グルコース共役輸送体）の働きを抑えます。糖尿病患者では，健常人よりもSGLT-2が増えており，血糖値が高くなっています。SGLT-2を阻害することで尿糖の排泄を増やし，高血糖を改善します。尿中の糖が多くなるので，尿路感染症や性器感染症に注意が必要です。

一般名（商品名）：ダパグリフロジンプロピレングリコール水和物(フォシーガ)，カナグリフロジン水和物(カナグル)

③ 糖分の分解を抑え，吸収を遅らせる

α - グルコシダーゼ阻害薬 [➡ File47]

二糖類（ショ糖のように小さい分子）を単糖類まで分解する酵素である小腸粘膜上のα-グルコシダーゼに結合し，その働きを抑制して食後の急激な血糖上昇を抑えます。単剤では低血糖を起こしにくく，相互作用も比較的少ないです。主な副作用に腹部膨満感や放屁の増加があります。これは二糖類が大腸に達し，腸内細菌により分解・発酵されてガスが発生するためです。

一般名（商品名）：ミグリトール(セイブル)，ボグリボース(ベイスン)，アカルボース(グルコバイ)

薬の作用

File 46 スルホニル尿素薬（SU薬），DPP-4阻害薬，GLP-1 受容体作動薬

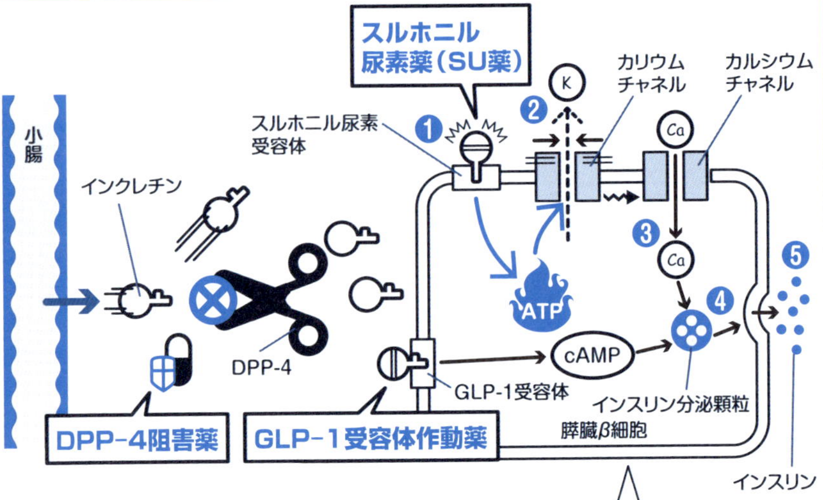

〈SU薬が効くまでの流れ〉

1. スルホニル尿素薬（SU薬）が受容体に結合する
2. カリウムチャネルが閉じる
3. カルシウムチャネルが開き，カルシウムイオンの流入量が増える
4. カルシウムイオンがインスリン分泌顆粒を刺激する
5. インスリン分泌顆粒からインスリンが分泌される

〈インクレチンの作用〉

小腸からインクレチンが分泌される
↓
膵臓β細胞のGLP-1受容体を刺激する
↓
細胞内のcAMPが増加し，インスリンの分泌が促進される
↓
DPP-4によってインクレチンがすみやかに分解される

DPP-4阻害薬はインクレチンの分解を抑え作用を持続させます
GLP-1受容体作動薬はインクレチンの代わりに受容体を刺激したり作用を持続させます

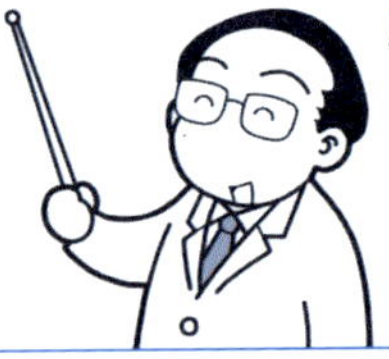

薬の作用

File 47

SGLT-2 阻害薬, α-グルコシダーゼ阻害薬

SGLT-2阻害薬

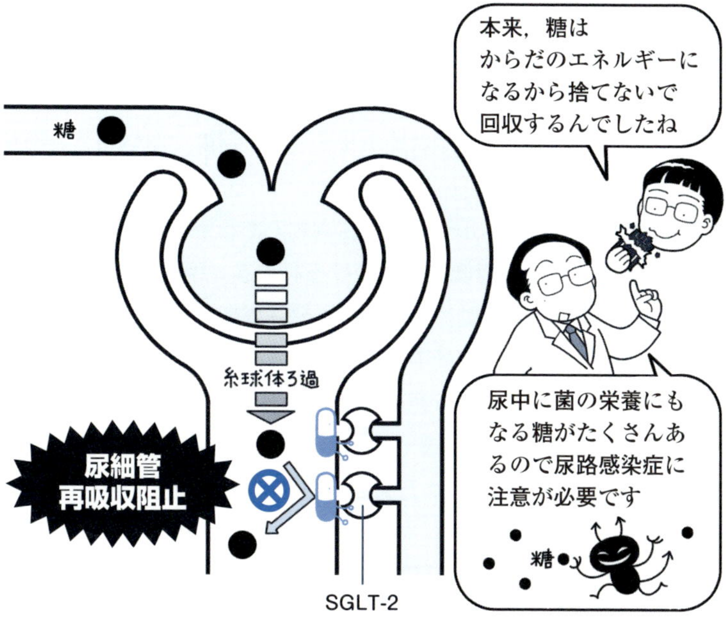
本来，糖はからだのエネルギーになるから捨てないで回収するんでしたね
糖
糸球体ろ過
尿細管再吸収阻止
SGLT-2
尿中に菌の栄養にもなる糖がたくさんあるので尿路感染症に注意が必要です
糖

α-グルコシダーゼ阻害薬

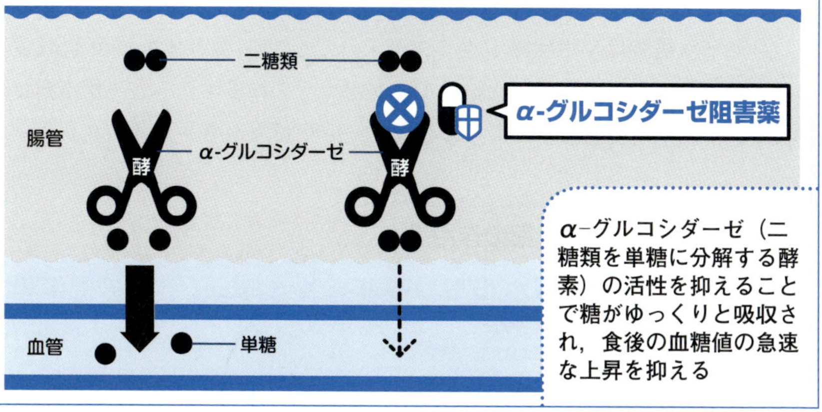
二糖類
腸管
α-グルコシダーゼ
酵
酵
α-グルコシダーゼ阻害薬
血管
単糖
α-グルコシダーゼ（二糖類を単糖に分解する酵素）の活性を抑えることで糖がゆっくりと吸収され，食後の血糖値の急速な上昇を抑える

Chapter 5-3

甲状腺機能障害

機能亢進症と機能低下症

内分泌腺はからだの至るところにあって，ホルモンを分泌することによって，生命の維持活動に必要なさまざまな機能を調節しています。甲状腺はのど仏の付近にある内分泌腺です。甲状腺ホルモンは，新陳代謝や体温調節などの重要な役割を果たしています。

甲状腺機能障害は甲状腺ホルモンの産生過剰である**甲状腺機能亢進症**と，ホルモン欠乏である**甲状腺機能低下症**に分けられます。甲状腺機能亢進症では，新陳代謝が活発になりすぎて動悸や息切れ，発汗増加がみられます。一方，甲状腺機能低下症では**新陳代謝**が低下し，むくみ，便秘，冷感がみられます。

甲状腺機能亢進症の代表的な疾患である**バセドウ病**は約1万人に6人の割合で発症する疾患で女性に2〜3倍多くみられます。一方，甲状腺機能低下症の1つである**橋本病**も女性に多く，1万人に40〜500人の割合で発症します。

甲状腺機能障害の成因

甲状腺機能障害の原因の多くは**自己免疫性疾患**です。恒常性を保つために，甲状腺ホルモンが減ると脳からの司令で甲状腺ホルモンがつくられます。具体的には，脳から出される**甲状腺刺激ホルモン**（TSH）が甲状腺を刺激して，チログロブリンが増え，食事からのヨウ素とともに甲状腺ホルモンを産生します。バセドウ病では，甲状腺ホルモンが十分でもTSH受容体抗体がTSH受容体を刺激するため，過剰に甲状腺ホルモンがつくられます。一方，橋本病では甲状腺が自己免疫反応などにより壊されて，甲状腺ホルモンの量が減ります。

この疾患に対する薬の作用点

① 不足した甲状腺ホルモンを直接投与する（甲状腺機能低下時）

② 甲状腺ホルモンの合成を抑制する（甲状腺機能亢進時）

病気の概要

File 48 甲状腺ホルモン分泌のメカニズム

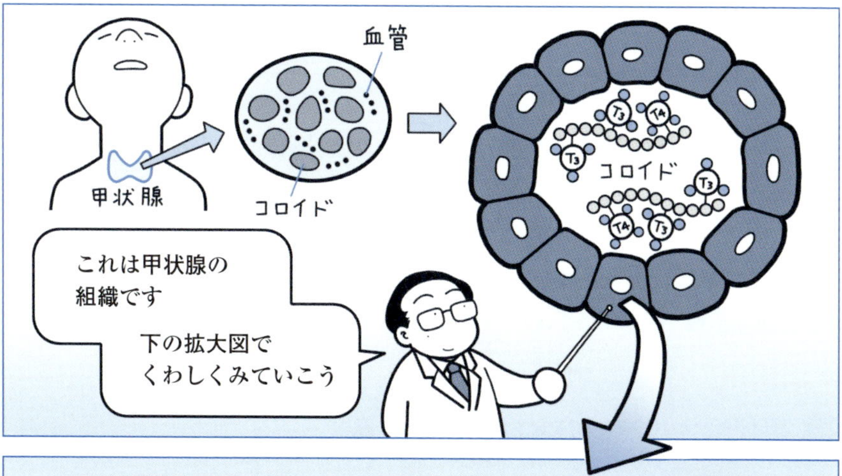

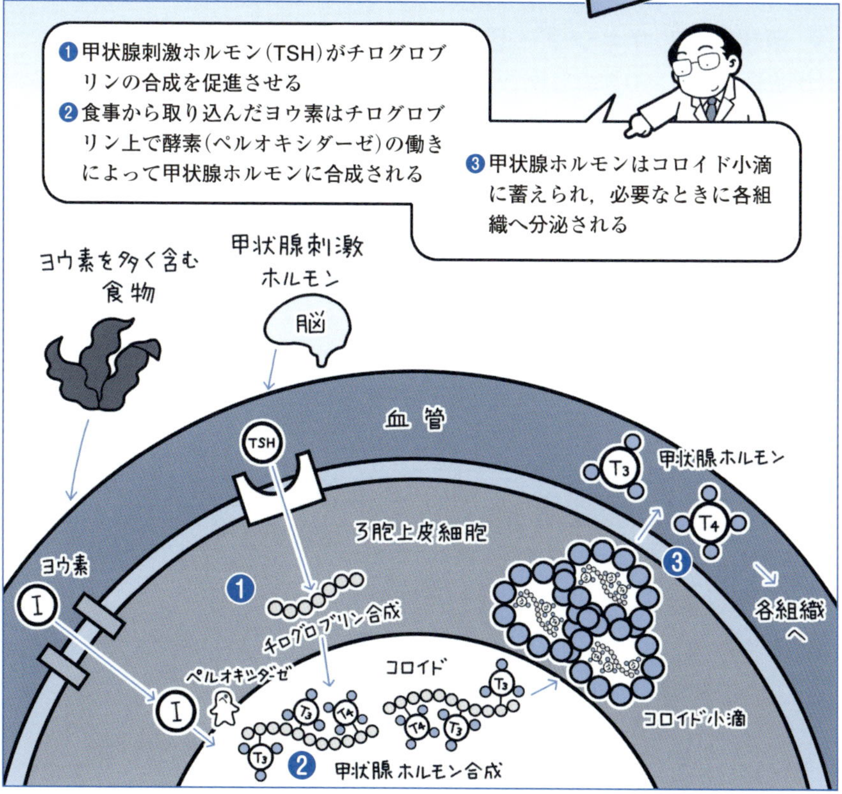

甲状腺機能障害の治療薬

① 不足した甲状腺ホルモンを直接投与して補う

甲状腺ホルモン製剤［➡ File49］

分泌が低下した甲状腺ホルモンの代わりに，全身にある甲状腺ホルモン受容体に結合して作用します（補充療法）。トリヨードチロニン（T_3）はチロキシン（T_4）よりも作用が強く作用発現時間が速いが，作用持続時間は短いです。過剰投与で頻脈，発汗，不眠，食欲不振などの副作用が起きます。

一般名（商品名）：レボチロキシンナトリウム水和物（チラーヂンS）

② 甲状腺ホルモンの合成を抑制する

甲状腺ペルオキシダーゼ阻害薬

甲状腺ホルモンの合成過程で，チログロブリンとヨウ素の結合に関与する甲状腺ペルオキシダーゼを阻害し，甲状腺ホルモンを減らすため，甲状腺機能亢進症に用いられます。肝臓におけるT_4脱ヨウ素酵素によるT_3の産生も抑制します。注意しなければならない副作用に無顆粒球症があります。

一般名（商品名）：チアマゾール（メルカゾール），プロピルチオウラシル（プロパジール）

MEMO　トリヨードチロニン（T_3）とチロキシン（T_4）

甲状腺ホルモンは，大きく分けてヨードを3つもったトリヨードチロニンとヨードを4つもったチロキシンに分類できます。甲状腺から分泌されるのはほとんどがチロキシンです。チロキシンはからだ中を巡り，［File49］のような各組織でトリヨードチロニンに代謝され，強いホルモン作用を発揮します。

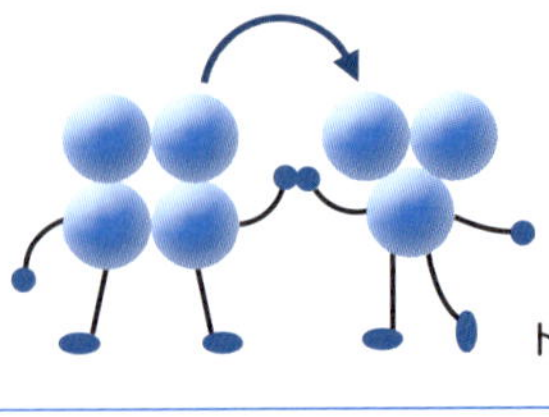

チロキシン（T_4）　　トリヨードチロニン（T_3）

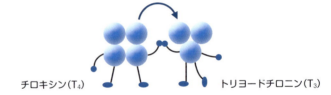

薬の作用

File 49

甲状腺ホルモン製剤

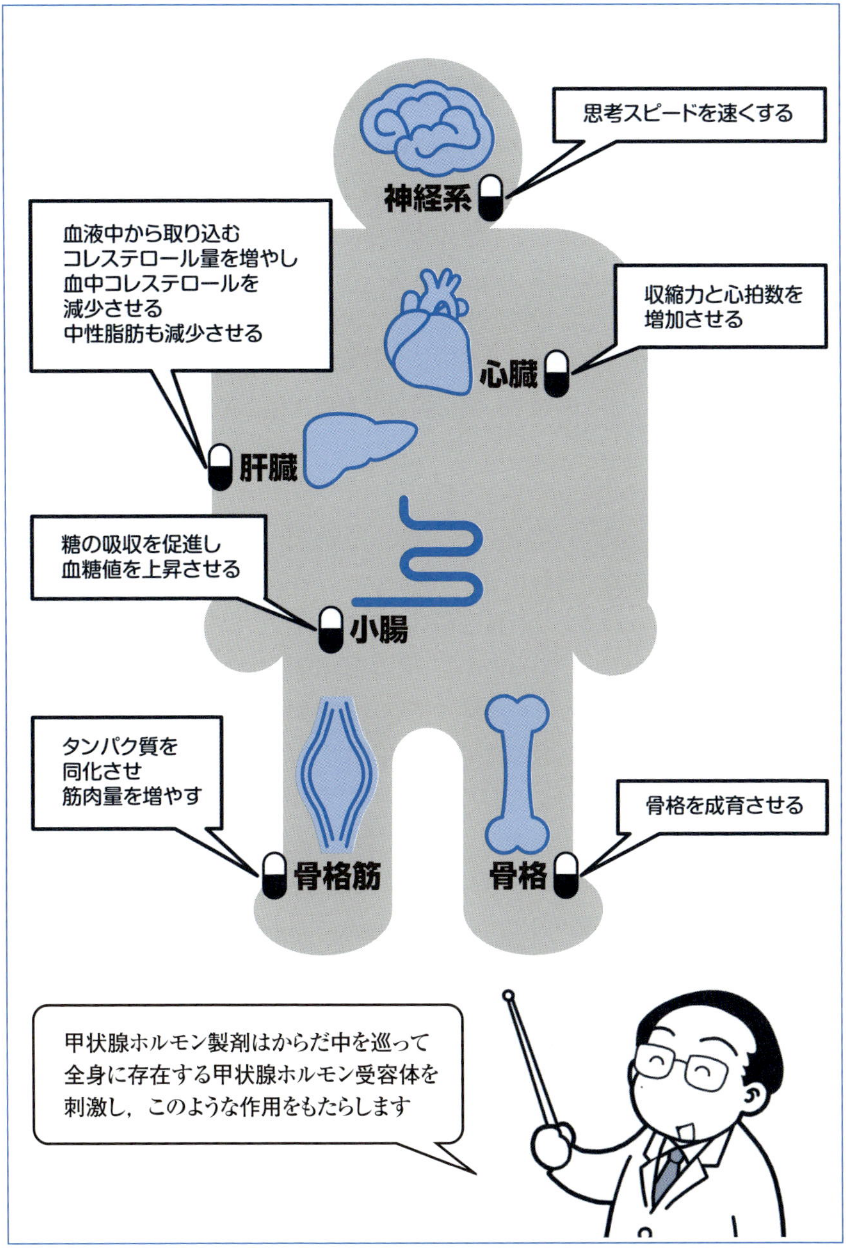

Chapter 5-4

痛風

風が吹くだけでも激痛が走る

痛風は「風に当たるだけでも痛い」といわれるほどの激痛を引き起こす病気です。病変は特に足の親指の付け根に起きやすく，足の甲やかかと，膝関節など下肢に集中するのが特徴です。手の指や手首に起こることもあります。ニュートンやダーウィンなどの偉人もこの病気に苦しんだといわれています。

30～50歳代の男性で発症率が高く，成人男性の5人に1人が痛風発作の予備軍といわれています。肥満や運動不足，アルコール摂取との関連性が強い生活習慣病で，放置すると腎臓や心臓に合併症を引き起こすこともあるリスクの高い病気です。

痛風の成因

痛風は血液中の**尿酸**が過剰に増えて関節などに結晶をつくることで起こります。尿酸とは，からだの**プリン体**（細胞の核を構成する成分）などからできる老廃物で，1日に約500～700 mgつくられると同時に腎臓から尿中へ排泄されることでバランスが保たれています。プリン体を多く含む肉類などを多く食べたり，酒を大量に飲むと尿酸の産生量が増えます。さらに，ストレスがかかると尿酸の産生と排出のバランスが崩れ，血液中の尿酸が増し**高尿酸血症**になります。尿酸は水に溶けにくいので，血液中に増えすぎた尿酸はやがて関節内で結晶化します。免疫機構である白血球は結晶化した尿酸を異物と判断して排除しようとして働き，生体防御のための炎症反応により痛みが起こります。

この疾患の薬に対する作用点

1. 尿酸の産生を抑える
2. 尿酸を早くからだの外へ排出する
3. 痛みを鎮める

病気の概要

File 50 痛風のメカニズム

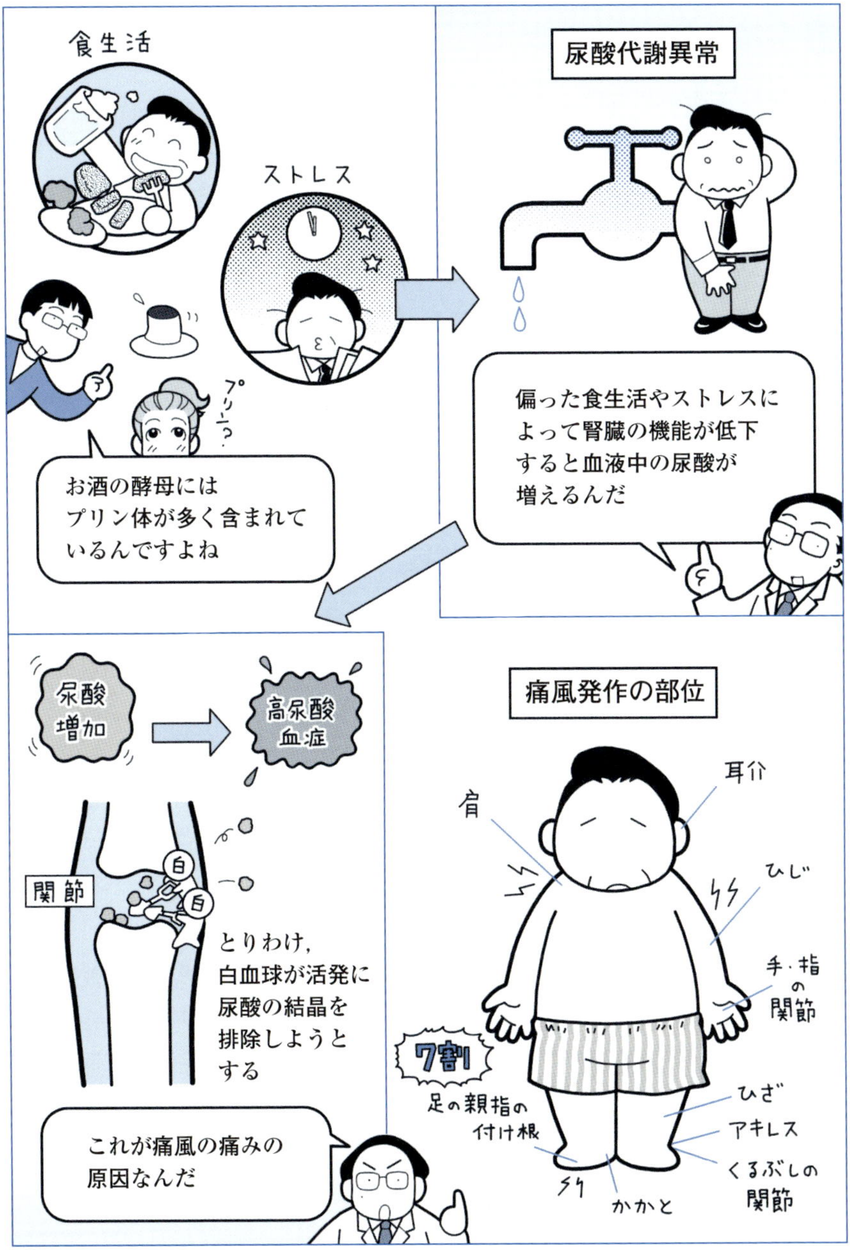

痛風の治療薬

❶ 尿酸の産生を抑える

尿酸産生抑制薬［➡ File51］

アロプリノールは，プリン体から尿酸へ代謝される過程で働くキサンチンオキシダーゼを阻害することで尿酸の産生を抑制します。アロプリノールの代謝物にもキサンチンオキシダーゼを阻害する作用があるため，効果持続時間が長いです。腎排泄型薬剤のため，腎機能障害患者では代謝物が血液中に蓄積しやすく，減量が必要です。

一般名（商品名）：フェブキソスタット（フェブリク），アロプリノール（ザイロリック）

❷ 尿酸を早くからだの外へ排出する

尿酸排泄促進薬［➡ File51］

腎臓の近位尿細管で，尿酸の再吸収を担っているタンパク質（URAT1）の作用を抑制することで尿酸排泄促進作用を示します。体内に貯留した余分な尿酸を排出します。治療開始時には尿酸の尿中排泄が急速に増加し，腎結石を誘発することがあります。高度の腎機能障害では効果を期待できないので禁忌です。

一般名（商品名）：ベンズブロマロン（ユリノーム），プロベネシド（ベネシッド）

❸ 痛みを鎮める

痛風発作治療薬

痛風発作時には，その痛みを鎮めるために非ステロイド抗炎症薬が推奨されます。コルヒチンは白血球の遊走（関節に溜まった尿酸を取り除くために白血球が集まる）・貪食（白血球が尿酸を消化・分解する）作用を抑制します。痛風発作の前兆時に使用することで発作を回避することもできます。下痢，悪心，腹痛のほか，白血球減少などの血液障害が起こることがあります。

一般名（商品名）：コルヒチン

薬の作用

File 51 尿酸産生抑制薬, 尿酸排泄促進薬

尿酸産生抑制薬

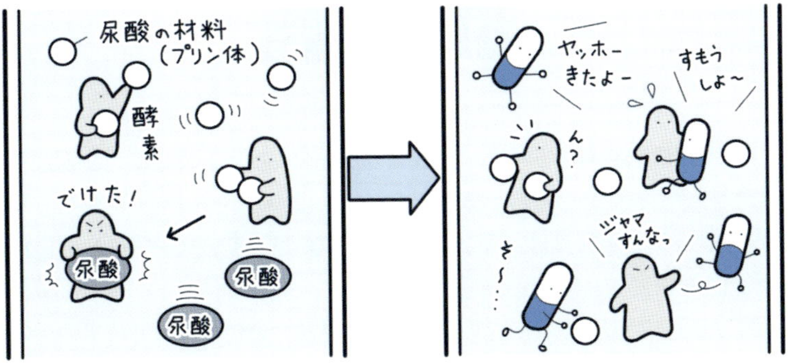

酵素（キサンチンオキシダーゼ）がせっせと尿酸を産生している

尿酸産生抑制薬の処理に忙しくなり尿酸の産生量が減る

尿酸排泄促進薬

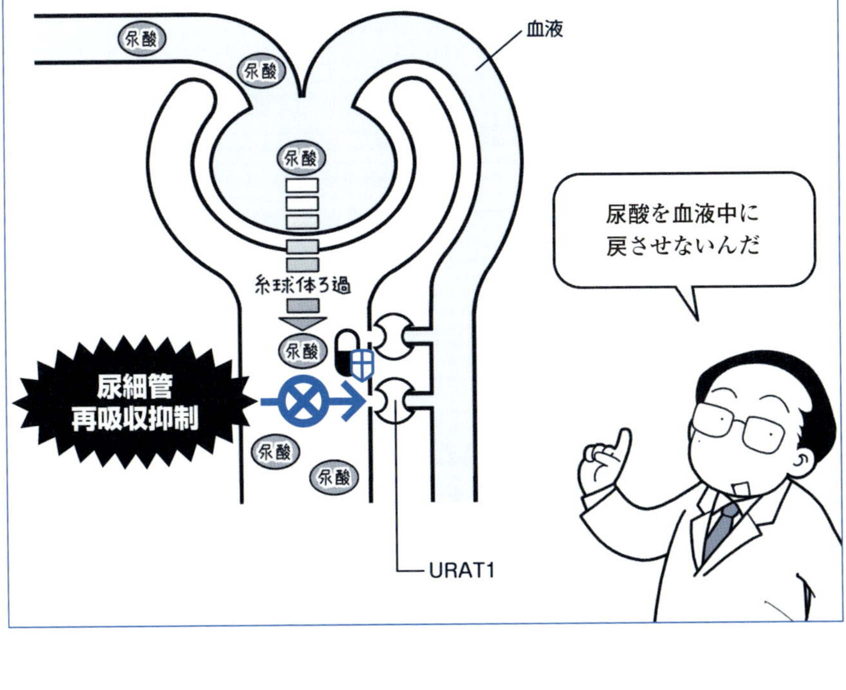

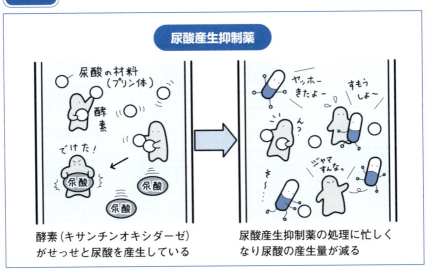

Column

リンゴの樹皮から開発が進められた糖尿病治療薬

従来の糖尿病治療薬の多くは，インスリンをターゲットとして，膵臓からのインスリンの分泌を促進したり，体内でのインスリンの感受性を高めたりするものでした。SGLT-2 阻害薬は，インスリンではなく腎臓をターゲットにした新しい糖尿病治療薬です。

腎臓の糸球体で濾過されたグルコースは，通常，近位尿細管でほぼ完全に吸収されます。これは近位尿細管にあるナトリウム / グルコース共役トランスポーター（SGLT）がグルコースの再吸収を担っているためです。グルコースは，近位尿細管の前半部で SGLT-2 の働きにより 90%が，後半部で SGLT-1 の働きにより 10%が再吸収されます。SGLT-2 は腎臓に特異的に発現しており，この SGLT-2 を阻害すれば，インスリンに依存せずにグルコースを尿中に排泄して血糖値を下げることが可能になります。

SGLT-2 阻害薬は，もともとリンゴの樹皮から精製されたフロリジンという物質から開発が進められました。しかし，フロリジンは消化管からの吸収が悪く，半減期も短く，SGLT-1 の阻害作用もありました。しかし，これらの問題点が改善され，2014 年にわが国においても新規の糖尿病治療薬として SGLT-2 阻害薬が登場しました。わが国の糖尿病患者の 90%以上を占めるⅡ型糖尿病では，持続的なインスリン分泌の亢進による膵臓 β 細胞の疲弊と糖代謝異常によりインスリン抵抗性の悪化がみられます。SGLT-2 阻害薬は直接インスリン分泌を促す作用がないため，膵臓への負担が少なく，インスリン分泌能力やインスリン抵抗性の回復も期待されています。また，摂取カロリー（グルコース）を直接尿中へ排泄するため，肥満患者にとっては減量効果も発揮します。

SGLT-2 阻害薬は，臨床に応用されるようになって間もないため，長期的な投与による影響を含めて，有効性，安全性の両面からのより慎重な検討が望まれています。

第6章

腎・泌尿器系に作用する薬

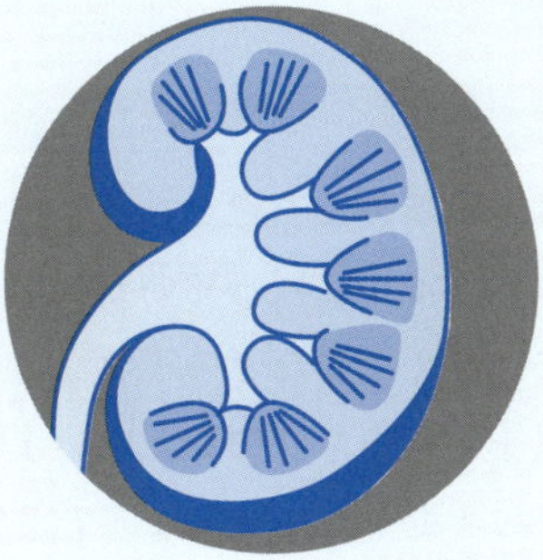

Chapter 6-1 腎不全

推定1,300万人が慢性的な症状を抱えている

腎不全とは，腎臓の機能が低下し正常に働かなくなった状態です。腎臓の最も大切な働きは，体内で産生された老廃物や体内に存在する過剰な水分・ミネラルを尿として体外へ排泄し，体液のバランスを正常に保つことです。また，腎臓では赤血球や骨をつくるのに必要なホルモンの分泌も行われています。そのため腎不全になると，からだのさまざまなところに不具合が生じます。

症状は腎不全がかなり悪化しないと出ないことが多いのですが，進行すると高血圧や貧血，心不全，不整脈，血小板低下による出血傾向，皮膚の痒み，吐気などがみられ，免疫力も低下します。腎不全の末期には呼吸困難などの**尿毒症**の症状が現れ，透析や腎臓移植が必要になります。国内の慢性腎不全の患者は推定1,330万人で，透析患者は30万人を超えて増え続けています。

腎不全の成因

腎臓に流れ込んだ血液は，**糸球体**でろ過され，尿の原液となって**尿細管**へと流れます。尿細管では，尿の原液中に残っているビタミンやブドウ糖などの必要な物質を吸収し，アンモニアや尿素などの不要なものを排泄します。

この一連の作業を行う最小単位を**ネフロン**といいます。ヒトの腎臓には片方で約100万個のネフロンがありますが，腎炎などで正常なネフロンが減ってしまうと老廃物を十分に排泄できなくなります。それを補うために正常なネフロンでの糸球体ろ過が過剰になり，負担がかかることで腎機能をさらに悪化させてしまうのです。

((•)) この疾患に対する薬の作用点

1. 血圧を下げることで，糸球体内圧を下げてろ過の負担を減らす
2. 血液中の毒素などを吸着し，体外へ排出する

File 52 腎不全のメカニズム

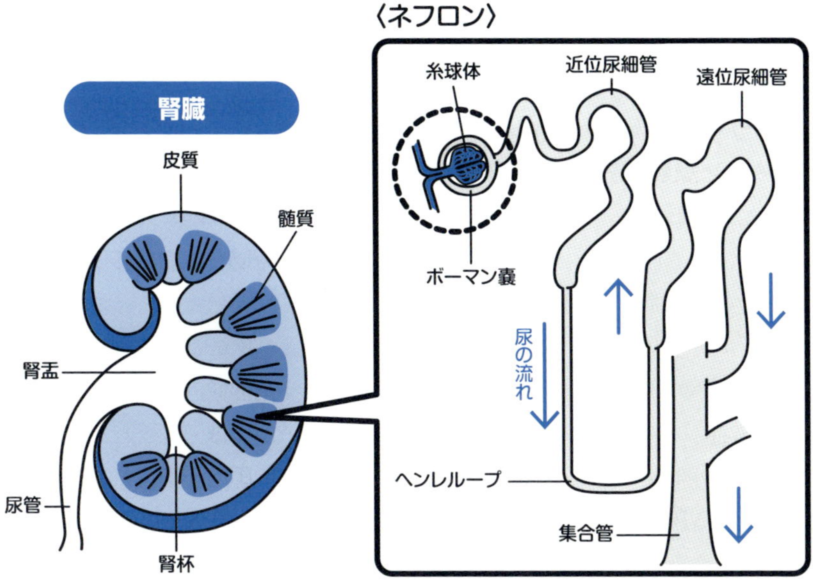

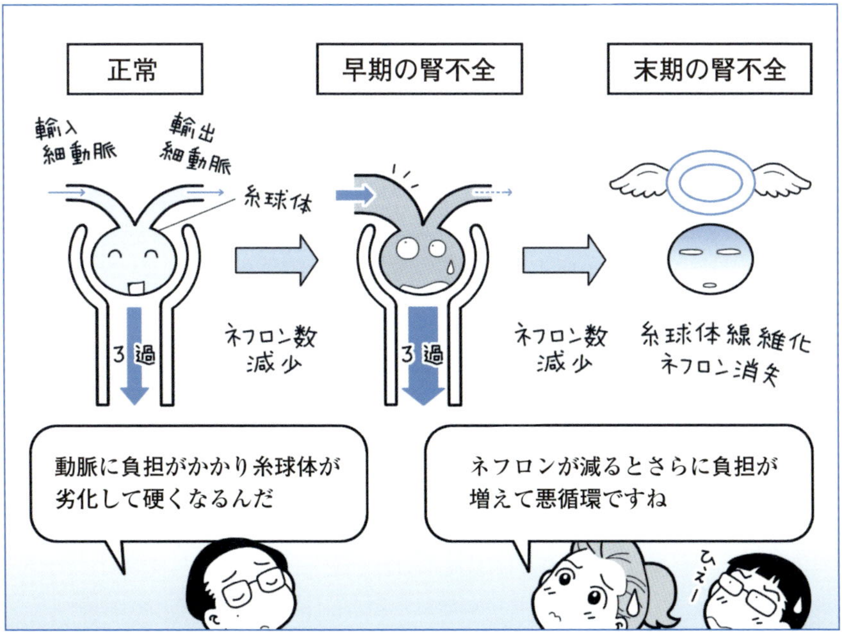

腎不全の治療薬

❶ 血圧を下げることで，糸球体内圧を下げてろ過の負担を減らす

アンジオテンシン変換酵素（ACE）阻害薬 [➡ File29]/アンジオテンシン受容体拮抗薬（ARB）[➡ File29]

血圧にかかわるホルモンであるレニン・アンジオテンシン・アルドステロン系の亢進による血圧上昇を抑え，糸球体内圧を減少させることで糸球体での過剰なろ過を抑えます。血清クレアチニン値が高くなると，過度に腎血流量が低下し，逆に腎不全を進行させることもあるので注意が必要です。

一般名（商品名）：イミダプリル塩酸塩（タナトリル）/ カンデサルタン シレキセチル（ブロプレス）

利尿薬 [➡ File23]

尿細管でのナトリウムの再吸収を抑えることにより水の再吸収も抑制し，体外へ排出する尿量を増加させます。血管内の水分を減らすことで血圧を下げるとともにむくみも改善します。血液中の電解質バランスに注意が必要です。

一般名（商品名）：フロセミド（ラシックス，オイテンシン），トリクロルメチアジド（フルイトラン）

❷ 血液中の毒素などを吸着し，体外へ排出する

球形吸着炭 [➡ File53]

尿毒症の原因となる毒素を吸着し，透析導入を遅らせます。他の薬剤も吸着するため，他の薬剤との服用間隔は2時間ほどあけるのが望ましいです。

一般名（商品名）：球形吸着炭（クレメジン）

血清カリウム抑制薬（イオン交換樹脂）

内服または注腸することで，腸内でカリウムを吸着し，便と一緒に排泄させます。副作用としては便秘，嘔吐などの消化器症状が多いです。

一般名（商品名）：ポリスチレンスルホン酸カルシウム（カリメート，アーガメイト）

薬の作用

File 53 球形吸着炭薬 (他)

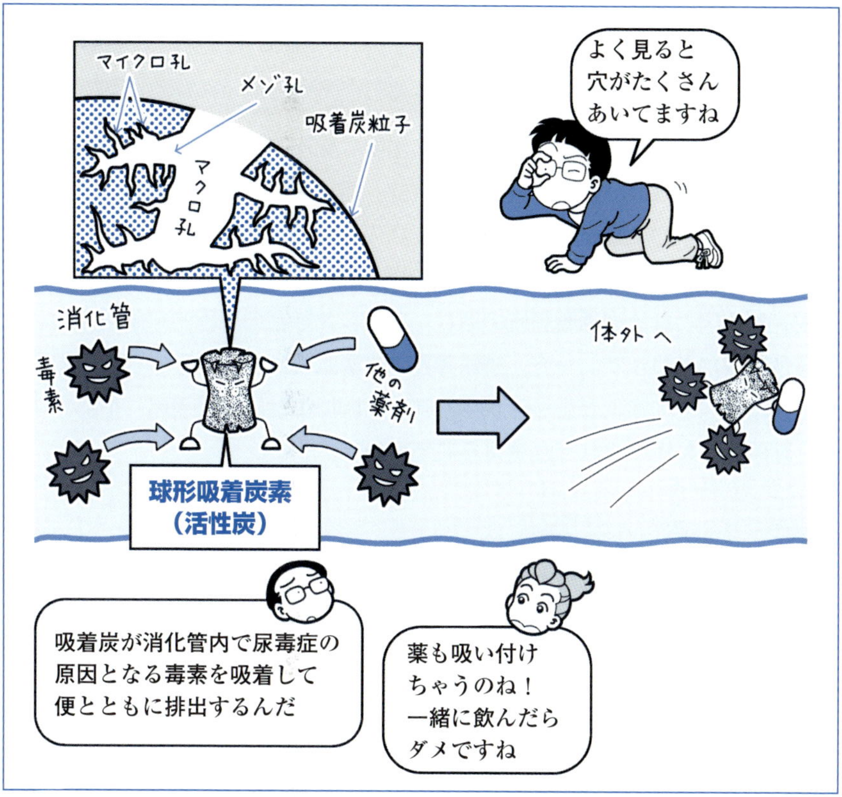

マイクロ孔
メゾ孔
吸着炭粒子
マクロ孔
よく見ると穴がたくさんあいてますね
消化管
毒素
他の薬剤
体外へ
球形吸着炭素（活性炭）
吸着炭が消化管内で尿毒症の原因となる毒素を吸着して便とともに排出するんだ
薬も吸い付けちゃうのね！一緒に飲んだらダメですね

MEMO 救急処置として使う活性炭

吸着炭は少数の例外を除いたほとんどすべての物質を吸着させるので，毒物などを誤って飲んでしまったときの救急処置として有用です。炭の粒を拡大してみると [➡File53] 表面に穴がたくさんあいていて，そのまわりにいろいろな物質を吸い込むように吸着します。ただし，活性炭の表面は疎水性（水に溶けにくい性質）のため，水に溶けてイオンとして存在するヒ素や鉛のような重金属類は，他の物質に比べると吸着しにくいようです。また，青酸中毒で知られるシアン化合物は中毒症状が現れるのがとても速いので吸着炭の処置では間に合いません。

Chapter 6-2

蓄尿障害・排尿障害

高齢者の多くが悩まされる

排尿は体内の老廃物を排出するために重要な機能です。腎臓でつくられた尿は，膀胱に貯蓄され，体外へ排出されます。**蓄尿障害**は頻尿や尿意切迫感，尿失禁などの症状が生じる状態であり，夜間の多尿は睡眠障害にもつながる不快な症状です。蓄尿障害には加齢や中枢神経疾患，男性特有の疾患である前立腺肥大症が原因となる**過活動膀胱**のほか，ストレスなどの心因的な原因で起こる**神経性頻尿**があります。一方，**排尿障害**は排尿困難や尿勢低下などの排尿症状や残尿増加などの症状が生じる状態です。原因は加齢，神経疾患，下部尿路閉塞，糖尿病，動脈硬化などが考えられています。

蓄尿・排尿のしくみ

膀胱の機能は蓄尿と排尿であり，交感神経や副交感神経からなる自律神経と運動神経で，**膀胱排尿筋**，**尿道括約筋**（内尿道括約筋・外尿道括約筋）をコントロールしています。

蓄尿時には膀胱排尿筋は弛緩し，尿道括約筋は収縮します。アドレナリンβ受容体が刺激されると膀胱排尿筋が弛緩します。内尿道括約筋はアドレナリンα受容体が刺激されることで収縮します。また，外尿道括約筋は運動神経がコントロールしており，ニコチン受容体の刺激により収縮します。

一方，排尿時には膀胱排尿筋が収縮し，尿道括約筋は弛緩します。副交感神経の興奮により膀胱排尿筋のムスカリン受容体が刺激されるとともに，交感神経および体性神経の抑制により尿道括約筋は弛緩し，尿が体外に排出されます。

蓄尿障害や排尿障害は，これらの筋肉の収縮・弛緩の協調的機能が維持できない場合に生じます。

((•)) この疾患に対する薬の作用点

① 膀胱の収縮を抑え，頻尿（蓄尿障害）を改善する

② 尿道を広げ，膀胱を収縮して排尿障害を改善する

File 54 排尿のしくみ

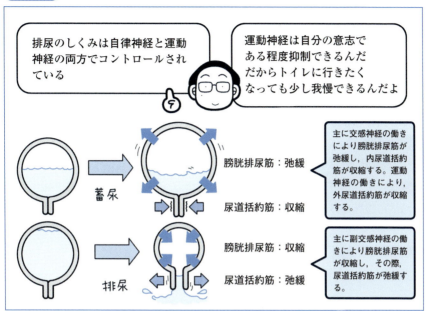

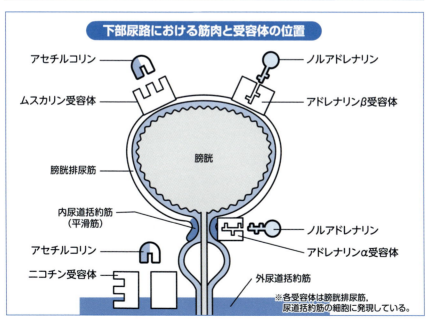

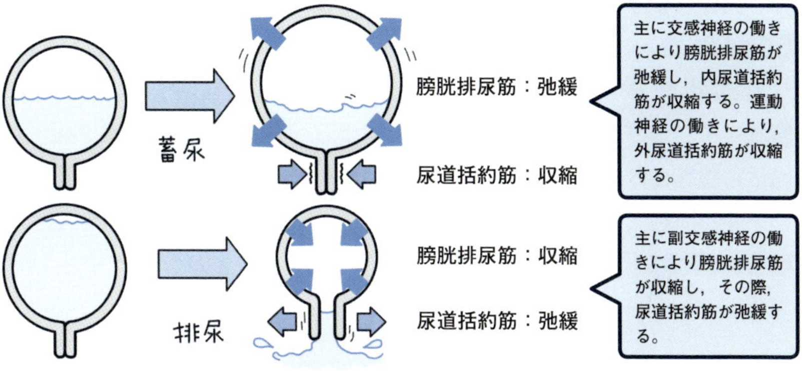

下部尿路における筋肉と受容体の位置

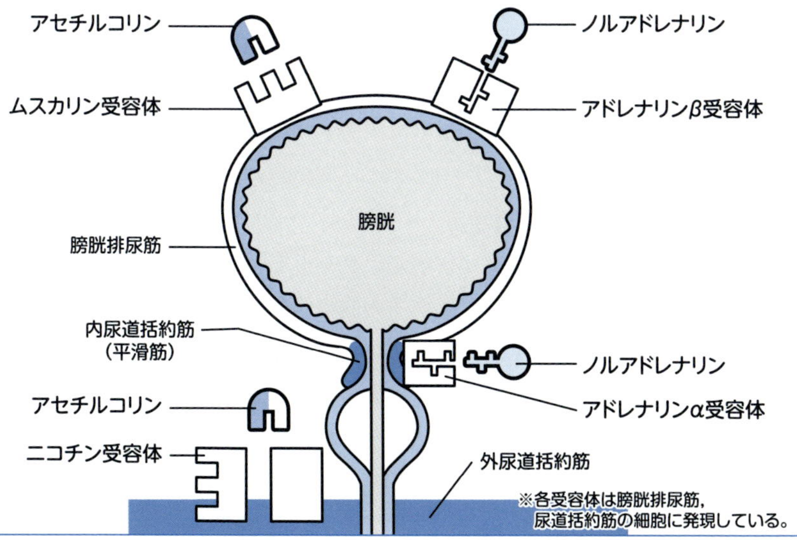

蓄尿障害・排尿障害の治療薬

❶ 膀胱の収縮を抑え，頻尿（蓄尿障害）を改善する

抗コリン薬［➡ File55］

膀胱排尿筋のムスカリン受容体を遮断することで，膀胱の収縮を抑制し，頻尿を改善します。頻尿や尿意切迫などの蓄尿障害の症状が強い場合に用いられます。副作用として口渇，便秘，胃腸障害などがみられます。

一般名（商品名）：コハク酸ソリフェナシン(ベシケア)，イミダフェナシン(ウリトス，ステーブラ)

β刺激薬［➡ File55］

膀胱排尿筋のアドレナリンβ受容体を刺激し，蓄尿期の膀胱弛緩を促すことで過活動膀胱における頻尿，尿意切迫感および切迫性尿失禁を改善します。抗コリン薬と同程度の効果があります。

一般名（商品名）：ミラベグロン(ベタニス)

❷ 尿道を広げ，膀胱を収縮して排尿障害を改善する

α遮断薬［➡ File56］

尿道括約筋や前立腺などに多く存在するα受容体を遮断し，尿道括約筋や前立腺平滑筋を弛緩させることで，尿道を広げ，排尿時の抵抗を緩和し，排尿障害を改善します。中高年男性の下部尿路障害の第一選択として推奨されています。血管平滑筋のα受容体遮断による血圧降下の副作用に注意が必要です。

一般名（商品名）：シロドシン(ユリーフ)，タムスロシン塩酸塩(ハルナール)

コリンエステラーゼ阻害薬［➡ File56］

アセチルコリンを分解するコリンエステラーゼを阻害することで，アセチルコリンを増やし，膀胱排尿筋のムスカリン受容体への作用を増強します。ムスカリン受容体刺激作用により膀胱排尿筋が収縮し，神経因性膀胱などの低緊張性膀胱による排尿困難を改善します。主な副作用として，悪心・嘔吐，唾液分泌過多，腹痛，下痢などの消化器症状がみられます。

一般名（商品名）：ジスチグミン臭化物(ウブレチド)

薬の作用

File 55

抗コリン薬，β刺激薬

〈蓄尿障害治療薬のポイント〉

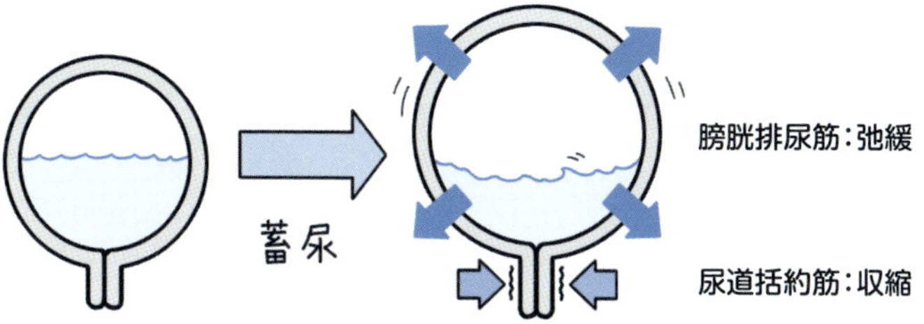

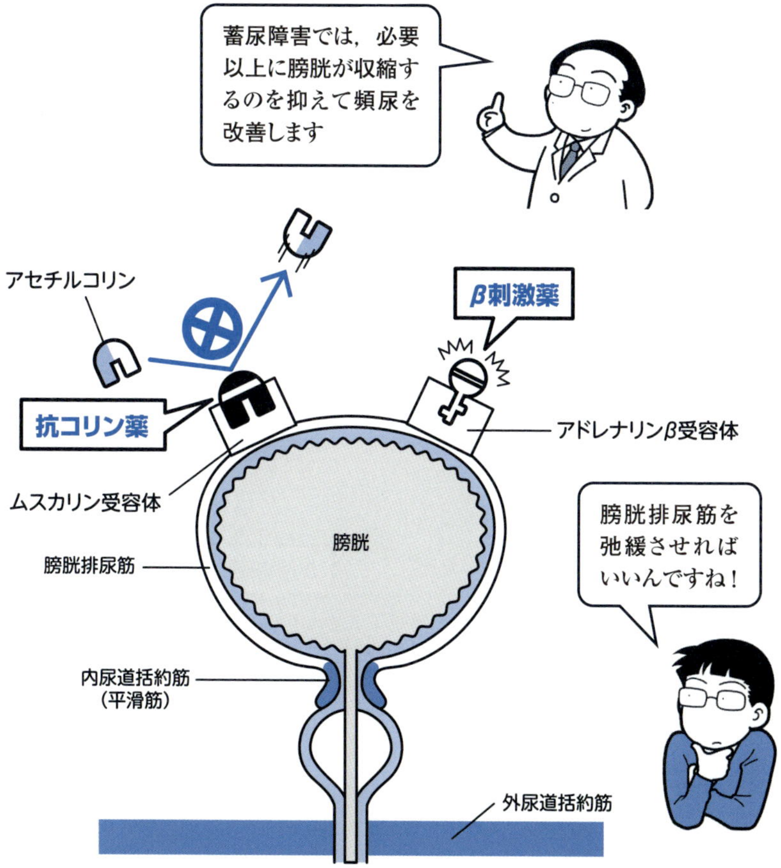

※各受容体は膀胱排尿筋，尿道括約筋の細胞に発現している。

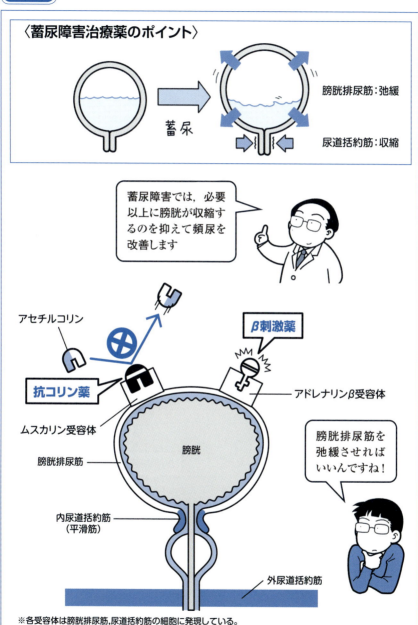

File 56

α遮断薬，コリンエステラーゼ阻害薬

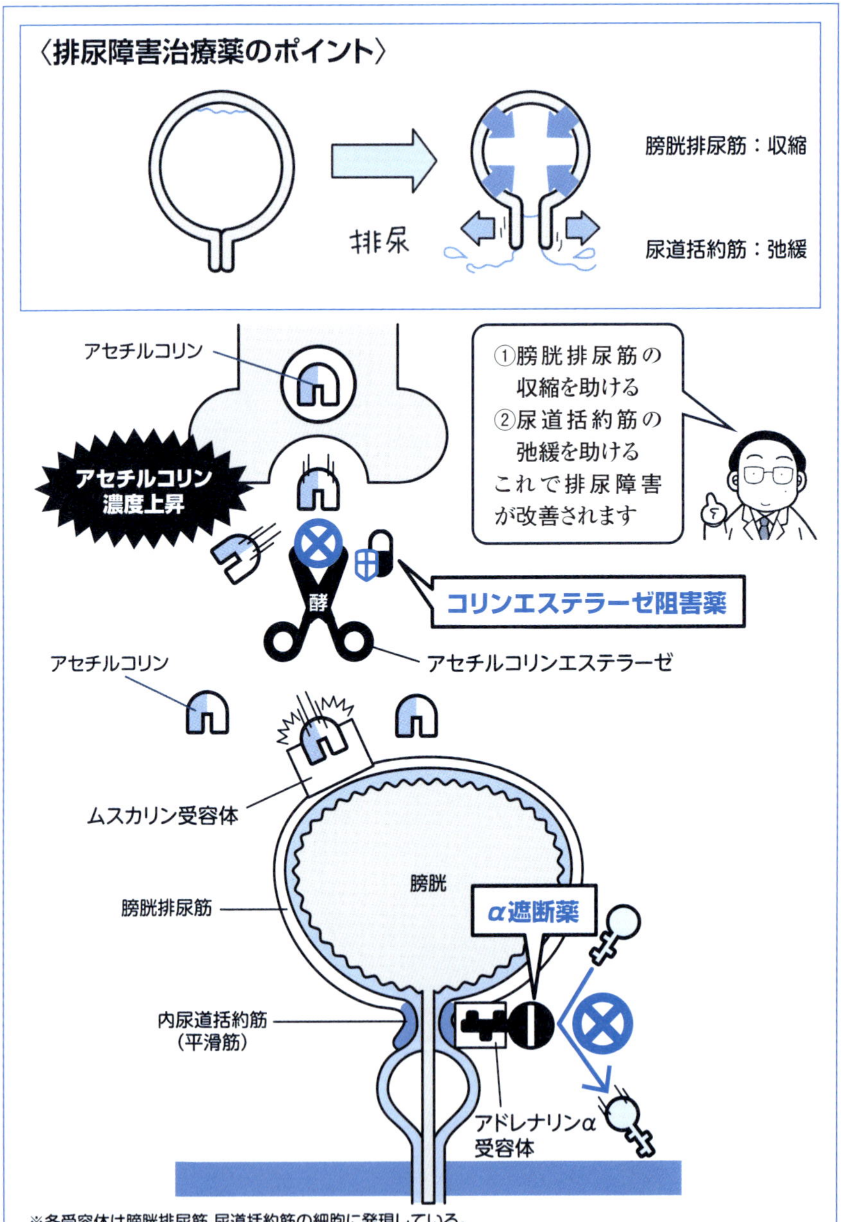

※各受容体は膀胱排尿筋，尿道括約筋の細胞に発現している。

第 7 章

血液・造血器系に作用する薬

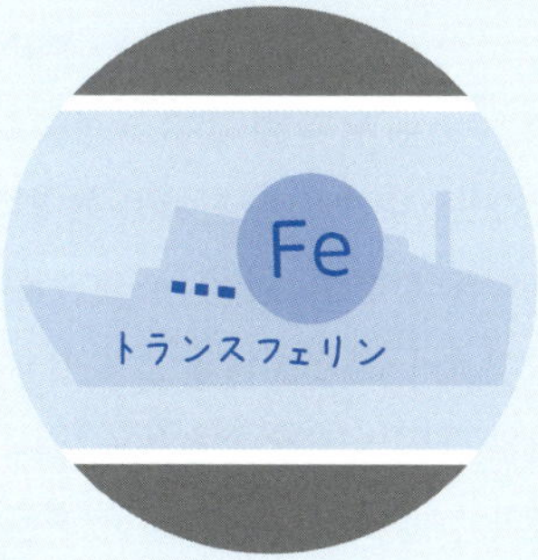

Chapter 7-1

血栓塞栓症

血の塊が血管を詰まらせる

血液には，血栓をつくる作用と血栓を溶かす作用がありますが，このバランスが崩れると血栓形成が促進され，血管を詰まらせます。血の塊（血栓）が血管を詰まらせてしまう病気には**血栓症**と**塞栓症**の2種類があります。血栓症はそこでできた血栓が，塞栓症は血栓が他の場所に移動して血管を詰まらせる病気です。血栓や塞栓が原因となる有名な病気に**心筋梗塞**と**脳梗塞**があります。

止血のしくみと血栓塞栓症

止血のしくみ［File57］は，血を固めて出血を抑えるためにとても大切です。しかし，その過程で血管を詰まらせると，死を招くような状態になります。血管が何かの理由で傷つき出血すると，まず，損傷部位に粘着した血小板がセロトニンなどを血中に放出し，次々に血小板を集合させ，破れた部分を覆います（**一次血栓**）。さらに，13種類の血液凝固因子が連続的に活性化されることで，糸状の**フィブリン**が形成され，一次血栓を補強します（**二次血栓**）。そして，修復が終わると血栓を溶かす酵素が活性化し，血栓が除去されます（**線溶系**）。

血栓は，血流の速い動脈で血小板を主体としてできる**白色血栓**と，血液のうっ滞した場所で赤血球や血液凝固因子を巻き込んで固まる**赤色血栓**に大別されます。白色血栓は，動脈硬化の進行によりできた**プラーク**が剥がれた際に血小板が集まって形成され，心筋梗塞や，脳梗塞の原因となります。一方，赤色血栓は，深部静脈血栓症や肺塞栓症の原因となります。

白色血栓には**抗血小板薬**，赤色血栓には**抗凝固薬**が用いられます。心筋梗塞や脳梗塞の急性期には血栓を溶かす薬が使用されます。

((•)) この疾患に対する薬の作用点

① **血小板が集まるのを防ぐことで，一次血栓を抑える**

② **フィブリンの形成を防ぎ，二次血栓を抑える**

③ **血栓を溶解する**

File 57 止血のしくみと血栓塞栓症の関係

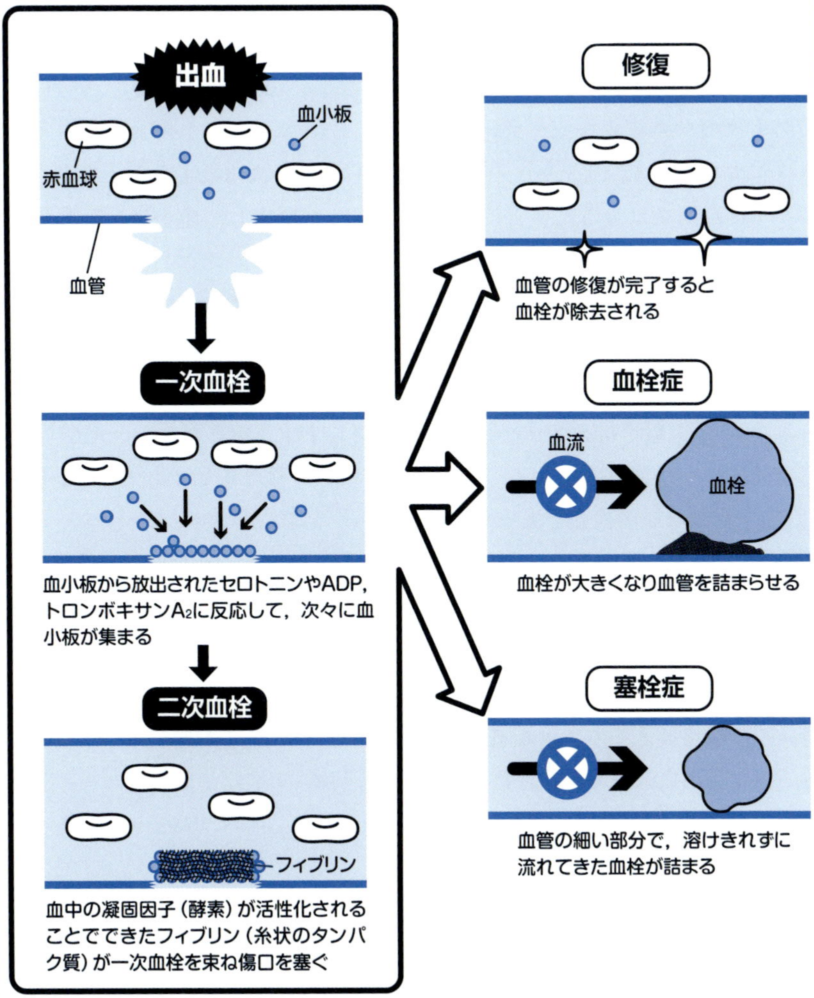

出血
血小板
赤血球
血管
一次血栓
血小板から放出されたセロトニンやADP，トロンボキサンA2に反応して，次々に血小板が集まる
二次血栓
フィブリン
血中の凝固因子（酵素）が活性化されることでできたフィブリン（糸状のタンパク質）が一次血栓を束ね傷口を塞ぐ
修復
血管の修復が完了すると血栓が除去される
血栓症
血流
血栓
血栓が大きくなり血管を詰まらせる
塞栓症
血管の細い部分で，溶けきれずに流れてきた血栓が詰まる

血栓の種類

	白色血栓	赤色血栓
できやすい場所	血流の速い動脈	血流の遅い静脈
主な成分	血小板	赤血球・血液凝固因子

血栓塞栓症の治療薬

❶ 血小板が集まるのを防ぐことで，一次血栓を抑える

シクロオキシゲナーゼ（COX）阻害薬［➡ File58，File16］

血小板のシクロオキシゲナーゼ（COX）を阻害し，血小板凝集作用のあるトロンボキサンA_2（TXA_2）の合成を抑制して血小板の凝集を抑えます。アスピリンは高用量になると血管内皮細胞のCOXも阻害し，血小板凝集抑制作用は減弱するので注意が必要です。

一般名（商品名）：アスピリン（バイアスピリン）

アデノシン二リン酸（ADP）受容体遮断薬［➡ File58］

血小板のADP受容体を遮断することでcAMPを増やし，血小板凝集作用のあるADPの遊離を抑えて血小板凝集を抑制します。チクロピジン塩酸塩は重篤な肝障害や血液障害を起こすことがあるため，投与開始2か月間は2週間に1回の定期的な血液検査を実施する必要があります。

一般名（商品名）：クロピドグレル硫酸塩（プラビックス），チクロピジン塩酸塩（パナルジン），プラスグレル塩酸塩（エフィエント）

セロトニン（$5\text{-}HT_2$）受容体遮断薬［➡ File58］

血小板のセロトニン受容体を遮断することで，血小板凝集作用のあるセロトニンの遊離を抑えて血小板凝集作用を抑制します。重大な副作用として，脳出血，消化管出血，肝障害に注意が必要です。

一般名（商品名）：サルポグレラート塩酸塩（アンプラーグ）

❷ フィブリンの形成を防ぎ，二次血栓を抑える

ワルファリン［➡ File59］

血液凝固に関与するビタミンKの働きを抑え，血液凝固因子のプロトロンビン，第Ⅶ，Ⅸ，Ⅹ活性化因子の合成を抑制することにより抗凝固作用を示します。ビタミンKを多く含む納豆や青汁はワルファリンの作用を弱めるため，服用期間中は摂取できません。また，緑黄色野菜や海藻類も一度に大量に摂取するとワルファリンの作用が弱まるので注意が必要です。

一般名（商品名）：ワルファリンカリウム（ワーファリン）

直接トロンビン阻害薬[➡ File59]

ダビガトランは，トロンビンに結合してフィブリノーゲンからフィブリンへの変換を抑制することで抗凝固作用を示します。ワルファリンと比較して食物の影響を受けにくく，食事制限の必要がありません。

一般名（商品名）：ダビガトランエテキシラートメタンスルホン酸塩(プラザキサ)

合成 Xa 因子阻害薬[➡ File59]

第Xa因子に結合してプロトロンビンからトロンビンへの変換を抑制することで抗凝固作用を示します。エドキサバン，リバーロキサバン，アピキサバンは直接トロンビン阻害薬と並んで新規経口抗凝固薬（NOAC）と呼ばれています。

一般名（商品名）：アピキサバン(エリキュース)，リバーロキサバン(イグザレルト)，エドキサバントシル酸塩水和物(リクシアナ)

③ 血栓を溶解する

ウロキナーゼ

プラスミノーゲンから，血栓を溶かすプラスミンへの変換を促進します。血栓を効率よく溶かすために血栓付近に注入する方法がとられます。

一般名（商品名）：ウロキナーゼ(ウロナーゼ)

File 58 シクロオキシゲナーゼ（COX）阻害薬，アデノシン受容体遮断薬，セロトニン受容体遮断薬

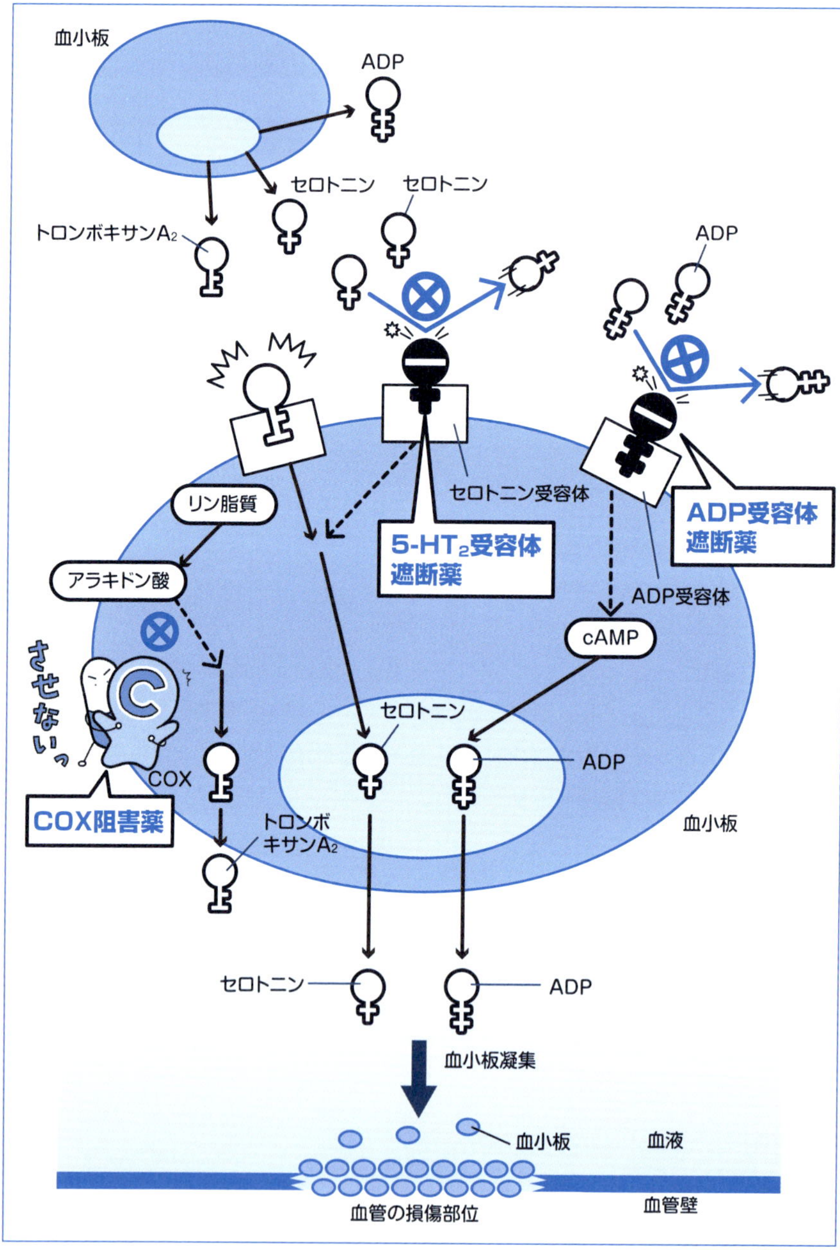

薬の作用

File 59 ワルファリン，直接トロンビン阻害薬，合成Xa因子阻害薬

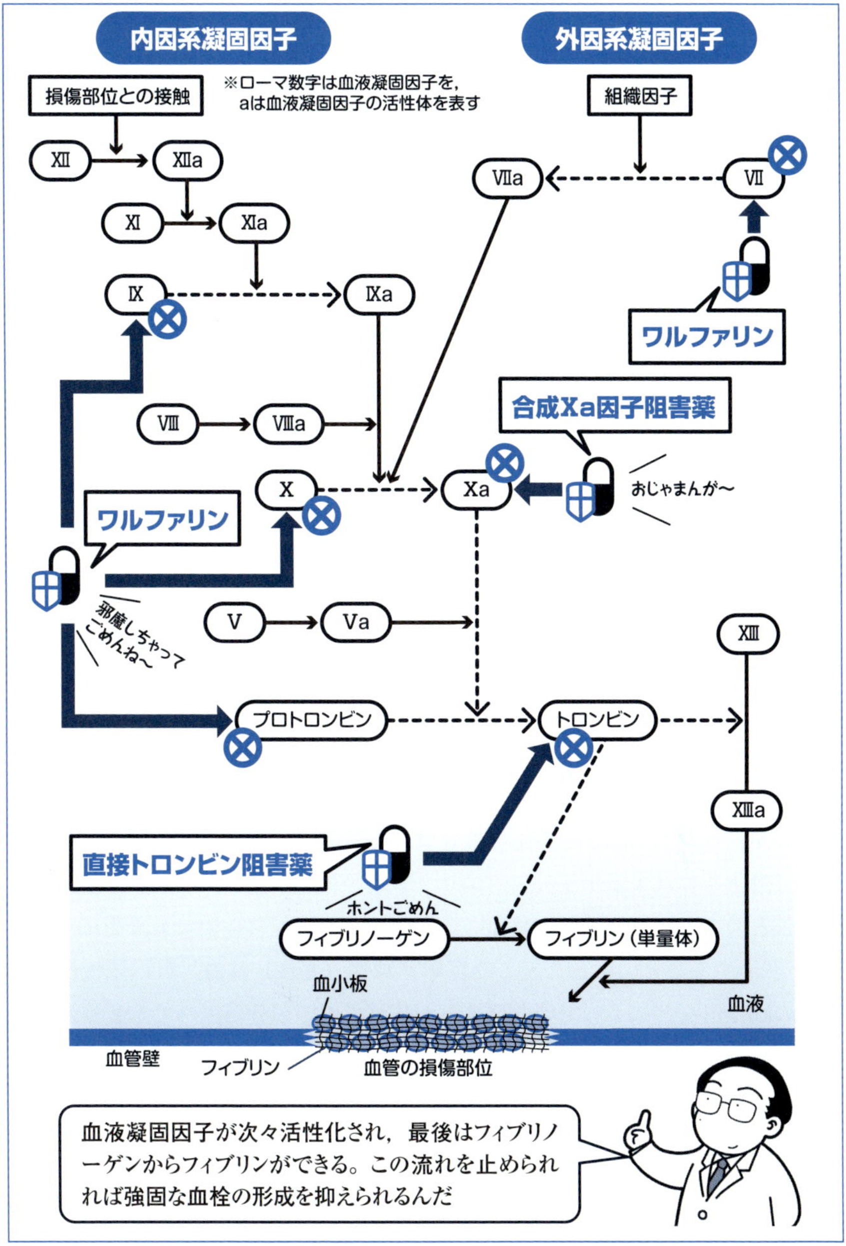

※上部の凝固因子から順番に活性化（active）され，次の凝固因子をリレーのように活性化されるイメージ。血液凝固カスケード（滝）と呼ばれる。

Chapter 7-2

貧血

赤血球が減少することで酸欠状態に

貧血とは，さまざまな原因で血液中の**赤血球**が少なくなる状態をいいます。赤血球は酸素を各臓器に運ぶ役割を果たしているため，赤血球が減少すると酸素が各臓器に供給されなくなり，からだの機能が低下します。貧血になると顔色が悪くなり，疲れやすくなるほか，動悸，めまいなどの症状がみられます。赤血球がつくられる過程のどの部分に異常があるかによって治療方法が異なりますが，基本的には不足している成分を補うことで改善します。

貧血の成因

貧血は，赤血球の分化・成熟のどの過程で障害が起こるかによって分類されます。貧血と聞くと「鉄不足」と連想されるとおり，貧血の中で最も多いのが**鉄欠乏性貧血**です。体内の鉄の約70％が血液中に存在しており，残りの約30％が肝臓や脾臓に蓄えられています。鉄欠乏性貧血は，出血や妊娠・出産などの鉄の需要が高い場合や，偏食や胃腸障害などにより鉄の摂取が不足することによって引き起こされます。

そのほかにも，ビタミンB_6の不足により，食物などから摂り入れた鉄分を十分に利用することができないために起こる**鉄芽球性貧血**，骨髄や造血幹細胞に障害があることで起こる**再生不良性貧血**，腎臓に障害があるために赤血球をつくる働きを促進するホルモン（エリスロポエチン：造血因子）の分泌が不足することによって起こる**腎性貧血**，赤血球の分化過程に必要な葉酸やビタミンB_{12}が不足することによって起こる**巨赤芽球性（悪性）貧血**，自己免疫性疾患や薬の副作用などによって赤血球の膜が破れて中の成分が流れてしまう**溶血性貧血**があります。

((•)) この疾患に対する薬の作用点

① 鉄やビタミン，造血因子を補充する

病気の概要

File 60 赤血球の製造工程と貧血の種類

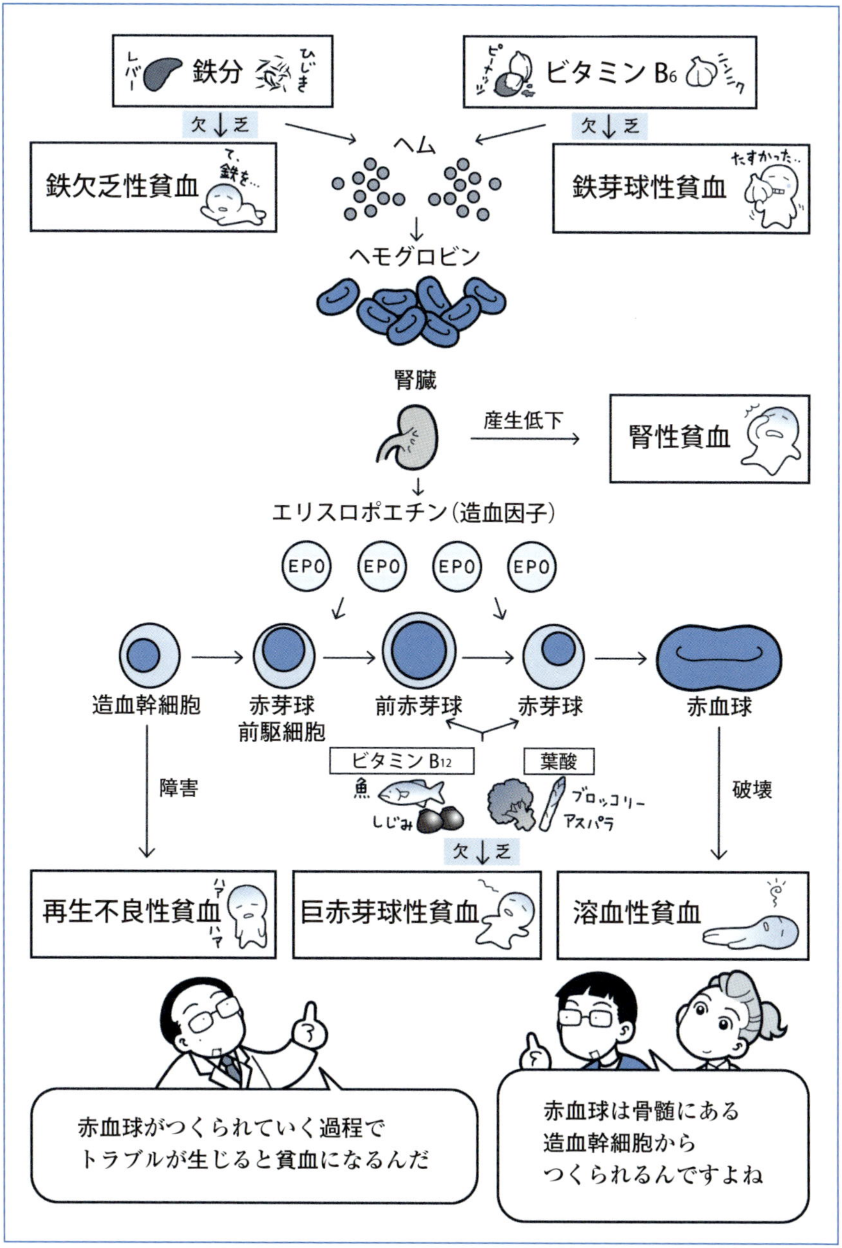

貧血の治療薬

❶ 鉄やビタミン，造血因子を補充する

鉄剤（鉄欠乏性貧血治療薬）[➡ File61]

ヘモグロビンの合成に利用される鉄を補給することで，赤血球の機能を回復し，鉄欠乏性貧血を改善します。鉄欠乏性貧血の再発を防ぐには血清中の鉄だけでなく貯蔵鉄も正常化する必要があるため，貧血が改善されてからも投与を継続する必要があります。副作用として悪心，嘔吐，食欲不振，黒色便などがみられます。

一般名（商品名）：クエン酸第一鉄ナトリウム（フェロミア），乾燥硫酸鉄（フェロ・グラデュメット）

ビタミン B_6 製剤（鉄芽球性貧血治療薬）[➡ File60]

ヘム合成に補酵素として働くビタミンB_6を補うことでヘモグロビン合成を促進し，鉄芽球性貧血を改善します。ビタミンB_6欠乏に伴う湿疹や末梢神経炎，口唇炎などにも使用されます。副作用として過敏症，手足のしびれ，光線過敏症が起こることがあります。

一般名（商品名）：ピリドキサールリン酸エステル水和物（ピドキサール）

ビタミン B_{12} 製剤・葉酸製剤（巨赤芽球性貧血治療薬）[➡ File60]

赤血球の前駆物質である前赤芽球から赤芽球へ分化する過程で必要なビタミンB_{12}，葉酸を補います。巨赤芽球性貧血に伴う神経障害や呼吸不全症候群の改善に有効です。副作用として過敏症や胃部不快感が起こることがあります。

一般名（商品名）：メコバラミン（メチコバール），葉酸（フォリアミン）

エリスロポエチン製剤（腎性貧血治療薬）[➡ File60，p.150]

腎臓の酸素不足時に産生されるエリスロポエチンを腎不全患者に投与することで，骨髄での造血幹細胞から赤血球への分化を促進させます。副作用としてアナフィラキシー，脳梗塞，肝障害などがあります。

一般名（商品名）：エポエチンアルファ（エスポー），エポエチンベータ（エポジン）

薬の作用

File 61

鉄剤（鉄欠乏性貧血治療薬）(他)

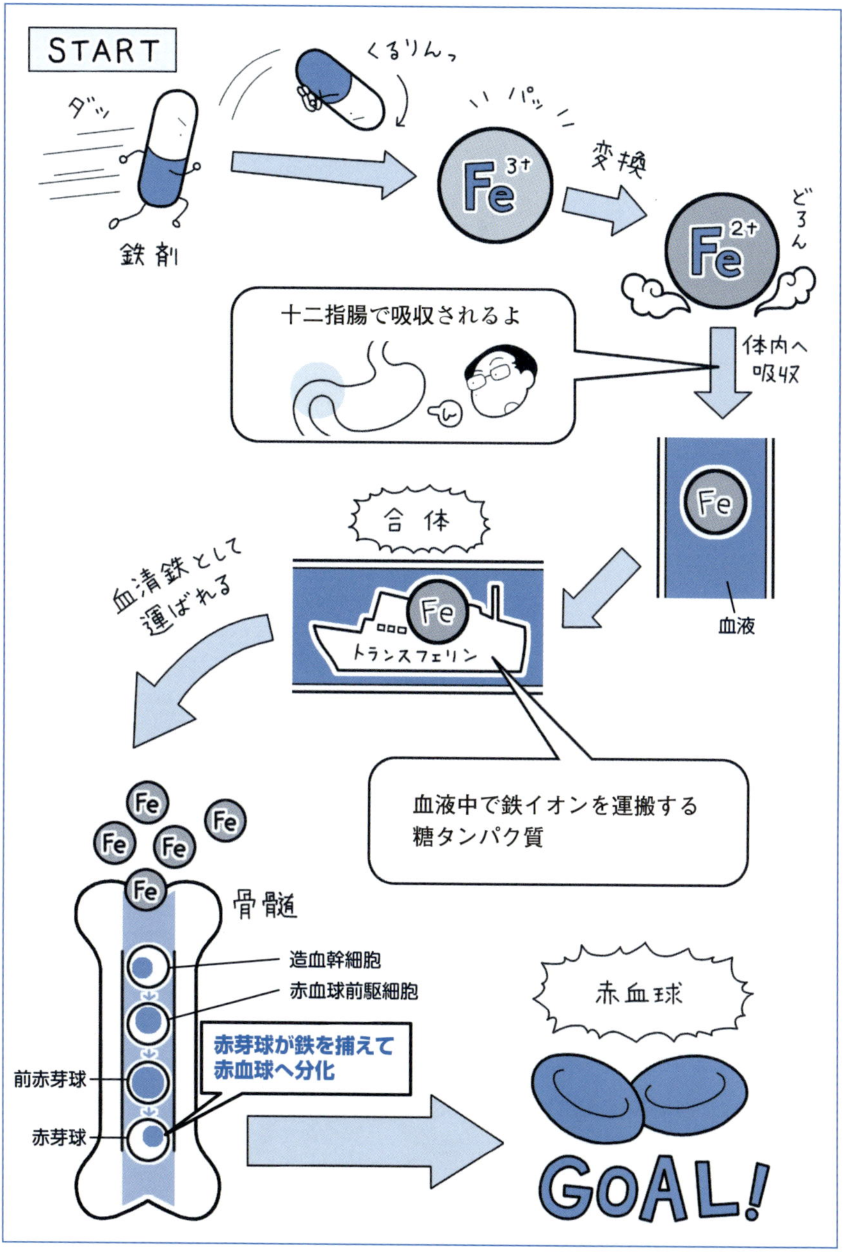

Column

エリスロポエチンとドーピング

エリスロポエチンは赤血球の産生を促進するホルモンです。貧血の治療薬として開発されたエリスロポエチン製剤は，体中に酸素を運ぶ赤血球の量を増やします。

このエリスロポエチン製剤が治療以外の目的で悪用される場合があります。スポーツ選手，特に持久力を必要とする自転車競技やスキーのクロスカントリーでは，赤血球量の増加による運動能力の向上に目を付けて，エリスロポエチン製剤を使用して好成績をあげた選手がいました。エリスロポエチンは体内にある物質であり，アミノ酸などからできているため，当初，不正使用を検出することが困難でした。現在では，尿検査でもエリスロポエチン製剤のドーピングを見破ることができるようになっています。

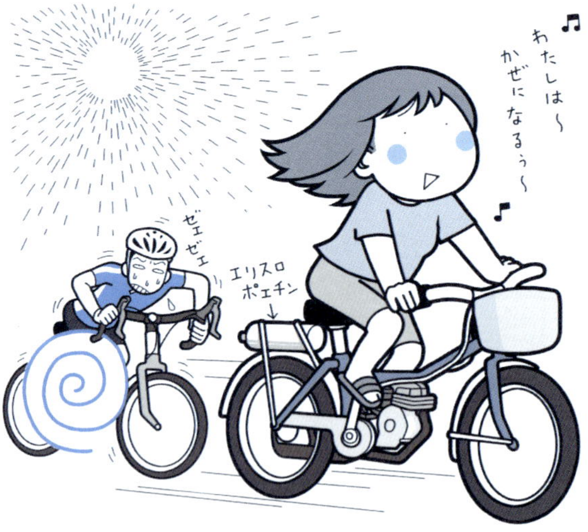

第 8 章

骨，炎症と免疫系に作用する薬

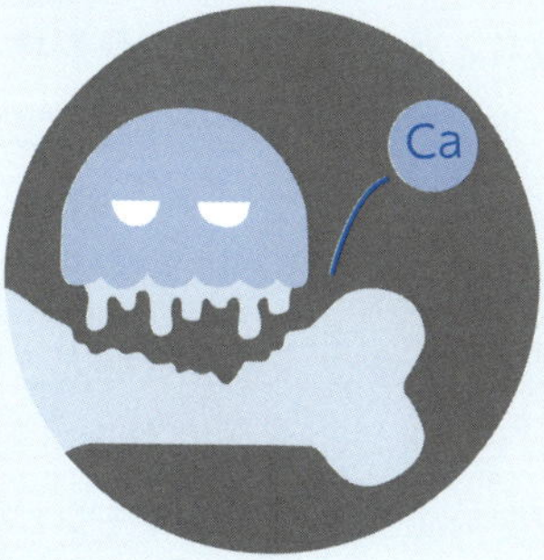

Chapter 8-1

骨粗鬆症

更年期の女性に多くみられ，最悪寝たきりになることも

骨は私たちのからだを支えたり，動かしたり，内臓を保護したりと，重要な役割を担っています。また，骨はカルシウムの貯蔵庫としても重要な役割を果たしています。**骨粗鬆症**とは，骨の吸収（古くなった骨を破壊してカルシウムを血中に溶かす工程）と骨の形成（新しく骨をつくる工程）のバランスが崩れ，骨がもろくなる病気です。負荷のかかりやすい大腿骨などの骨折につながりやすく，高齢者では寝たきりのきっかけになります。女性ホルモンの減少が関与しており，50歳以上の女性の4人に1人が患っているという報告があるほど，更年期の女性に多くみられる病気です。

骨粗鬆症の成因

骨は**破骨細胞**による**骨吸収**と**骨芽細胞**による**骨形成**を繰り返しています。これを**骨リモデリング**といいます。骨粗鬆症では，骨形成が低下したり，骨吸収の速度が上がることで，このバランスが崩れ，骨がスカスカでもろくなります。

原因としては，加齢に伴うカルシウムの吸収能力の低下，更年期・閉経に伴う骨吸収の促進，ダイエットなどによる極端な食事制限などが考えられます。また，骨粗鬆症はエストロゲンという**女性ホルモン**が深く関与しています。エストロゲンには骨吸収を抑制する働きがありますが，更年期・閉経よりエストロゲンの分泌が低下するため，骨吸収が速まり骨がもろくなるのです。

この疾患に対する薬の作用点

① 骨をつくるのに必要なカルシウムやビタミンを補う

② 骨を溶かす破骨細胞の働きを弱める

File 62 骨粗鬆症のメカニズム

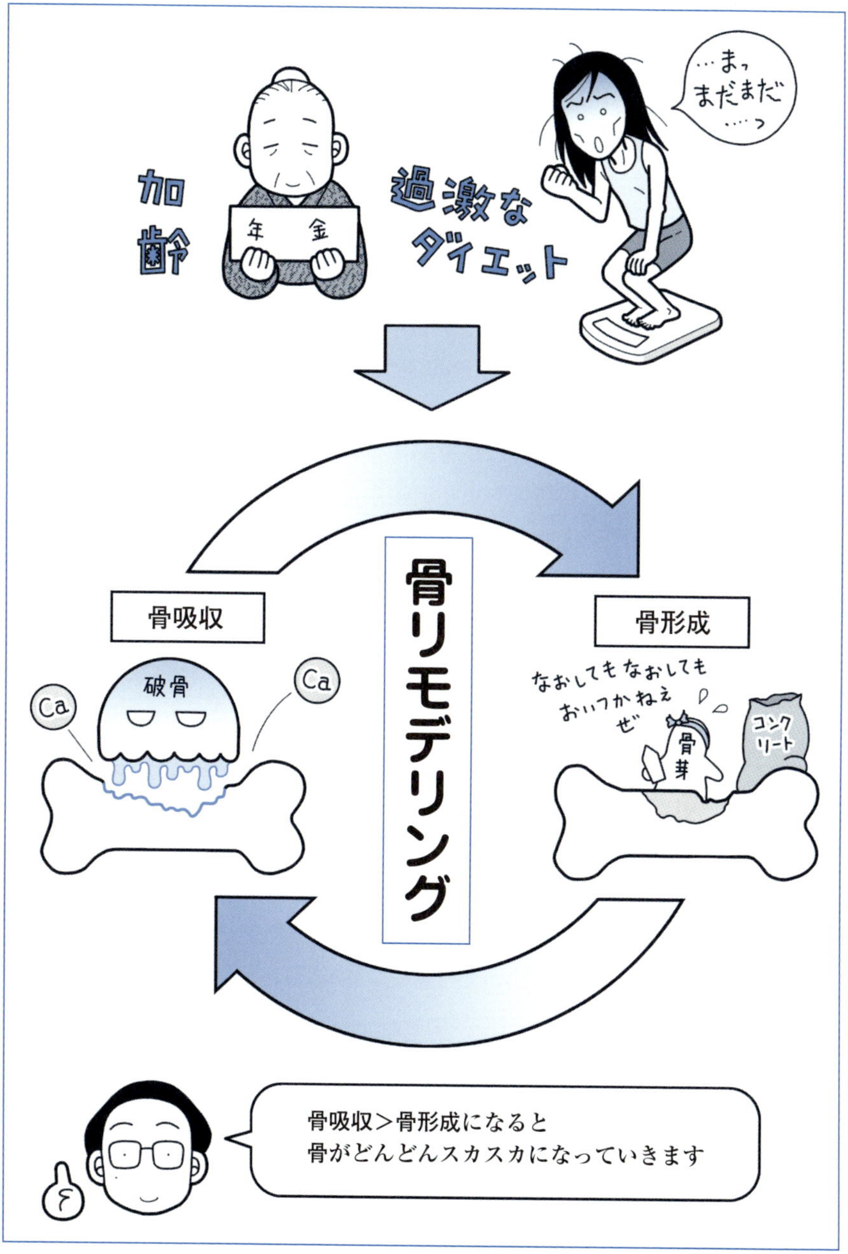

骨粗鬆症の治療薬

① 骨をつくるのに必要なカルシウムやビタミンを補う

カルシウム製剤［➡ File63］

食事からの摂取だけでは足りないカルシウムを補います。血液中のカルシウム濃度を高めることで，破骨細胞の働きが抑えられ，骨吸収を抑制することができます。

一般名（商品名）：L-アスパラギン酸カルシウム水和物（アスパラ-CA），乳酸カルシウム水和物（乳酸カルシウム）

活性型ビタミンD製剤［➡ File63］

腸管からのカルシウムの吸収を促進し，血液中のカルシウム濃度を高めます。また，副甲状腺ホルモンの産生を抑えて骨吸収を抑制させます。過剰投与による多尿，食欲不振，異所性石灰化に注意が必要です。

一般名（商品名）：エルデカルシトール（エディロール），アルファカルシドール（ワンアルファ，アルファロール）

② 骨を溶かす破骨細胞の働きを弱める

ビスホスホネート製剤［➡ File63］

骨の表面に結合し，破骨細胞内へ取り込まれ不活性化させることで骨の溶解を抑制します。強力な骨吸収抑制作用をもち，骨粗鬆症の第1選択薬として使用されます。副作用として消化器症状や顎骨壊死に注意が必要です。

一般名（商品名）：アレンドロン酸ナトリウム水和物（フォサマック，ボナロン），リセドロン酸ナトリウム水和物（アクトネル，ベネット）

File 63 カルシウム製剤㊎, 活性型ビタミンD製剤, ビスホスホネート製剤㊎

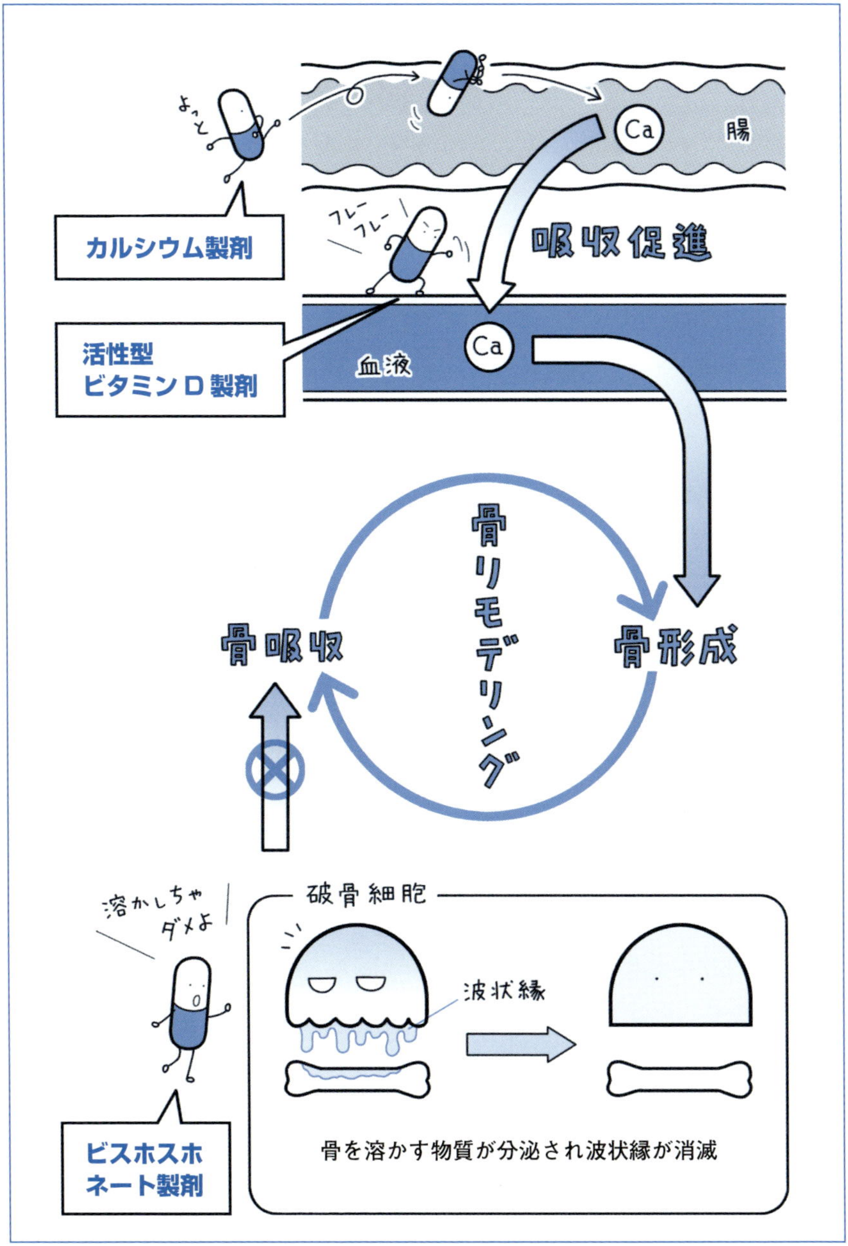

Chapter 8-2

関節リウマチ

関節に痛みや変形が生じる女性に多い疾患

関節リウマチは，名前の通り，手足をはじめとする全身の関節に痛みや腫れを引き起こす病気です。発症初期は朝の起床時に**手のこわばり**を訴えることが多く，関節炎が長期間続くことで手指関節の変形がみられます。一度変形してしまうと二度と元には戻りません。症状は関節に留まらず，発熱や倦怠感といった全身症状や，眼の炎症，肺炎などを合併することがあるので，**全身性炎症性疾患**とも呼ばれています。発症は20～50歳代の女性に多く，日本では約60～70万人の患者がいると推定されています。

関節リウマチの成因

関節は骨と骨をつなぎ合わせる部分で，その間にはクッションの役割を果たす軟骨と潤滑油の役割をする関節液があります。関節は，関節包という袋で包まれ，その内側は滑膜という膜になっています。

関節リウマチの原因は十分に解明されていません。何らかの遺伝的な背景をもったヒトに細菌やウイルスの感染，性ホルモンの異常などの環境的な要因が引き金となり，免疫系が異常になることが発症に関係していると考えられています。免疫系が異常になるとリンパ球が自分の組織を異物とみなし滑膜に炎症を引き起こします。そして，滑膜が異常に増殖して生体内の炎症反応にかかわる物質である**炎症性サイトカイン**（TNF-αやインターロイキンなど）を分泌して関節の周りの軟骨を破壊し，関節を変形させてしまいます。さらに，損傷した部位からはプロスタグランジンやヒスタミンなどの生理活性物質が放出されて，痛みや発熱を引き起こします。

この疾患に対する薬の作用点

① 免疫の異常亢進を正常化する

File 64 関節リウマチのメカニズム

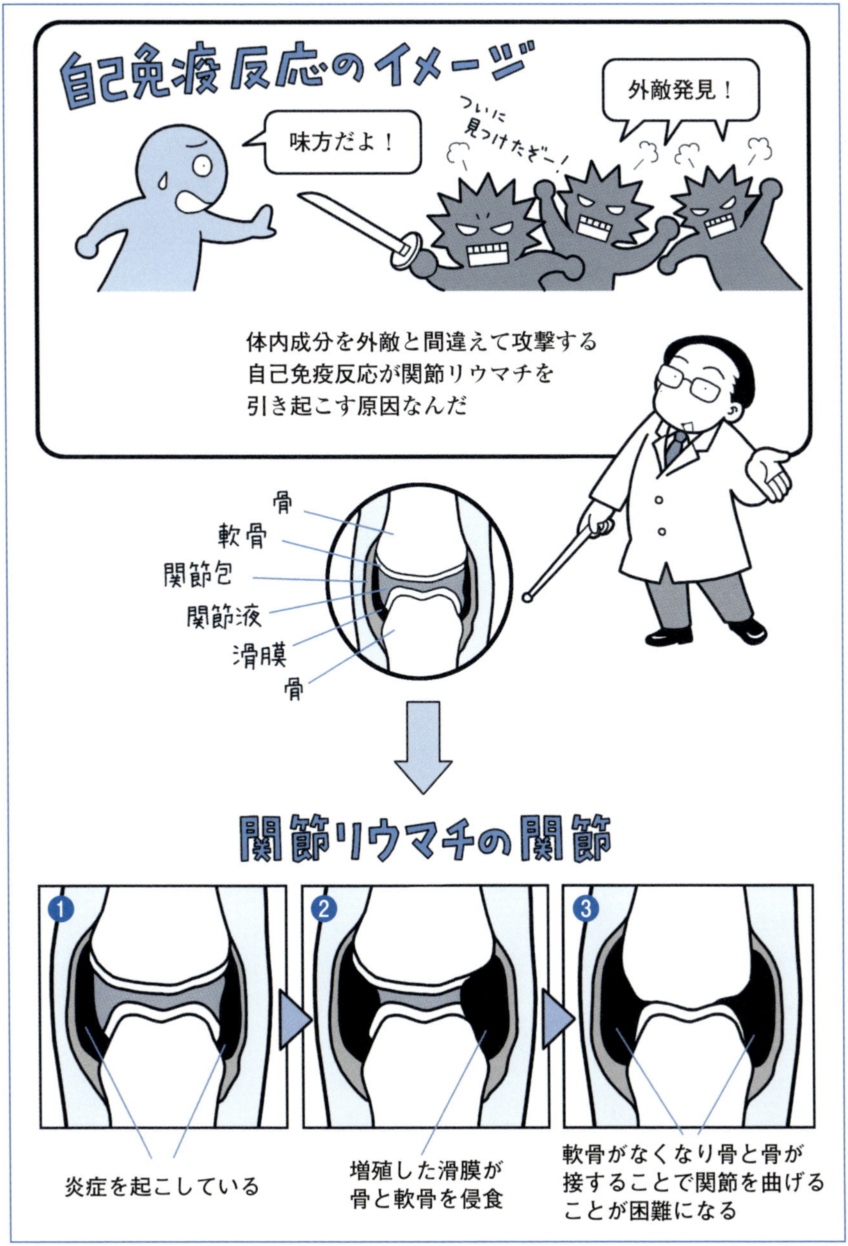

関節リウマチの治療薬

❶ 免疫の異常亢進を正常化する

免疫調節薬［➡ File65］

免疫にかかわる細胞（免疫担当細胞）に作用して異常な免疫反応を是正し，関節の炎症や破壊を抑制します。チオール製剤に分類されるブシラミンやサルファ剤に分類されるサラゾスルファピリジンは，服用開始後比較的早く（約1～2か月）効果が現れ，重篤な副作用も比較的少ない薬です。

一般名（商品名）：サラゾスルファピリジン(アザルフィジン EN)，ブシラミン(リマチル)

免疫抑制薬［➡ File65］

免疫系の活動を抑制あるいは阻害することによって，関節の炎症や破壊を抑えます。関節リウマチ治療薬の中心的役割を果たしているメトトレキサートは葉酸の代謝酵素を阻害することで免疫担当細胞の増殖を抑制します。服用方法が特徴的で，1週間のうち1～2日の間に2～3回に分けて服用します。正常な免疫担当細胞の増殖も抑制されるため，血球減少や感染症などの副作用に注意が必要です。

一般名（商品名）：メトトレキサート(リウマトレックス)

生物学的製剤［➡ File65］

化学的に合成したものではなく，バイオテクノロジーの技術から生み出された新しい治療薬です。生体がつくる物質を薬として応用して，炎症性サイトカインやT細胞に結合して直接その作用を抑制することで関節の炎症を抑え，関節破壊の進行を遅らせます。副作用として，肺炎や結核などの感染症に注意が必要です。

一般名（商品名）：エタネルセプト(エンブレル)，アバタセプト(オレンシア)，インフリキシマブ(レミケード)

File 65 免疫調節薬(他)，免疫抑制薬（メトトレキサート），生物学的製剤(他)

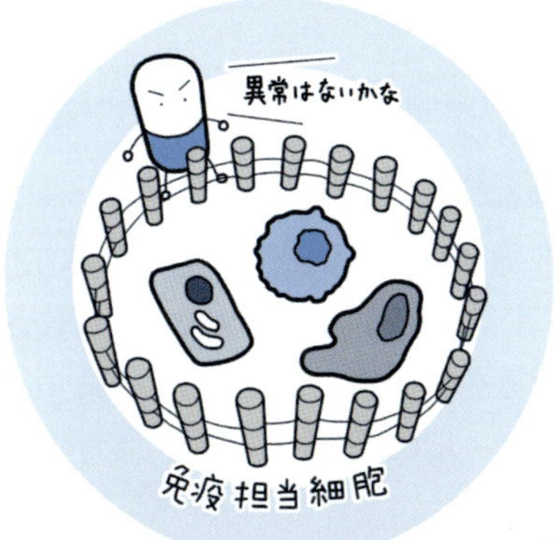

免疫担当細胞の過剰な免疫反応を是正する

免疫調節薬

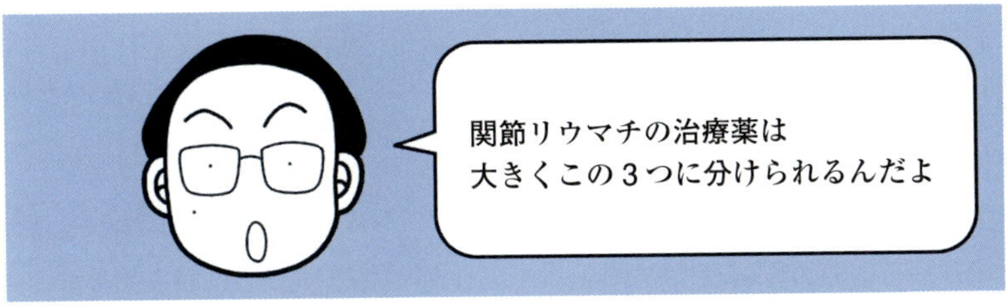
関節リウマチの治療薬は
大きくこの３つに分けられるんだよ

※ホウレンソウの葉から発見されたので
葉酸と名付けられたそうです

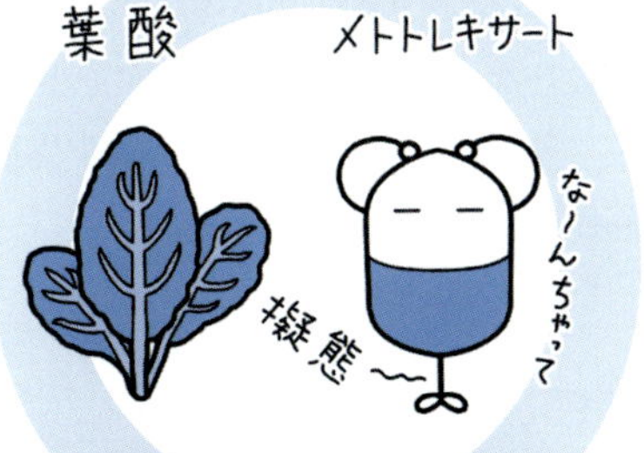

葉酸の構造と類似しているため
葉酸の代謝酵素を阻害して
免疫にかかわる細胞の増殖を抑える

免疫抑制薬
（メトトレキサート）

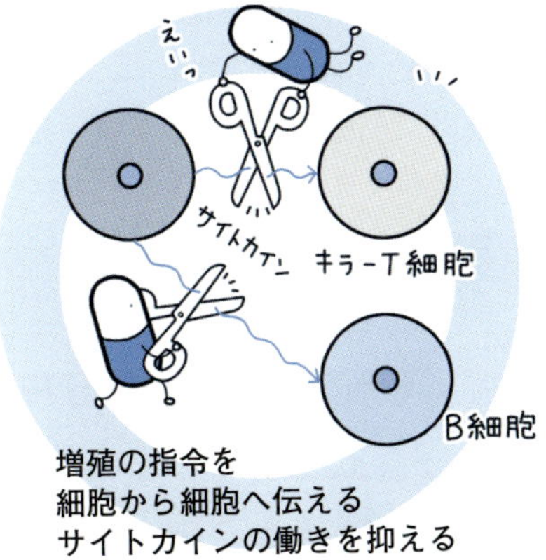

増殖の指令を
細胞から細胞へ伝える
サイトカインの働きを抑える

生物学的製剤

Chapter 8-3

アレルギー疾患

花粉やダニなど，アレルギーの原因物質に過剰に反応

アレルギーとは，**抗原**と呼ばれる原因物質（花粉，ダニ，ほこり，食べものなど）に対して**抗体**や免疫担当細胞が過剰に反応することをいいます。アレルギーは反応のメカニズムによってⅠ型からⅤ型まで分類されています。ここでは，多くの人が悩んでいる花粉症や，アトピー，蕁麻疹，食物アレルギーなどが分類される**Ⅰ型アレルギー反応**について紹介します。

アレルギー疾患の成因

花粉やダニなど，アレルギーを引き起こす原因物質である抗原が初めて体内に入り込むと，この抗原に反応する**IgE抗体**が産生されます。このIgE抗体は，血流に乗って皮膚や粘膜に運ばれて，そこで**肥満細胞**に結合します。この段階ではまだ何も症状は出てきません。しかし，再度，抗原が体内に入り込むと，抗原はすでに肥満細胞に結合しているIgE抗体に結合し，肥満細胞からヒスタミンやロイコトリエン，プロスタグランジンなどの化学伝達物質を放出させ，痒みやくしゃみ，鼻汁などの症状を引き起こします。これがⅠ型アレルギー反応で，抗原の曝露から約10分～12時間の短時間で反応が起こるので，**即時型アレルギー**とも呼ばれます。Ⅰ型アレルギー反応のうち，急速な化学伝達物質の放出によって呼吸困難や血圧低下，けいれん，嘔吐などのショック症状を起こす状態を**アナフィラキシー**といいます。アナフィラキシーは適切な処置を行わないと死に至る場合もあるので注意が必要です。

((•)) この疾患に対する薬の作用点

① **肥満細胞から放出された化学伝達物質の反応を抑える**

② **肥満細胞から化学伝達物質が放出されるのを抑える**

病気の概要

File 66 アレルギー症状（くしゃみや鼻水）発現のメカニズム

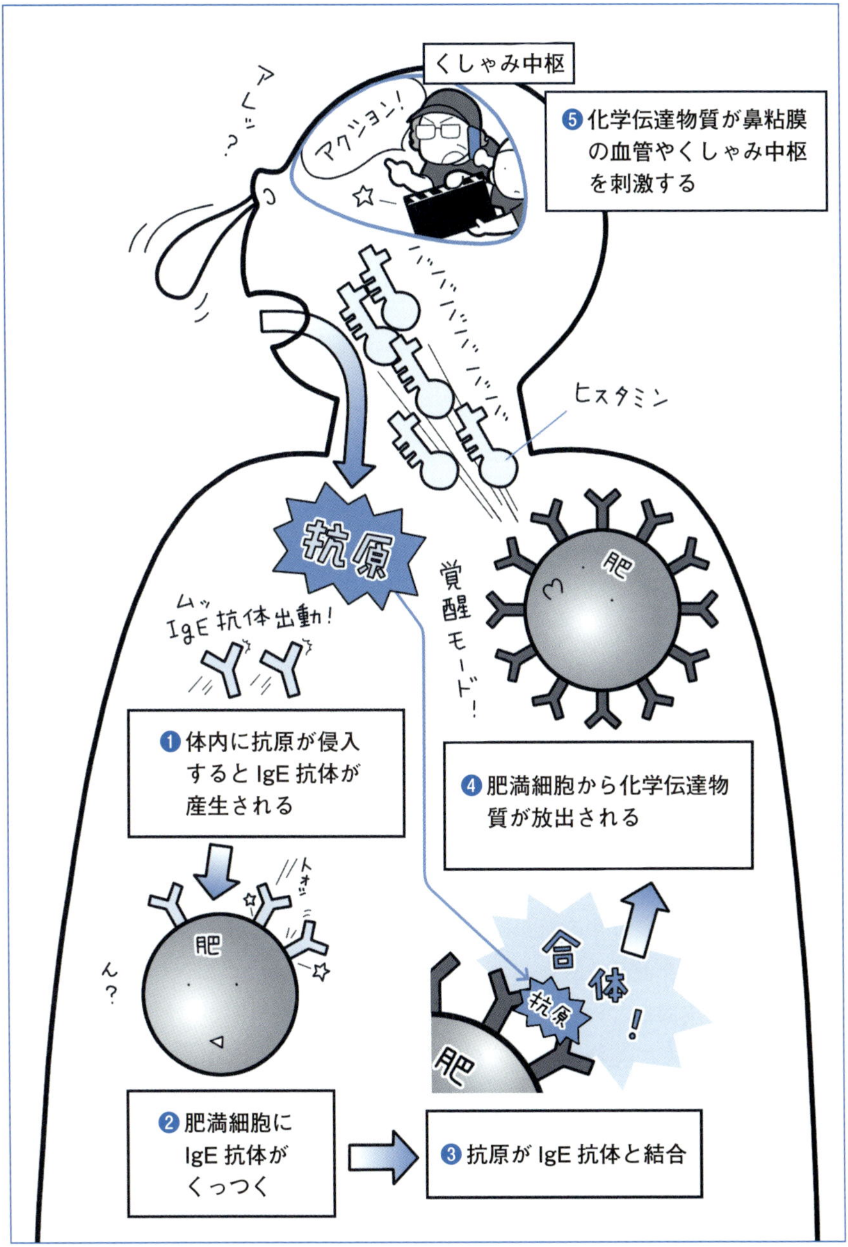

くしゃみ中枢
⑤化学伝達物質が鼻粘膜の血管やくしゃみ中枢を刺激する
アレッ？
アクション！
ヒスタミン
抗原
覚醒モード！
ムッ IgE抗体出動！
①体内に抗原が侵入するとIgE抗体が産生される
肥
トォッ
ん？
④肥満細胞から化学伝達物質が放出される
合体！
抗原
②肥満細胞にIgE抗体がくっつく
③抗原がIgE抗体と結合

アレルギー疾患の治療薬

❶ 肥満細胞から放出された化学伝達物質の反応を抑える

抗ヒスタミン薬[➡ File67]

ヒスタミン受容体を遮断し，ヒスタミンによる血管拡張作用などを抑制します。第一世代の抗ヒスタミン薬は脂溶性が高く脳へ移行するため，眠気や倦怠感の副作用が現れます。第二世代の抗ヒスタミン薬はヒスタミン遊離抑制作用も示し，中枢抑制作用や口の乾きなどの抗コリン作用が弱くなっています。

一般名（商品名）：ベポタスチンベシル酸塩(タリオン)，レボセチリジン(ザイザル)，フェキソフェナジン塩酸塩(アレグラ)

ロイコトリエン受容体拮抗薬[➡ File33]

ロイコトリエン受容体を選択的に遮断し，ロイコトリエンによる気道収縮や血管透過性亢進，気道粘膜の浮腫などを抑制します。アレルギー性鼻炎や気管支喘息に用いられます。副作用として肝機能障害や血球減少に注意が必要です。

一般名（商品名）：プランルカスト水和物(オノン)，モンテルカストナトリウム(シングレア，キプレス)

❷ 肥満細胞から化学伝達物質が放出されるのを抑える

ステロイド[➡ File33，p.164]

炎症の原因となる生理活性物質であるプロスタグランジンの産生を抑制することで抗アレルギー作用や抗炎症作用を示すと考えられています。リンパ球やマクロファージを減少させることで免疫抑制作用も示します。内服薬，注射薬のほか，鼻や皮膚などの局所の炎症を抑える目的で外用剤が用いられます。全身性の副作用として感染症の合併や高血糖，骨粗鬆症，ホルモンバランスの異常などを引き起こす可能性があります。

一般名（商品名）：ベタメタゾンジプロピオン酸エステル(リンデロン DP 軟膏)，クロベタゾールプロピオン酸エステル(デルモベート軟膏)

File 67 抗ヒスタミン薬

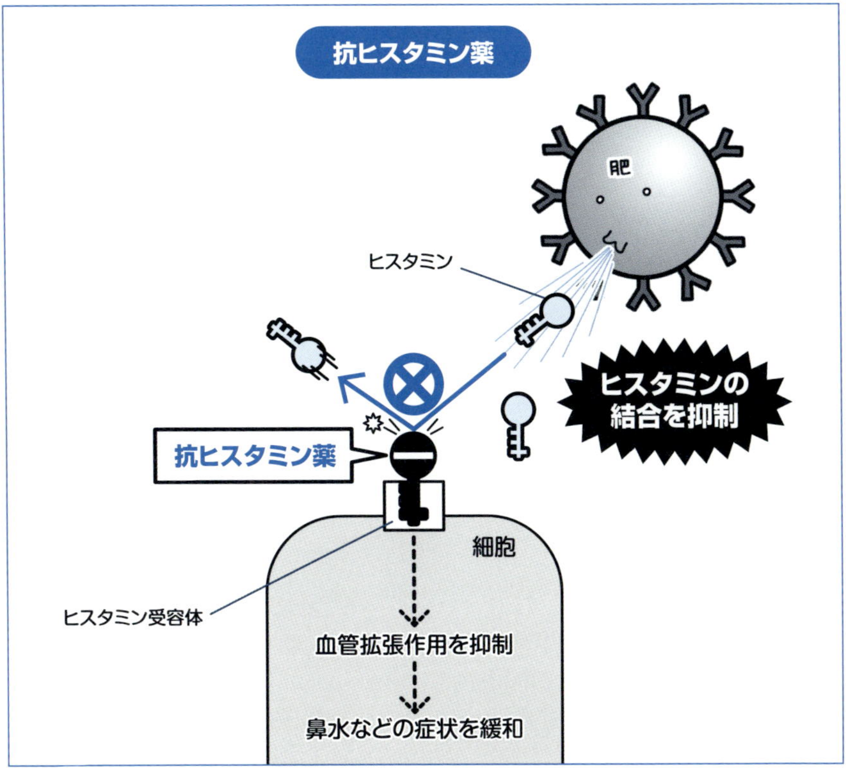
抗ヒスタミン薬
肥
ヒスタミン
ヒスタミンの結合を抑制
抗ヒスタミン薬
細胞
ヒスタミン受容体
血管拡張作用を抑制
鼻水などの症状を緩和

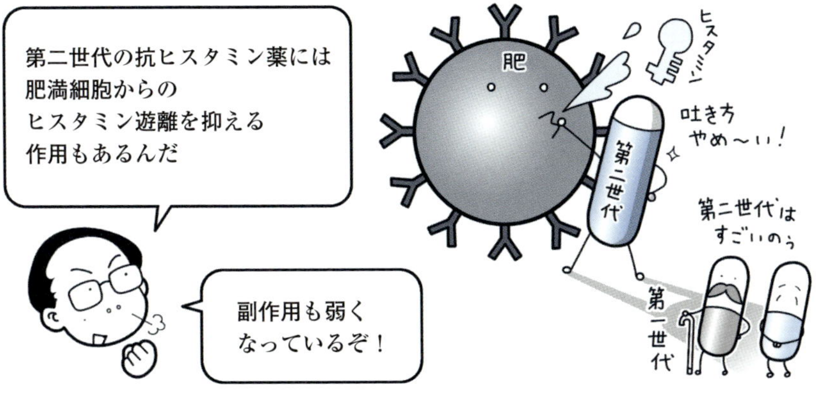
第二世代の抗ヒスタミン薬には肥満細胞からのヒスタミン遊離を抑える作用もあるんだ
副作用も弱くなっているぞ！
肥
ヒスタミン
吐きち やめ～い！
第二世代
第二世代は すごいのぅ
第一世代

Column

アトピー性皮膚炎

アトピー性皮膚炎は，痒みのある湿疹を特徴とする皮膚疾患ですが，原因はいまだ十分には解明されていません。その患者の多くがアレルギーを起こしやすい体質をもっています。また，皮膚が乾燥しやすい素因（ドライスキン）を有していることも多く，皮膚のバリア機構が弱まっていて，そこからアレルゲンが侵入しやすくなり，痒みにつながります。

アトピー性皮膚炎においては皮膚を清潔に保ち，保湿を心がける必要があります。治療においては，薬を正しく使用することがとても大切です。薬により症状を改善して，良い状態を維持していくことができます。アトピー性皮膚炎治療の外用薬としては，ステロイドと免疫抑制薬の外用薬が用いられています。

ステロイド外用薬

ステロイド外用薬は薬効の強さによって，strongest（最強），very strong（かなり強い），strong（強い），medium（中程度），weak（弱い）の５つに分類されており，症状や患部によって使い分けられています。長期間，大量に使用することで使用部位の皮膚が萎縮したり，紅斑がみられることがあります。そのため，皮膚が薄く弱い部位には弱めのステロイドが用いられます。感染症を引き起こすことがあるので注意しなければなりません。また，局所作用だけでなく，副腎機能の低下などの全身作用にも注意が必要です。

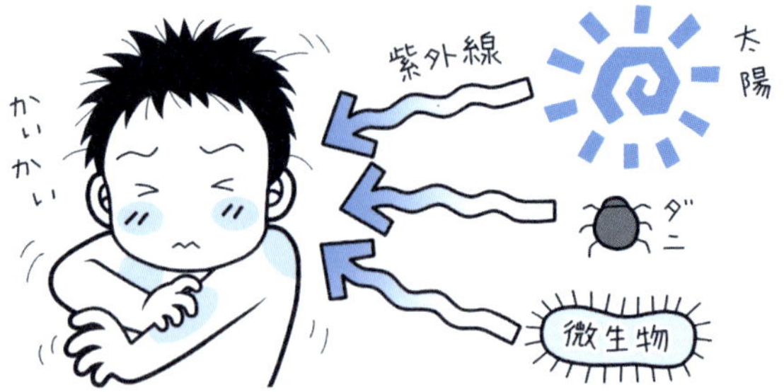

第 9 章

眼に作用する薬

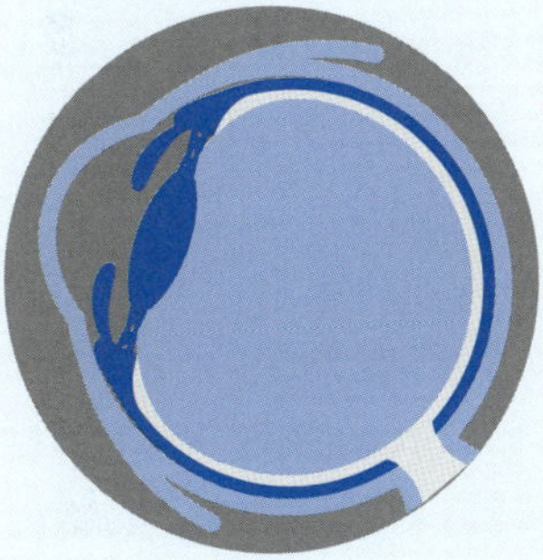

Chapter 9-1

緑内障

どんどん視野が欠けていき失明することも

眼は外部からの刺激を受け取る重要な器官です。眼から視覚として入ってきた情報は，神経を介して脳に伝えられます。**緑内障**はこの**視神経**に障害が生じることで視野が欠けたり，視力が低下し，失明することもある病気で，失明の原因の第1位となっています。現在，40歳以上のうちの20人に1人は緑内障といわれています。緑内障は自覚症状がなく徐々に進むので，症状がかなり悪化してから気づくことが多いようです。

緑内障の成因

眼球は外側が角膜，強膜，脈絡膜，網膜で覆われており，その内側には**硝子体**や**水晶体**，**房水**を含んでいます。房水は**毛様体**でつくられ，眼球内を循環して水晶体や角膜へ栄養を供給したり，老廃物の運搬を行っています。房水は，隅角の奥にある繊維柱帯を経由した**シュレム管**から85％，ぶどう膜（虹彩・毛様体・脈絡膜の3つの総称）・強膜から15％の割合で眼外の血管へ流出され，眼圧を一定に保っています。

緑内障の原因は，多くの場合，眼球の中にある房水が排出されにくくなることによる**眼圧**の上昇です。眼圧が高まることで視神経が圧迫され，視力に障害をきたします。緑内障は発症のメカニズムから，線維柱帯やシュレム管の詰まりによって房水が流れにくくなった「**開放隅角緑内障**」，隅角が狭まることで房水が流れにくくなった「**閉塞隅角緑内障**」に大きく分類されます。また，緑内障以外の眼の疾患や，糖尿病などの全身疾患が原因で眼圧上昇が生じることもあります。

この疾患に対する薬の作用点

① 房水の産生を抑えることで，眼圧の上昇を抑える

② 房水の排出を促すことで，眼圧の上昇を抑える

File 68 緑内障のメカニズム

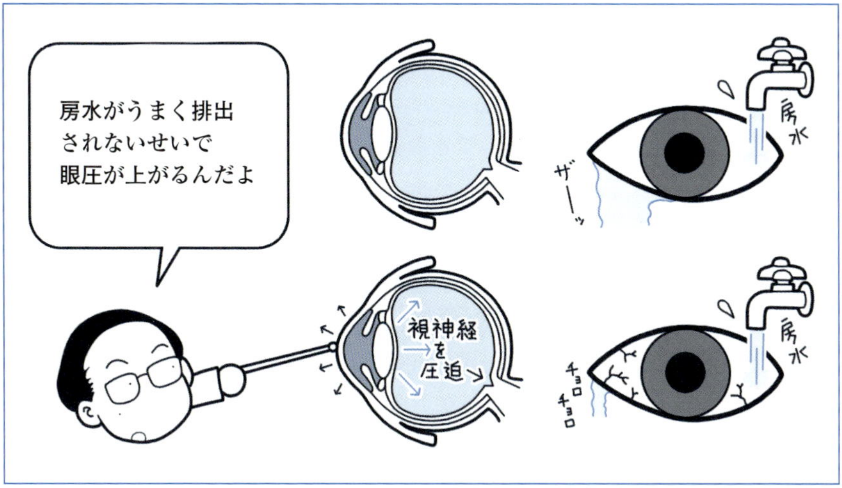

房水が溜まるしくみ

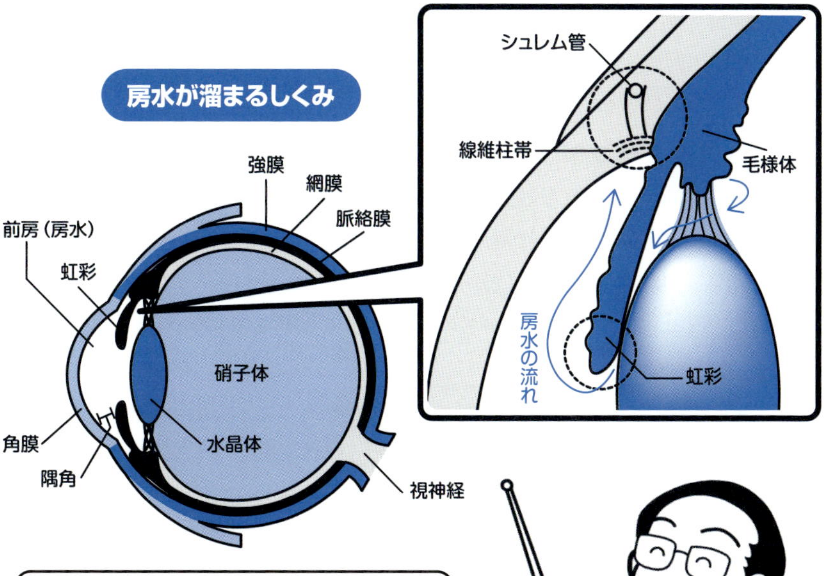

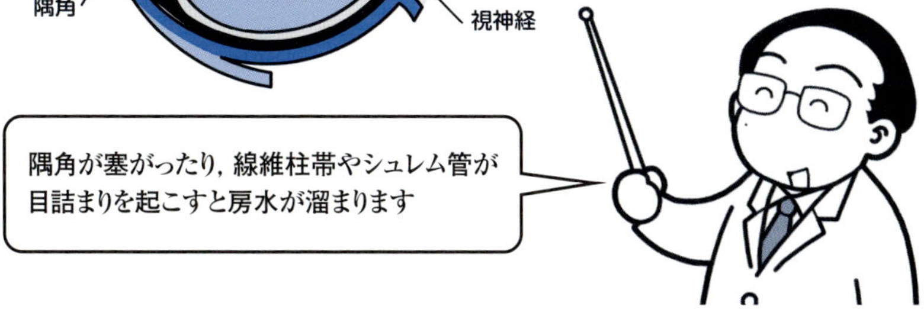

緑内障の治療薬

① 房水の産生を抑えることで，眼圧の上昇を抑える

β遮断薬 [➡ File69]

毛様体にあるβ受容体を遮断して房水産生を抑制します。気管支収縮，心臓抑制作用もあるので気管支喘息や心不全，徐脈の患者には注意が必要です。

一般名（商品名）：カルテオロール塩酸塩（ミケラン点眼液），チモロールマレイン酸塩（チモプトール点眼液）

炭酸脱水酵素阻害薬

房水産生に関与する炭酸脱水酵素を阻害し，房水の産生量を減少させます。閉塞隅角緑内障の急性発作時にも有効です。

一般名（商品名）：ブリンゾラミド（エイゾプト懸濁性点眼液），ドルゾラミド塩酸塩（トルソプト点眼液）

② 房水の排出を促すことで，眼圧の上昇を抑える

プロスタグランジン製剤 [➡ File69]

ぶどう膜強膜流出路からの房水流出促進作用により眼圧を低下させます。β遮断薬と同程度の眼圧低下作用があります。瞼や虹彩への色素沈着，まつ毛の増加，結膜・角膜の充血などに注意が必要です。

一般名（商品名）：ラタノプロスト（キサラタン点眼液），タフルプロスト（タプロス点眼液）

α_2 刺激薬

毛様体にあるアドレナリンα_2受容体を刺激し，ぶどう膜強膜流出路からの房水流出を促進させ，眼圧を低下させます。ブリモニジンは神経保護効果も注目されています。副作用として結膜炎に注意が必要です。

一般名（商品名）：ブリモニジン酒石酸塩（アイファガン点眼液）

Rho キナーゼ阻害薬（ROCK 阻害薬）

さまざまな細胞のリン酸化酵素であるRhoキナーゼを阻害することで，線維柱帯-シュレム管からの房水流出を促進させ，眼圧を低下させます。

一般名（商品名）：リパスジル塩酸塩水和物（グラナテック点眼液）

File 69 β遮断薬, プロスタグランジン製剤

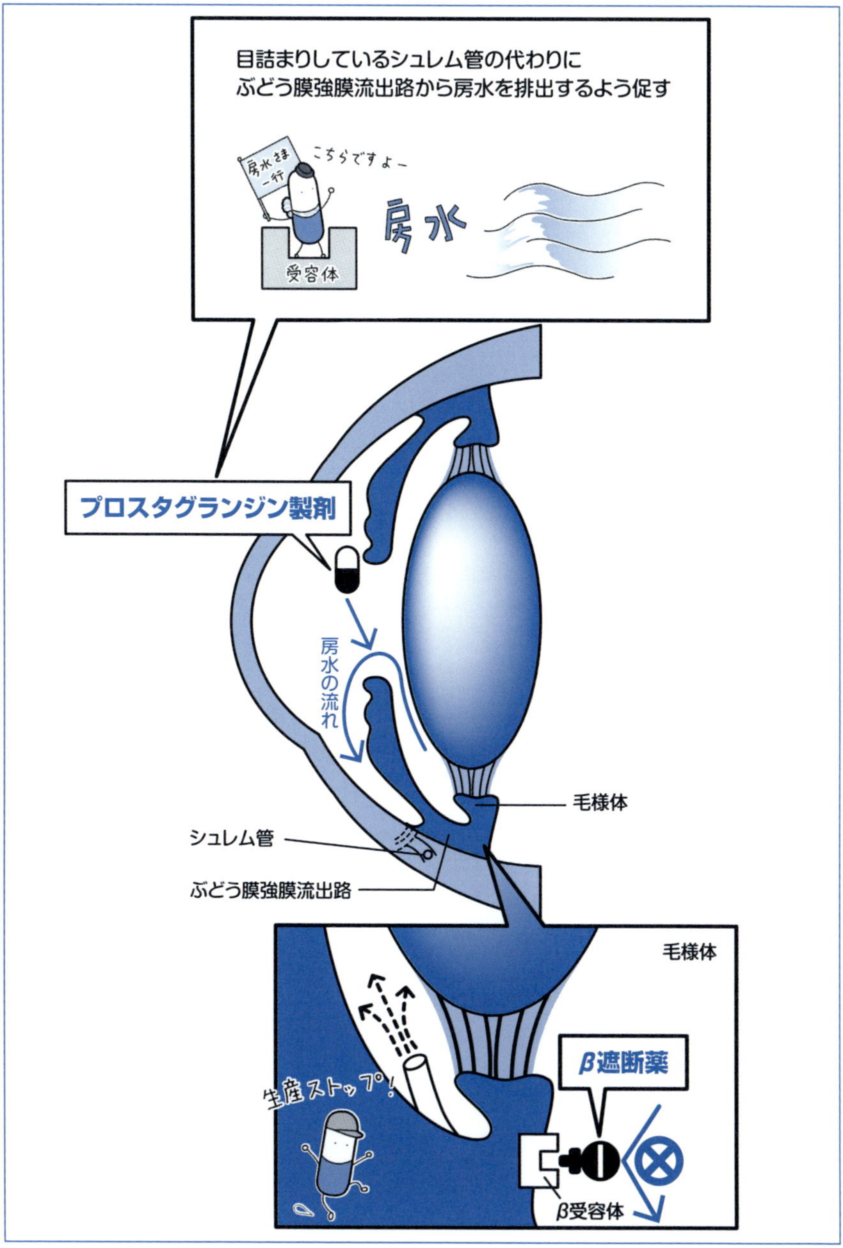

Chapter 9-2

白内障

老化とともにほぼ全員が患う視力障害

白内障は眼のレンズの役割を果たしている**水晶体**がさまざまな原因で白く混濁している状態です。水晶体の白濁により光の通過が妨げられることで，光がうまく眼の奥まで届かなくなり，かすむ，ぼやける，二重に見えるなどの視力障害が起きます。年齢とともに誰にでも起きる症状で，60歳代で約6割，70歳代で9割，80歳以上ではほぼ全員に水晶体の混濁がみられるといわれています。

白内障の成因

白内障の原因として最も多いのは加齢です。白内障が発生するしくみは明確にされていませんが，アミノ酸の代謝過程において生じるアミノ酸代謝異常物質が原因と考えられています。チロシンやトリプトファンなどのアミノ酸の代謝に異常が生じることによってアミノ酸代謝異常物質が産生され，周りの**クリスタリン**という水溶性タンパク質と結合します。その結果，クリスタリンが変性を起こし，白く濁る不溶性のタンパク質に変化します。このほかにも，タンパク質が変性して白濁する原因として，酸化障害，糖尿病などに伴う代謝障害などが考えられています。不溶性タンパク質は白濁しているため，光を十分に通過させないので視神経に情報がうまく伝わらず，視覚に障害が生じるのです。

この疾患に対する薬の作用点

① 水晶体の白濁の原因となるクリスタリンの変性を抑える

病気の概要

File 70 白内障のメカニズム

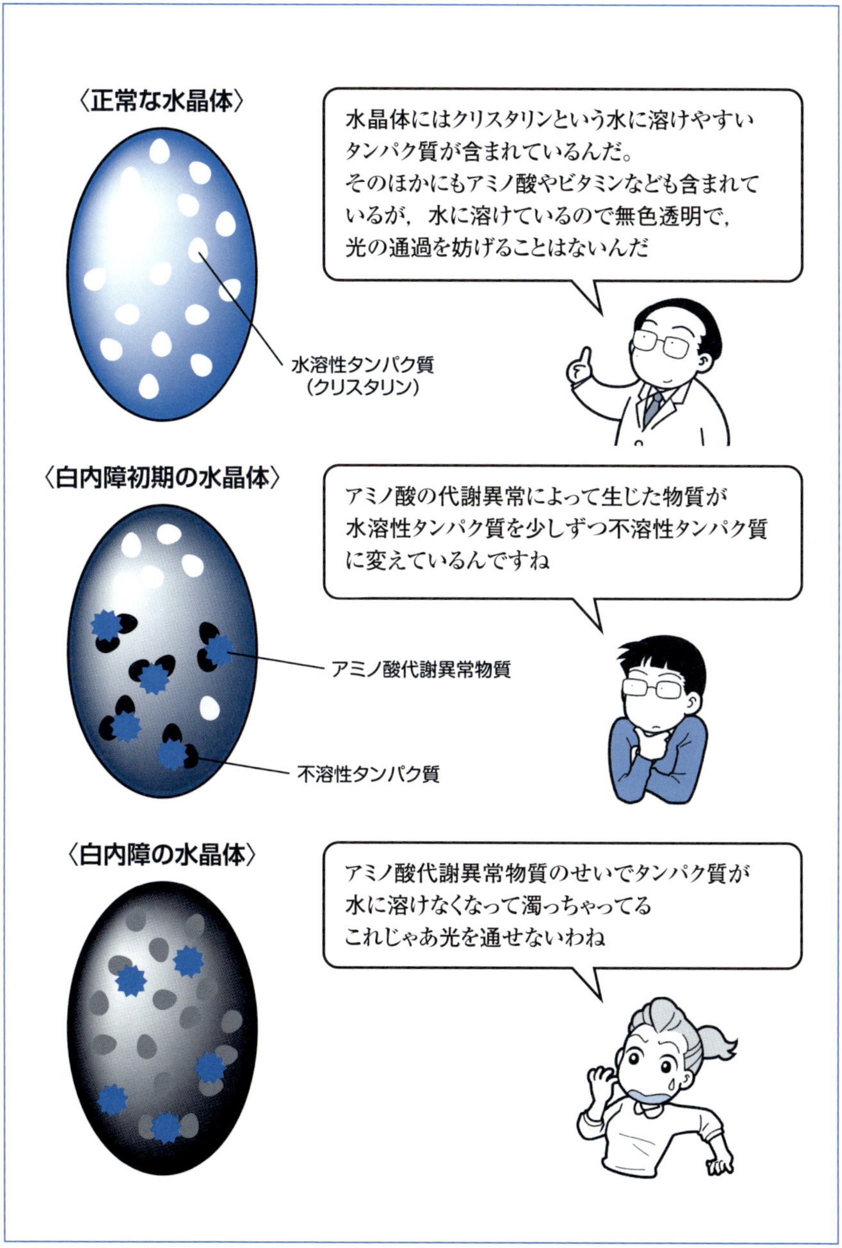
〈正常な水晶体〉
水晶体にはクリスタリンという水に溶けやすいタンパク質が含まれているんだ。
そのほかにもアミノ酸やビタミンなども含まれているが，水に溶けているので無色透明で，光の通過を妨げることはないんだ
水溶性タンパク質
（クリスタリン）
〈白内障初期の水晶体〉
アミノ酸の代謝異常によって生じた物質が水溶性タンパク質を少しずつ不溶性タンパク質に変えているんですね
アミノ酸代謝異常物質
不溶性タンパク質
〈白内障の水晶体〉
アミノ酸代謝異常物質のせいでタンパク質が水に溶けなくなって濁っちゃってる
これじゃあ光を通せないわね

白内障の治療薬

❶ 水晶体の白濁の原因となるクリスタリンの変性を抑える

ピレノキシン[➡ File71]

アミノ酸の代謝異常物質がクリスタリンと結合するのを抑え，変性を抑制することで水晶体の白濁の進行を防ぎます。初期の老人性白内障に用いられます。副作用として角膜炎や眼瞼炎，結膜充血が起こることがあります。

一般名（商品名）：ピレノキシン（カタリン点眼液，カリーユニ点眼液）

還元型グルタチオン

水晶体の成分であるグルタチオンを補充し，クリスタリンの酸化を抑制することで水晶体の白濁の進行を防ぎます。膜構造の安定化にも関与しており，角膜炎や，角膜上皮剥離にも用いられます。副作用として刺激感や掻痒《そうよう》感，結膜充血が起こることがあります。

一般名（商品名）：グルタチオン（タチオン点眼用）

MEMO

白内障の手術

白内障の治療薬は水晶体の白濁の進行を抑えますが，一度濁ってしまった水晶体を元に戻すことはできません。そのため，現在，白内障の治療は手術が中心になっています。白内障の手術では，眼から濁った水晶体を取り除き，代わりに人工の眼内レンズを挿入します。比較的短時間で実施され，術後の痛みはほとんどなく，からだへの負担が少ない手術です。

日本人と近視

昔から，日本人には近視が多いといわれています。眼鏡をかけ，首からカメラを提げているのが日本人の代名詞のように思われていた時代がありました。両親または片親が近視の場合，その子どもも近視になる確率が高く，近視には遺伝的な因子が関与していると考えられています。遺伝的な因子にゲームや長時間のパソコン作業などの環境的な因子が加わることにより，近視は進みます。近視を防ぐには，適正な距離，適度な照明と休息が必要です。

File 71 ピレノキシン㊉他

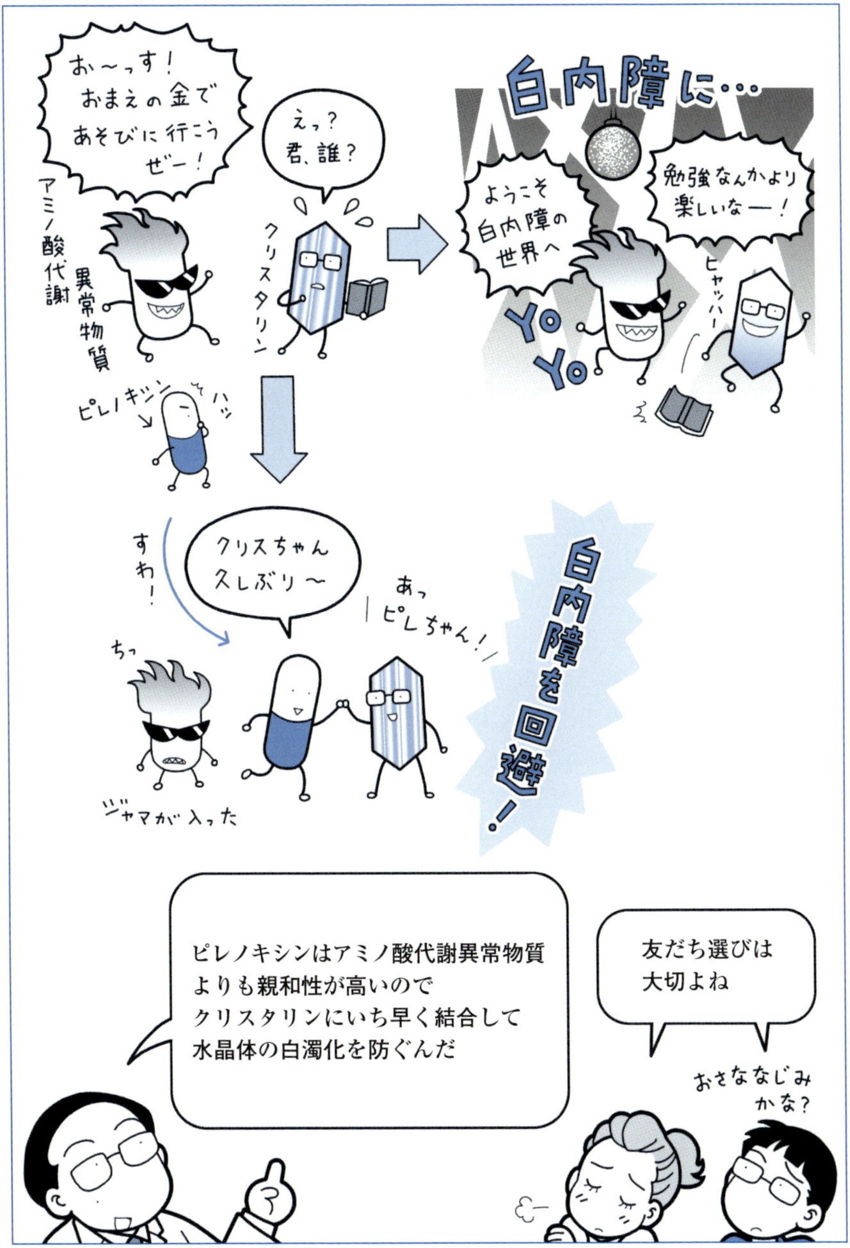
お〜っす! おまえの金で あそびに行こう ぜー!
えっ? 君、誰?
アミノ酸代謝異常物質
クリスタリン
白内障に…
ようこそ 白内障の 世界へ
勉強なんかより 楽しいな——!
YoYo
ヒャッハー
ピレノキシン
ハッ
すわ!
クリスちゃん 久しぶり〜
あっ ピレちゃん!
ちっ
ジャマが入った
白内障を回避!
ピレノキシンはアミノ酸代謝異常物質よりも親和性が高いので クリスタリンにいち早く結合して 水晶体の白濁化を防ぐんだ
友だち選びは 大切よね
おさななじみ かな?

Column

点眼薬の正しい使い方

点眼薬の正しい使い方をご存じですか。正しく使用しなければせっかくの点眼薬も十分な効果を発揮できません。眼は，肝臓，腎臓などの他の臓器・器官と異なり，直接，外気に触れています。そのため，異物が入り込まないように，また，乾燥しないように，眼は眼瞼(まぶた)の裏と眼球が結膜で覆われ，袋状になっています。この部分を結膜嚢といいます。結膜嚢には涙液が蓄えられ，眼に異物が入ってきたときに洗い流します。結膜嚢の容量は成人で約 20 ～ 30 μL で，常に約 7 μL の涙液が蓄えられています。涙液は毎分約 1.2 μL 産生され，結膜嚢内の涙液は約 5 分で入れ替わっています。

それでは，点眼薬を使用した場合どうなるのでしょう。点眼薬の 1 滴は約 50 μL で，結膜嚢の蓄えることのできる液量を超えてしまいます。そのため点眼は，通常，1 回につき 1 滴で十分といわれています。それ以上点眼しても結膜嚢に蓄えることができず，眼から溢れ出たり，目頭にある涙点から鼻腔を通り咽頭に流れ出てしまいます。一部の点眼薬の成分は鼻腔粘膜などから吸収され血中に入り全身的な作用(副作用)を生じることがあります。全身作用を軽減するためにも，点眼後しばらくは瞬きしないで目頭を軽く押さえることも大切です。

2 種類以上の点眼薬を使用する場合，点眼間隔が短いと先に使用した点眼薬が次に使用する点眼薬によって洗い流されてしまい十分な効果が示されないことがあります。これを防ぐには，通常，5 分以上の間隔をあける必要があります。これは，結膜嚢内の涙液が入れ替わるのに約 5 分間かかることを基準として算出された時間です。実際に，先の点眼薬を使用して 30 秒後に次の点眼薬を使用した場合，先の点眼薬の効果が約 70%減少，2 分後では約 30%減少したという報告もあります(動物実験でのデータ)。2 種類以上の点眼薬を点眼する際は，ゲル状の点眼液などの持続化させた製剤は結膜嚢に長くとどまるように工夫されているので最後に使用するのがよいでしょう。

第 10 章

感染症の治療薬

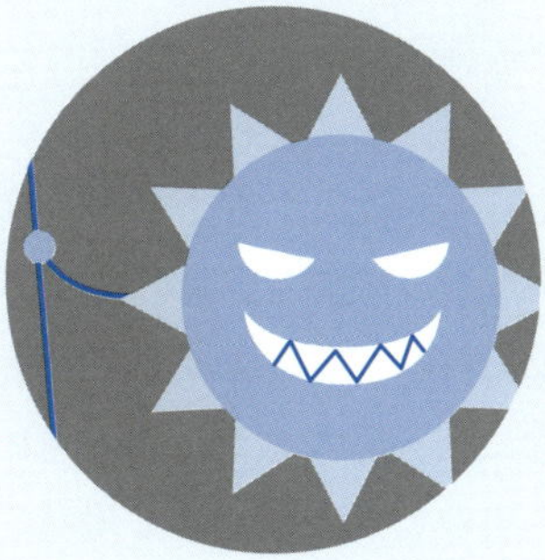

Chapter 10-1

細菌感染症

抵抗力が落ちているときに感染しやすい

細菌感染症は，細菌が体内に侵入して増殖することによって発症する病気の総称です。細菌感染症を防ぐには，細菌の体内への侵入経路を断ち，侵入する細菌の量をできるだけ減らすことが重要です。食事の前の手洗い，食物の加熱や傷口の消毒などはこの目的で行われています。細菌の細胞は，私たちのからだの細胞とはつくりが違うので，この違いをターゲットとした抗菌薬が使用されます。感染症を治すには，抗菌薬の使用だけではなく十分な休息と栄養を摂るなど，弱ったからだの抵抗力を高めることも重要です。

細菌感染症の成因

通常，私たちのからだの中には細菌に対抗する抵抗力があって簡単には感染症を発症しません。からだに細菌が侵入すると細菌を攻撃するリンパ球やマクロファージなどの働きを活発にさせ，さらに種々の**サイトカイン**（細胞から放出される微量な生理活性物質）を放出することで，細菌を死滅させます。しかし，小児や高齢者などのからだの抵抗力が弱い人や睡眠不足や栄養不足などで抵抗力が落ちていると，これらの免疫機能が十分に働かず，侵入してきた細菌に対抗しきれません。体内に侵入した細菌は私たちのからだの中で核酸合成，タンパク質合成，細胞壁合成などの過程を経て増殖し，感染症を発症します。細菌感染症は，からだの抵抗力が正常である場合，適切に治療を行えば軽快しますが，感染した細菌の種類や重症度によって，後遺症が残ったり死につながることも少なくないので注意が必要です。

この疾患に対する薬の作用点

① 細菌の細胞が増殖する過程を遮ることで，細菌の数を減らす

File 72 細菌感染症を発症するメカニズム

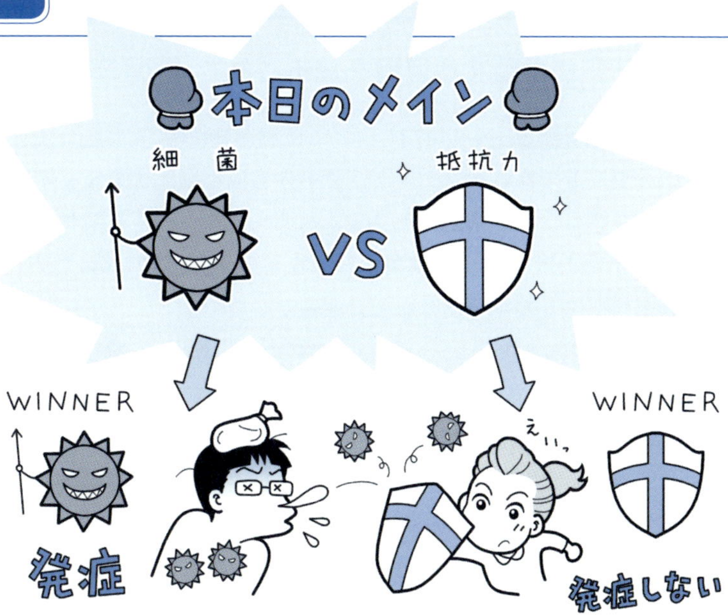

細菌が体内に入っても抵抗力が勝っている場合は感染症を発症しないんだ

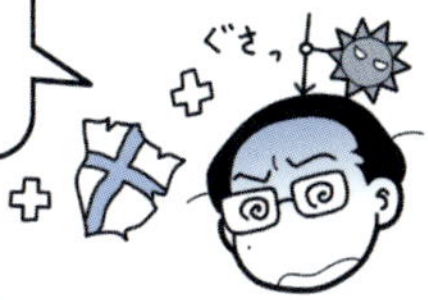

細菌細胞とヒト細胞の違い

	細菌	ヒト
細胞壁	ある	ない
リボソーム（構造）	50S，30S	60S，40S
核	ない（染色体がむきだし状態）	ある
葉酸合成	合成できる	合成できない

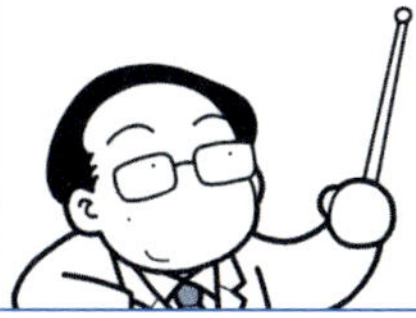

抗菌薬は細菌細胞とヒト細胞の違いをターゲットとして作用するんだ

細菌感染症の治療薬

❶ 細菌の細胞が増殖する過程を遮ることで，細菌の数を減らす

細胞壁合成阻害薬 [➡ File73]

細胞壁の主要成分であるペプチドグリカンの合成を阻害することで細菌の増殖を抑えます。ペニシリン系薬やセフェム系薬，カルバペネム系薬など多くの種類があり，治療の対象とする細菌の種類などによって使い分けられています。副作用としてアレルギー反応などに注意が必要です。

一般名（商品名）：セフカペンピボキシル塩酸塩水和物（フロモックス），セフジトレン ピボキシル（メイアクト）

タンパク質合成阻害薬 [➡ File73]

細菌のリボソームに結合し，タンパク質合成を阻害することで細菌の増殖を抑えます。アミノグリコシド系薬，マクロライド系薬などがあります。副作用として，アミノグリコシド系薬では腎障害や聴覚障害，マクロライド系薬では下痢を起こすことがあります。

一般名（商品名）：クラリスロマイシン（クラリス，クラリシッド），アジスロマイシン水和物（ジスロマック）

核酸合成阻害薬 [➡ File73]

細菌の遺伝子情報を含むDNAの合成を阻害することで細菌の増殖を抑えます。ニューキノロン系薬が代表的です。副作用として光線過敏症や中枢神経障害を発現することがあります。

一般名（商品名）：メシル酸ガレノキサシン水和物（ジェニナック），シタフロキサシン水和物（グレースビット），レボフロキサシン水和物（クラビット）

葉酸合成阻害薬 [➡ File73]

核酸合成時に必要な葉酸の合成を阻害することで細菌の増殖を抑えます。副作用に再生不良性貧血，顆粒球減少，過敏症などがあります。

一般名（商品名）：スルファメトキサゾール・トリメトプリム（バクタ）

薬の作用

File 73 細胞壁合成阻害薬，タンパク質合成阻害薬，核酸合成阻害薬，葉酸合成阻害薬

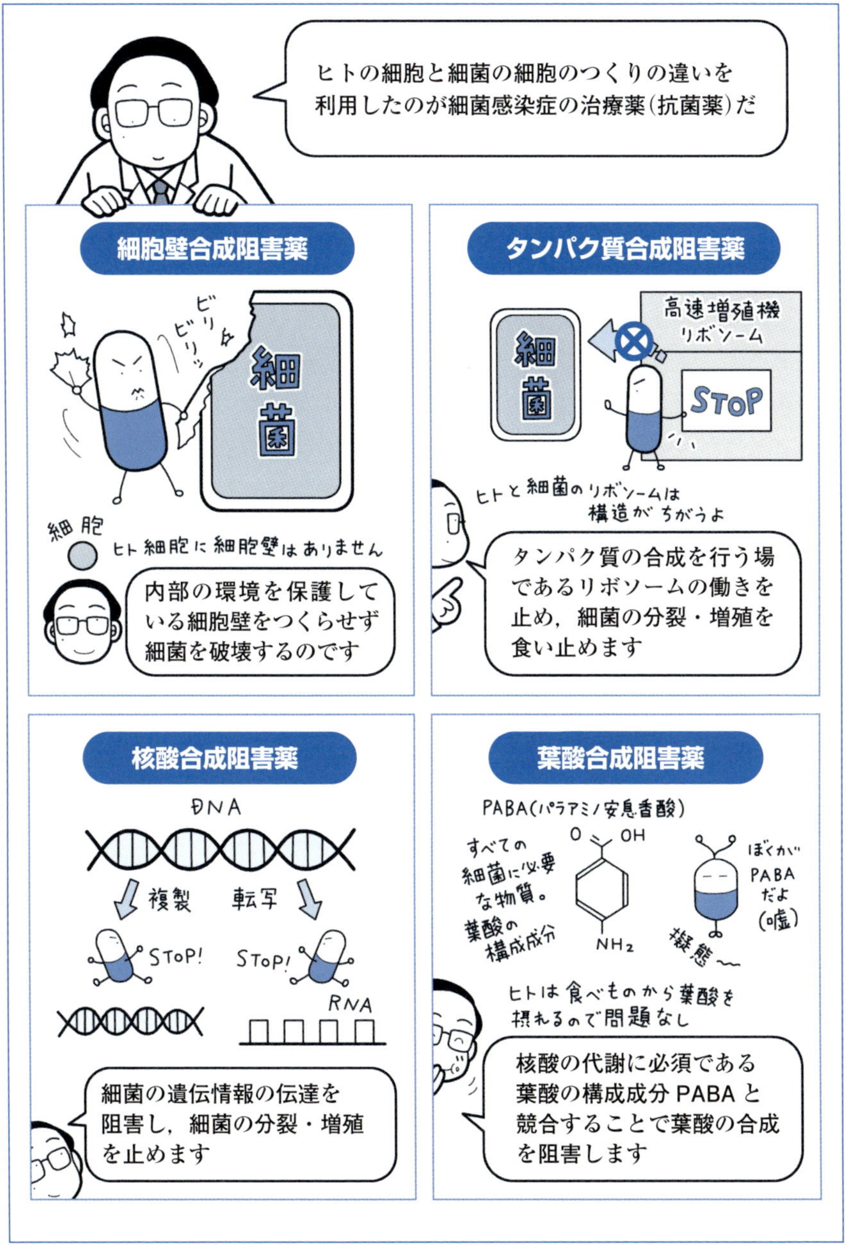
ヒトの細胞と細菌の細胞のつくりの違いを利用したのが細菌感染症の治療薬（抗菌薬）だ
細胞壁合成阻害薬
ビリビリッ
細菌
細胞
ヒト細胞に細胞壁はありません
内部の環境を保護している細胞壁をつくらせず細菌を破壊するのです
タンパク質合成阻害薬
高速増殖機 リボソーム
細菌
STOP
ヒトと細菌のリボソームは構造がちがうよ
タンパク質の合成を行う場であるリボソームの働きを止め，細菌の分裂・増殖を食い止めます
核酸合成阻害薬
DNA
複製
転写
STOP!
STOP!
RNA
細菌の遺伝情報の伝達を阻害し，細菌の分裂・増殖を止めます
葉酸合成阻害薬
PABA（パラアミノ安息香酸）
すべての細菌に必要な物質。葉酸の構成成分
O OH
NH2
ぼくがPABAだよ（嘘）
擬態〜
ヒトは食べものから葉酸を摂れるので問題なし
核酸の代謝に必須である葉酸の構成成分 PABA と競合することで葉酸の合成を阻害します

Chapter 10-2

真菌感染症

臨床診断にも苦労することが多い

真菌感染症（真菌症）は，カビ（糸状菌），酵母，キノコなどの真菌が原因となる感染症の総称です。真菌症は，いわゆる水虫のように，感染部位が表皮や粘膜に局限する**表在性真菌症**と，臓器や血液など，からだの内部に感染する**深在性真菌症**に大別できます。一般に，私たちのからだの抵抗力が落ちているときに感染しやすくなります。特に，深在性真菌症は重症になり，死に至ることもあるので注意が必要です。治療には真菌の特徴に合わせた**抗真菌薬**が使用されます。真菌は，細菌に比べて検査での検出率が低く，医療現場でも診断に苦労することが多くあります。抗がん剤投与時や骨髄移植時など，真菌感染のリスクが高い場合には抗真菌薬を予防的に投与されることもあります。

真菌感染症の成因

真菌は私たちの身近に存在する生物で，8万種以上といわれており，動物やヒトの細胞に類似しています。中には感染力の強い真菌もいますが，通常は免疫機能（抵抗力）のおかげで簡単には感染症を発症しません。しかし，免疫機能が十分でない小児や高齢者，骨髄移植や抗がん剤治療などの場合，通常ではほとんど感染しないような真菌によって，深在性の真菌症を発症します（**日和見感染**）。罹患臓器としては，肺が最も多く，血液，腎臓などが続きます。

表在性真菌症の代表疾患である**足白癬（水虫）**は，日本で約2,500万人が罹患していると推計される大衆的な病です。感染者の足から白癬菌が床やスリッパなどに付着します。健常者が間接的に白癬菌に触れ，高温・多湿の環境が1～2日続くと足の皮膚の角質内に侵入し，感染が成立することがあります。

この疾患に対する薬の作用点

① **真菌の細胞膜に作用して増殖を抑える**

② **真菌の細胞壁に作用して増殖を抑える**

File 74 真菌の一般的な特徴

糸状菌

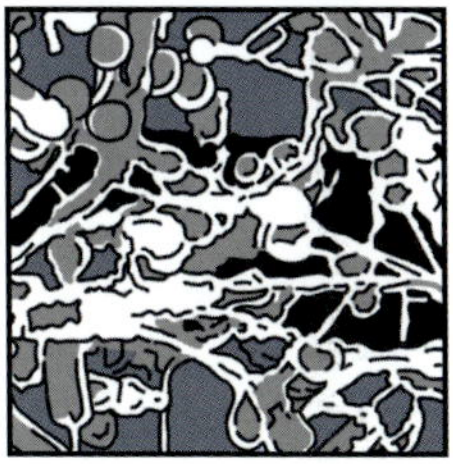

菌糸と呼ばれる多細胞性の
構造で治療しにくい

酵母様真菌

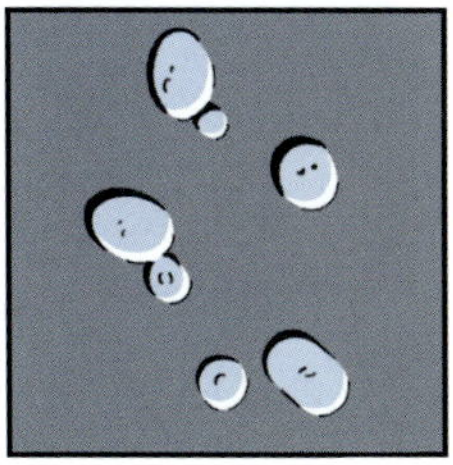

ほとんどの時期を
単細胞の状態で過ごす

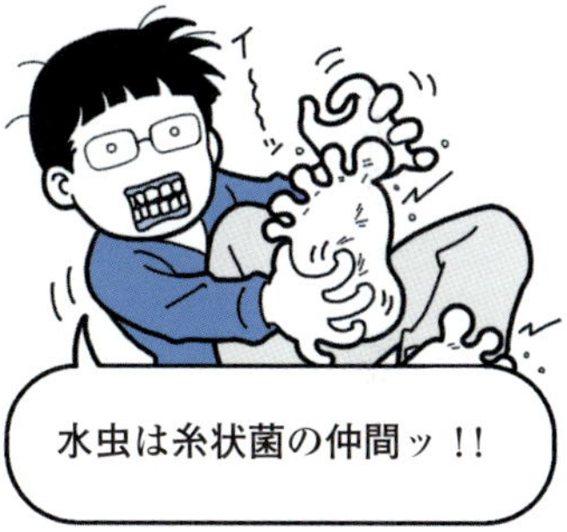
イ〜〜ッ
水虫は糸状菌の仲間ッ！！

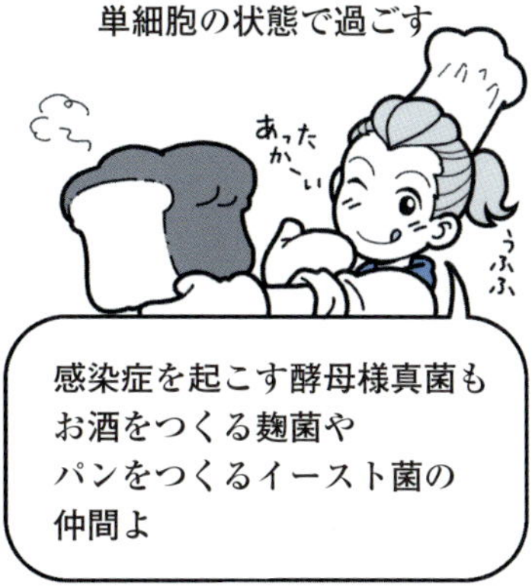
あったか〜い
うふふ
感染症を起こす酵母様真菌も
お酒をつくる麹菌や
パンをつくるイースト菌の
仲間よ

真菌細胞とヒト細胞の違い

	真菌	ヒト
細胞壁	ある	ない
細胞膜の主な構成成分	エルゴステロール	コレステロール

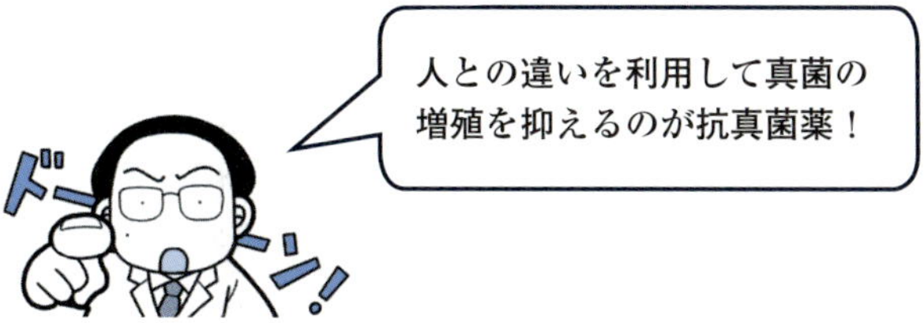
人との違いを利用して真菌の
増殖を抑えるのが抗真菌薬！
ドーン！

真菌感染症の治療薬

❶ 真菌の細胞膜に作用して増殖を抑える

アゾール系抗真菌薬［➡ File75］

真菌細胞膜の機能を維持するのに必要なエルゴステロールをつくる過程において，ラノステロールの脱メチル化酵素を阻害することで，エルゴステロールを欠乏させて，真菌の増殖を抑えます。幅広い抗真菌効果があり，表在性真菌症と深在性真菌症のどちらにも使用されています。表在性真菌症には軟膏やクリーム剤も使われます。内服薬や注射薬では，チトクロムP450で代謝される多くの薬剤との相互作用に注意が必要です。

一般名（商品名）：ボリコナゾール（ブイフェンド），ルリコナゾール（ルリコン），ケトコナゾール（ニゾラール）

ポリエンマクロライド系抗真菌薬［➡ File75］

真菌細胞膜の構成成分であるエルゴステロールに結合し，細胞膜に孔を開け，この孔から真菌の内容物を漏れ出させ，真菌の増殖を抑えます。抗真菌薬の中でも最も幅広い真菌に対する効果があります。毒性が強く，副作用が多いため，副作用の軽減と感染部位への移行性を高める目的で，主にリポソーム製剤が用いられます。

一般名（商品名）：アムホテリシンB（ファンギゾン，アムビゾーム）

❷ 真菌の細胞壁に作用して増殖を抑える

キャンディン系抗真菌薬［➡ File75］

真菌の細胞壁の構成成分であるβ-D-グルカンの合成酵素を阻害し，真菌の増殖を抑えます。ヒトにはない細胞壁を標的にしているため，他の抗真菌薬と比較して副作用が少ないのが特徴です。カンジダ属やアスペルギルス属には効果がありますが，クリプトコッカス属には効果が不十分です。

一般名（商品名）：ミカファンギンナトリウム（ファンガード），カスポファンギン酢酸塩（カンサイダス）

File 75

アゾール系抗真菌薬，ポリエンマクロライド系抗真菌薬(他)，キャンディン系抗真菌薬

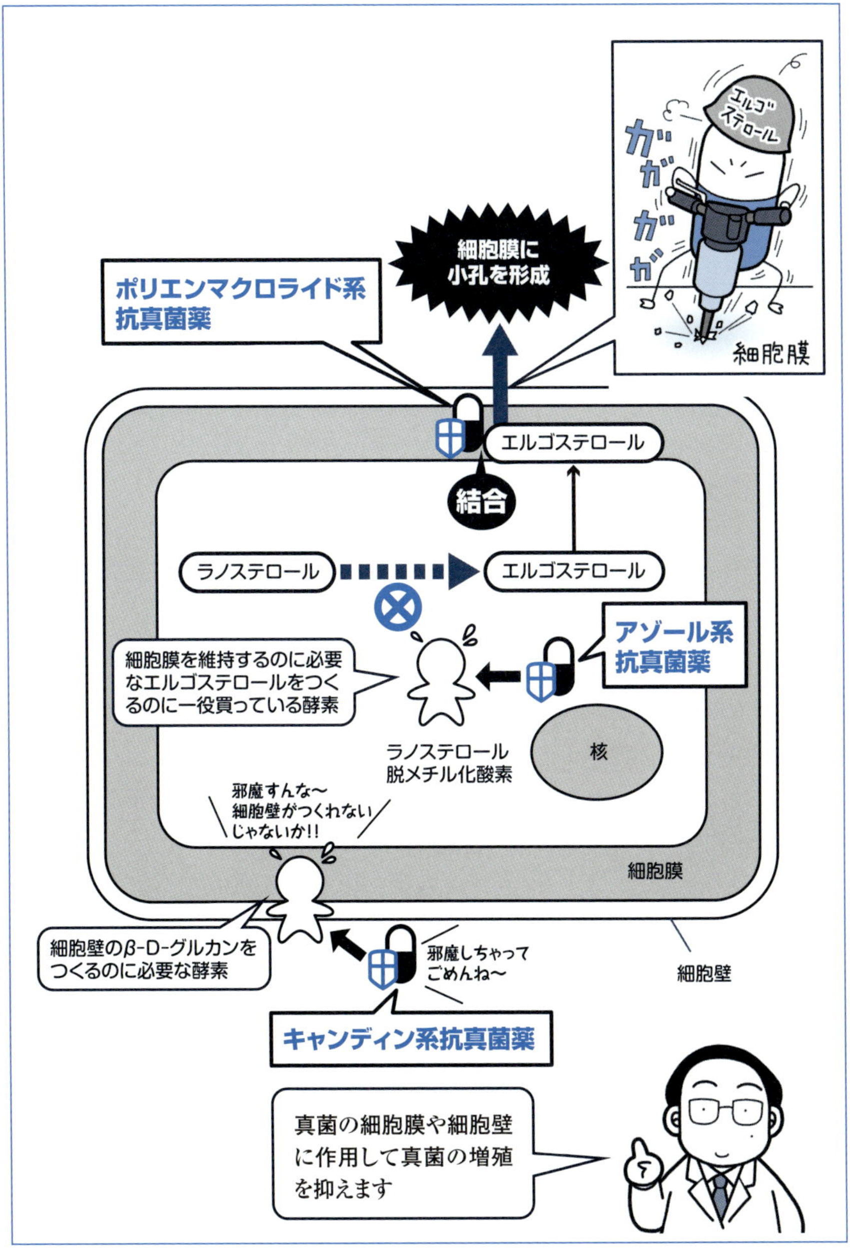

Chapter 10-3

ウイルス感染症

ノロ，インフルエンザ，HIVなど多くの種類がある

ウイルス感染症は，細胞構造をもたない無生物（ウイルス）が，宿主の細胞を乗っ取り，増殖することにより発症する病気です。ウイルスにはさまざまな種類があり，冬季に話題になる**インフルエンザウイルス**や**ノロウイルス**，エイズの原因である**ヒト免疫不全ウイルス（HIV）**などがあります。また，小児の感染症として知られる麻疹（はしか），風疹（三日はしか），水痘（水ぼうそう）などもウイルスが原因で発症します。ウイルスは構造上，タンパク質と遺伝情報を含む核酸のみからできていて，核酸の種類や数の違いで分類されています。治療には抗ウイルス薬，予防にはワクチンが用いられます。ここでは，インフルエンザウイルスとその治療薬を中心に紹介します。

ウイルス感染症の成因

インフルエンザは高熱とともに頭痛や悪寒，筋肉痛などを引き起こし，小児や高齢者では死亡例も少なくない感染症です。原因となるインフルエンザウイルスにはA, B, C型の3つの型がありますが，問題となるのはA型とB型です。インフルエンザウイルスの表面［File76］には，**ヘマグルチニン**と**ノイラミニダーゼ**と呼ばれるタンパク質があります。ヘマグルチニンは接着剤のような役割をし，ウイルス本体を宿主の気道粘膜の細胞に接着させます。ウイルスは宿主細胞に接着すると，まずタンパク質の殻（カプシド）を捨て，宿主細胞の核膜内まで侵入します。そこでウイルス自身のRNAを複製し，タンパク質を合成して増殖します。ウイルスが宿主細胞から離れる際には，ノイラミニダーゼがウイルスと宿主細胞の結合を切断します。そして新しいウイルスが宿主細胞から出て行き，また新たな細胞に侵入するのです［File77］。

((•)) この疾患に対する薬の作用点

① ウイルスが増殖する過程を遮ることで，ウイルスの数を減らす

File 76 ウイルスと細菌の違い

インフルエンザウイルスの構造

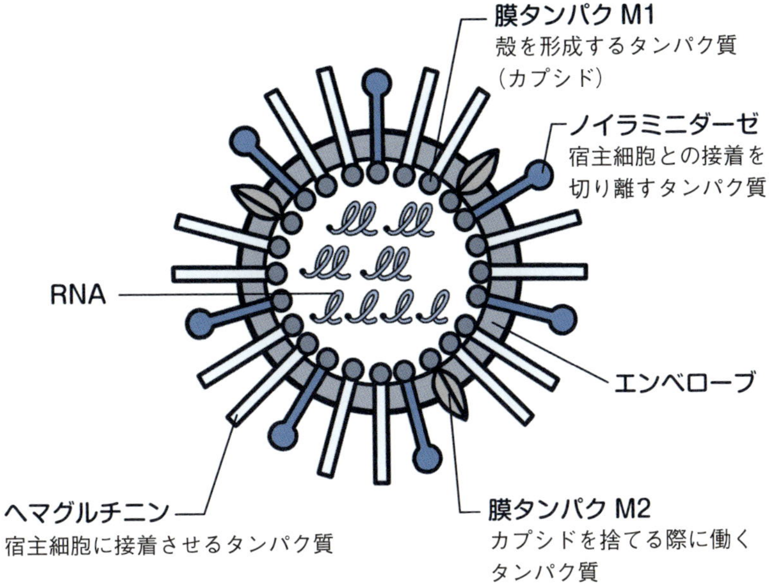

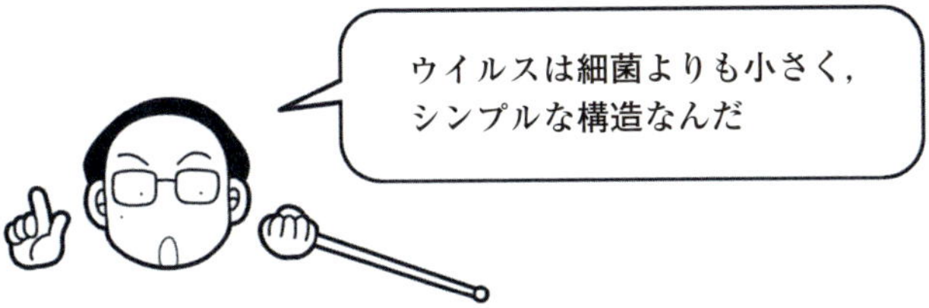

	細菌	ウイルス
大きさ	1 〜 4 μm （ヒトの細胞の 1/10）	0.02 〜 0.1 μm （ヒトの細胞の 1/200）
増殖	細胞がなくても増殖可能	ヒトや動物の細胞の中で増殖
核酸	DNA と RNA の両方	DNA あるいは RNA
タンパク合成	あり	なし
抗菌薬	効果あり	効果なし

ウイルス感染症の治療薬

① ウイルスが増殖する過程を遮ることで，ウイルスの数を減らす

ノイラミニダーゼ阻害薬 [➡ File77]

A，B型インフルエンザウイルスの表面にあるノイラミニダーゼを阻害することで，ウイルスが宿主細胞から遊離し増殖するのを抑制します。症状発現から2日以内に投与することで症状の持続期間を短縮します。経口薬，吸入薬，注射薬など，多様な剤形があります。吸入薬のザナミビルは全身の副作用は少ないものの，嗄声や気管支けいれんを起こすことがあります。

一般名（商品名）：オセルタミビルリン酸塩(タミフル)，ザナミビル水和物(リレンザ)，ペラミビル水和物(ラピアクタ)

エンドヌクレアーゼ阻害薬 [➡ File77]

インフルエンザウイルス特有の構造（キャップ構造）を認識し，RNAを複製する過程で必要な酵素（エンドヌクレアーゼ）を阻害して，インフルエンザウイルスの増殖を抑制します。バロキサビルは，1回のみの内服で効果を示し，ノライミニダーゼ阻害薬と同様に，症状発現から2日以内に投与することで症状の持続時間を短縮します。

一般名（商品名）：バロキサビル マルボキシル(ゾフルーザ)

MEMO 生ワクチンと不活化ワクチン

ワクチンは大きく生ワクチンと不活化ワクチンに分けることができます。生ワクチンは生きた細菌やウイルスの毒性を弱めたもので，これらを接種することにより体内で細菌やウイルスを増殖させ，免役力をつけさせます。主な生ワクチンに，麻疹・風疹混合ワクチン，水痘ワクチンなどがあります。一方，不活化ワクチンは，細菌やウイルスをホルマリンや紫外線などで処理することで殺して毒性をなくし，免疫力をつけるのに必要な成分を取り出したものです。不活化ワクチンは，体内で細菌やウイルスが増殖しないため，十分な免疫力をつけるためには複数回の接種が必要となります。主な不活化ワクチンに，インフルエンザワクチン，日本脳炎ワクチンなどがあります。

薬の作用

File 77

ノイラミニダーゼ阻害薬, エンドヌクレアーゼ阻害薬

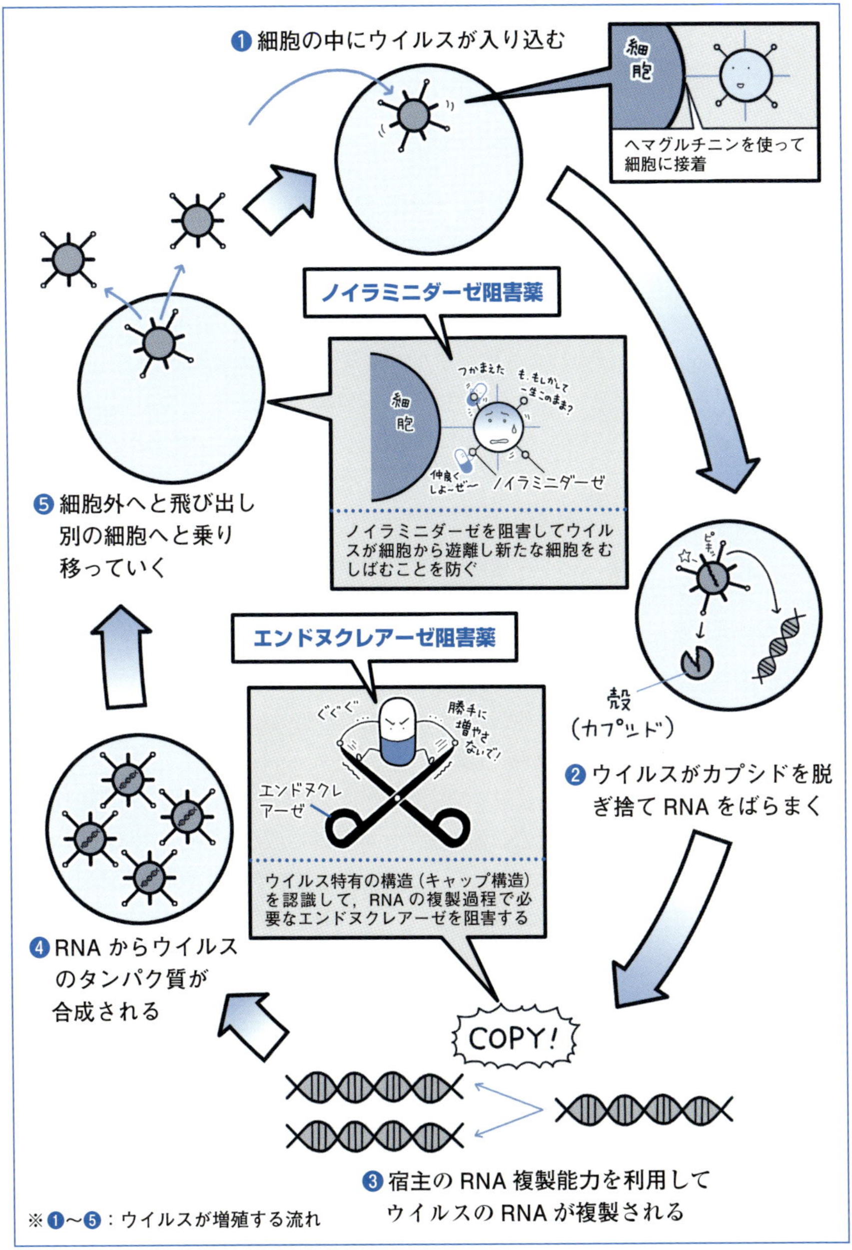
❶ 細胞の中にウイルスが入り込む
細胞
ヘマグルチニンを使って
細胞に接着
ピキッ
殻
(カプシド)
❷ ウイルスがカプシドを脱ぎ捨て RNA をばらまく
COPY!
❸ 宿主の RNA 複製能力を利用してウイルスの RNA が複製される
エンドヌクレアーゼ阻害薬
ぐぐぐ
勝手に増やさないで!
エンドヌクレアーゼ
ウイルス特有の構造 (キャップ構造) を認識して, RNA の複製過程で必要なエンドヌクレアーゼを阻害する
❹ RNA からウイルスのタンパク質が合成される
ノイラミニダーゼ阻害薬
細胞
つかまえた
も、もしかして一生このまま?
仲良くしよ~ぜ~
ノイラミニダーゼ
ノイラミニダーゼを阻害してウイルスが細胞から遊離し新たな細胞をむしばむことを防ぐ
❺ 細胞外へと飛び出し別の細胞へと乗り移っていく
※❶~❺：ウイルスが増殖する流れ

Column

新興感染症

全世界における爆発的な人口増加，それに伴う貧困，飢餓，紛争などによって自然環境が破壊され，動植物の生態系が大きく乱れています。そして，ヒトが未知の病原体やそれらを保菌した生物と接触する機会が増え，感染症が大きく変貌してきています。

新興感染症とは，「最近20年間に新たに発見された感染病原体あるいはかつて不明であった病原体により引き起こされ，地域的・国際的に公衆衛生上問題となっている感染症」で，特に1970年以降に発見されたものと定義されています。現在，エイズ，ウエストナイル熱，ラッサ熱，エボラ出血熱など40種以上の感染症が知られています。西アフリカ諸国で大流行したエボラ出血熱はエボラウイルスが原因です。森に潜んでいたコウモリがウイルスを媒介したとされています。エボラ出血熱にかかると，高熱や嘔吐，下痢などの症状だけでなく，文字通り鼻や尿から多量に出血することがあります。これは体内で増殖したエボラウイルスによって血栓ができ，通常の血流が妨げられるために現れる症状です。血液や体液との接触によってヒトからヒトへとの感染が拡大します。集団発生では致死率が90%にも達することがあります。

航空機などの交通網が発達し国際的な交流が活発になると，今まで一定の地域でしかみられなかった感染症が，短期間で世界各地に広がるおそれがあります。特に，新興感染症に関しては，多くの人が免疫力をもたず，世界的な大流行の可能性があります。国際的な情報ネットワークの構築，検疫の強化など，早急な対策が求められています。

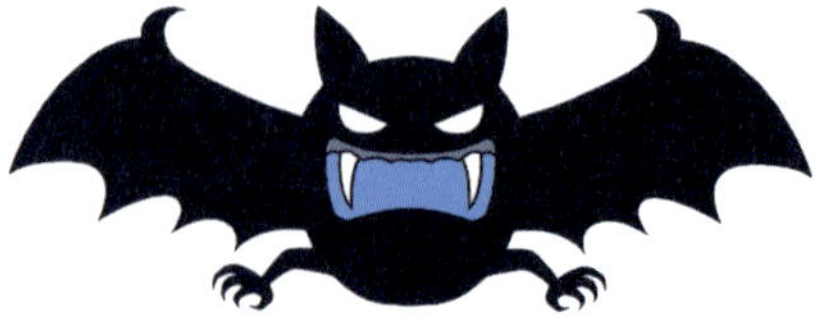

第 11 章

悪性腫瘍（がん）に作用する薬

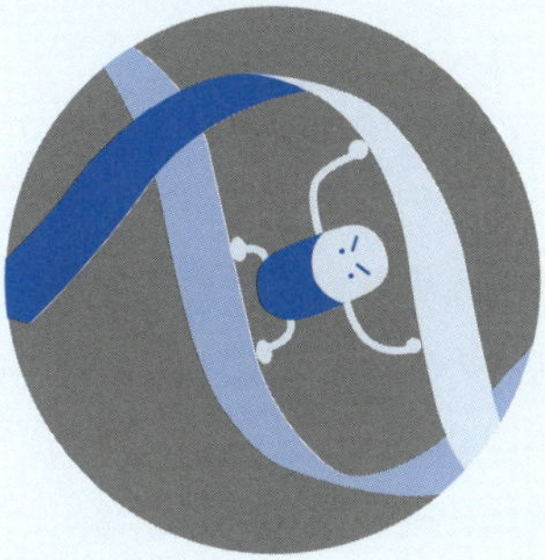

Chapter 11-1

悪性腫瘍

日本人の死因第1位

悪性腫瘍は，一般的にがんといわれ，30年以上も前から日本人の死因の第1位となっています。がんは正常な細胞の遺伝子が変化して，異常に増殖することによって生じる病気です。そのため，がんは胃腸などの臓器や皮膚，骨など，からだのあらゆる部位から発生します。がん細胞は通常の細胞よりも速く，無制限に増殖し，臓器の機能を衰えさせます。さらにがん細胞は血液やリンパ系を介して移動し，ほかの臓器も侵します。そして全身を蝕んで命を脅かすことがあります。

悪性腫瘍の成因

正常な細胞は，その中にある遺伝子をもとに，秩序正しく細胞分裂と細胞死を繰り返し，からだをより良い状態に保っています。通常，私たちのからだは異常を察知する遺伝子も兼ね備えており，がん細胞が増えないように働いています。しかし，発がん性の化学物質やウイルス，紫外線などによって遺伝子が絶えず傷つけられており，がん細胞の成長を促す遺伝子が活性化されたり，がん細胞の増殖を抑える遺伝子の働きが弱まったときに，無秩序に細胞増殖が進みます。また，がん細胞が周りの組織に侵入（**浸潤**）してその働きを悪化させたり，リンパ液や血液の流れに乗って移動（**転移**）し，他の臓器で増殖を始めることがあります。

がんの発症にはさまざまな要因が考えられますが，喫煙や過度の飲酒のほか，肥満や偏食などの生活習慣の乱れが関連していることが知られています。

((•)) この疾患に対する薬の作用点

① 細胞分裂に必要なDNAなどの合成を抑制する

② 細胞分裂に必要な指令信号の経路を抑制する

病気の概要

File 78 がん細胞の発生・増殖・転移

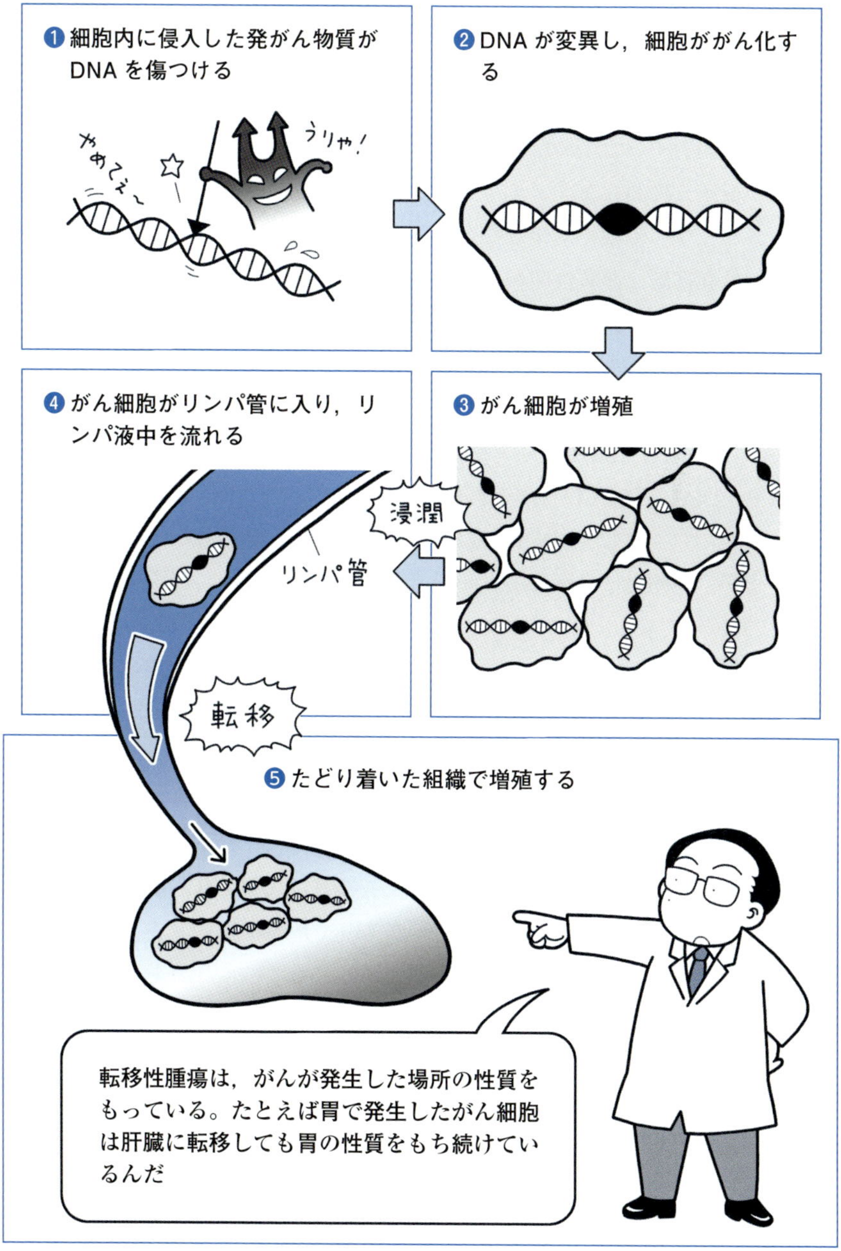

❶ 細胞内に侵入した発がん物質がDNAを傷つける
やめてぇ〜
うりゃ!
❷ DNAが変異し，細胞ががん化する
❸ がん細胞が増殖
浸潤
リンパ管
❹ がん細胞がリンパ管に入り，リンパ液中を流れる
転移
❺ たどり着いた組織で増殖する
転移性腫瘍は，がんが発生した場所の性質をもっている。たとえば胃で発生したがん細胞は肝臓に転移しても胃の性質をもち続けているんだ

悪性腫瘍の治療薬

❶ 細胞分裂に必要なDNAなどの合成を抑制する

アルキル化薬

がん細胞のDNAにアルキル基を結合させて遺伝子の複製を抑えることでがん細胞の増殖を抑制します。ナイトロジェンマスタード類やニトロソウレア類などがあります。骨髄や消化管などの正常な細胞にも強く作用するため，副作用として骨髄抑制，間質性肺炎，出血性膀胱炎，胃腸出血などが起こることがあります。

一般名（商品名）：シクロホスファミド水和物(エンドキサン)，イホスファミド(イホマイド)

代謝拮抗薬 [➡ File79]

DNAの構成成分であるプリンやピリミジンに類似した物質で，DNA合成過程に取り込まれ，DNAの合成を抑制します。プリン代謝拮抗薬，ピリミジン代謝拮抗薬のほかには，DNA合成時に必要な酵素を阻害する葉酸代謝拮抗薬があります。副作用に骨髄抑制，肝機能障害，吐気，下痢，口内炎などがあります。

一般名（商品名）：テガフール・ギメラシル・オテラシルカリウム(ティーエスワン)，カペシタビン(ゼローダ)

トポイソメラーゼ阻害薬 [➡ File80]

DNAの二重らせんを切り離し再度結合させる作用のある酵素のトポイソメラーゼを阻害することで，DNAが切断されたままになりDNAの複製を抑制します。イリノテカンは体内で薬効を発揮する物質に代謝され，効果を発揮します。副作用として骨髄抑制，重篤な下痢があり，注意が必要です。

一般名（商品名）：イリノテカン塩酸塩水和物(カンプト，トポテシン)，エトポシド(ラステット，ベプシド)

微小管阻害薬

細胞が分裂する際に重要な役割を果たしている微小管の形成を阻害し，がん細胞の増殖を抑制します。副作用として末梢神経障害や骨髄抑制が起こることがあります。

一般名（商品名）：パクリタキセル(タキソール，アブラキサン)，ドセタキセル水和物(タキソテール)

白金製剤［➡ File81］

重金属の白金がDNAの二重らせんの間に橋渡しをして固定することでDNAの複製を抑制します。多くの種類のがんに用いられています。副作用に骨髄抑制，吐気，嘔吐，腎機能障害などがあります。

一般名（商品名）：オキサリプラチン(エルプラット)，シスプラチン(ランダ)

抗がん性抗生物質

がん細胞のDNAを切断したり，DNAの二重らせん構造を固定することによりDNAの複製を抑制します。アントラサイクリン系抗生物質は心毒性などの副作用が起こりやすいので注意が必要です。マイトマイシンやブレオマイシンはさまざまながんに適応をもっています。

一般名（商品名）：マイトマイシンC(マイトマイシン)，ブレオマイシン塩酸塩(ブレオ)

② 細胞分裂に必要な指令信号の経路を抑制する

分子標的薬［➡ File82，File83］

がん細胞の増殖に関係する特定の分子あるいはがん細胞に多く発現している特有の分子をターゲットにして治療するのが分子標的薬です。従来の抗がん剤と比較して副作用が少なく，強力な効果が期待されています。

2018年に我が国の研究者がノーベル医学生理学賞を受賞した研究から生まれた「オプジーボ」も，広い意味での分子標的薬の1つです。がん細胞は，免疫細胞（T細胞など）の表面にある「免疫チェックポイント」に結合し，その働きを抑えて増殖します。**免疫チェックポイント阻害薬**は，がん細胞が「免疫チェックポイント」に結合することを抑制し，免疫細胞の働きを活性化して免疫力を高め，がん細胞を攻撃します。

一般名（商品名）：ベバシズマブ(アバスチン)，トラスツズマブ(ハーセプチン)，ニボルマブ(オプジーボ)，ゲフィチニブ(イレッサ)

File 79 代謝拮抗薬

抗がん剤

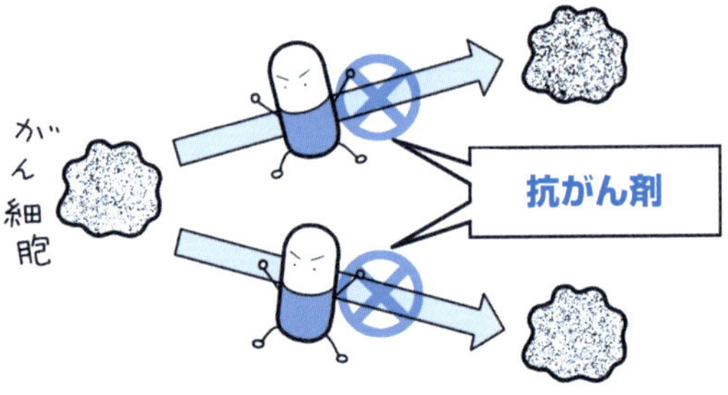

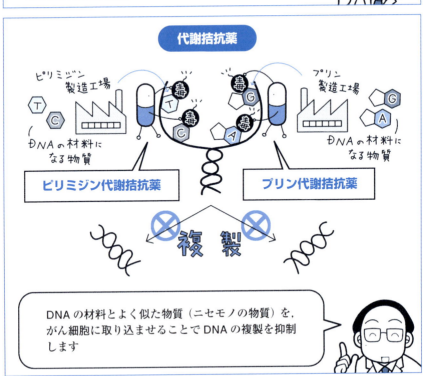

抗がん剤は主にがん細胞が増殖する過程を抑制することによって効果を発揮します。

代謝拮抗薬

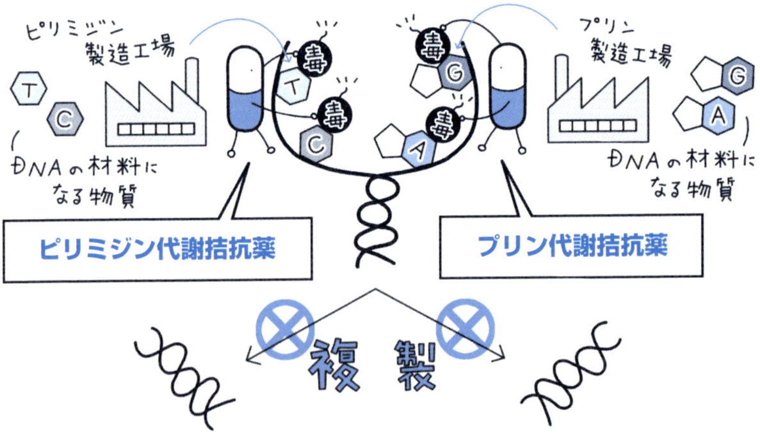

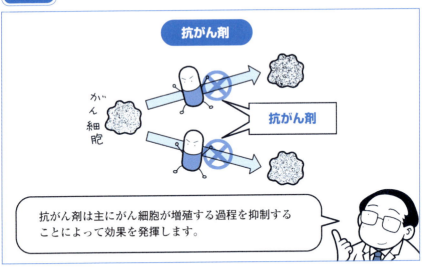

DNA の材料とよく似た物質（ニセモノの物質）を，がん細胞に取り込ませることで DNA の複製を抑制します

File 80 トポイソメラーゼ阻害薬

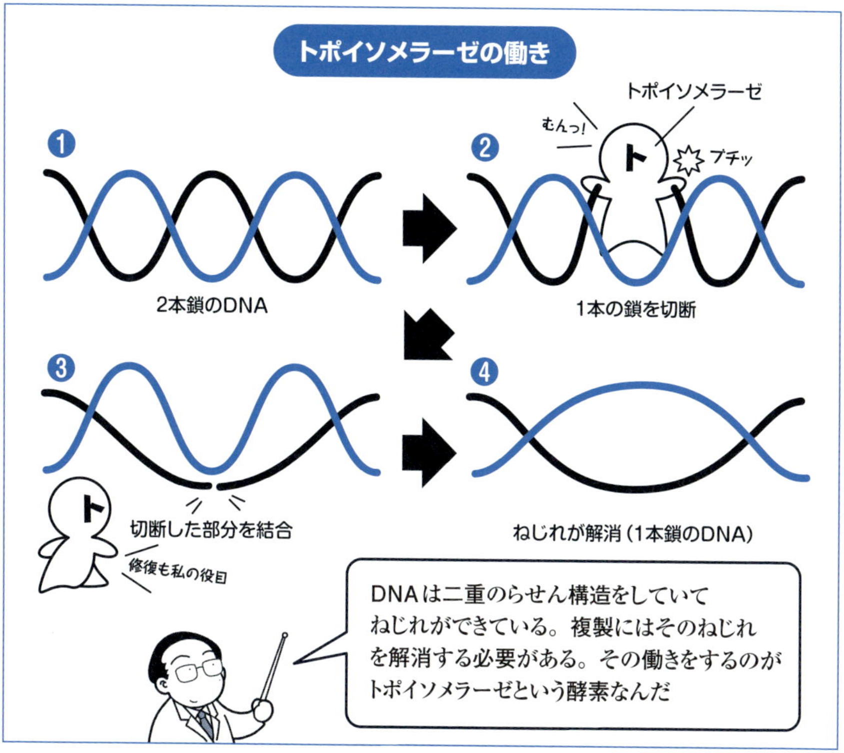

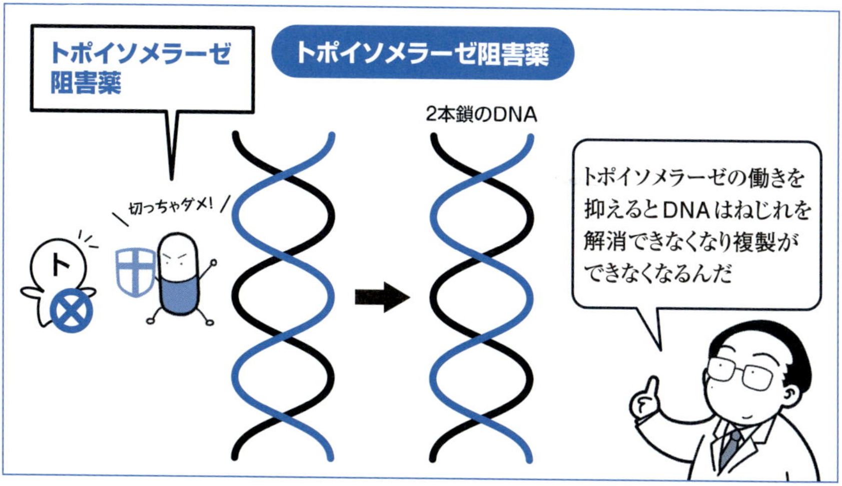

File 81 白金製剤

DNAが複製されるまでの流れ

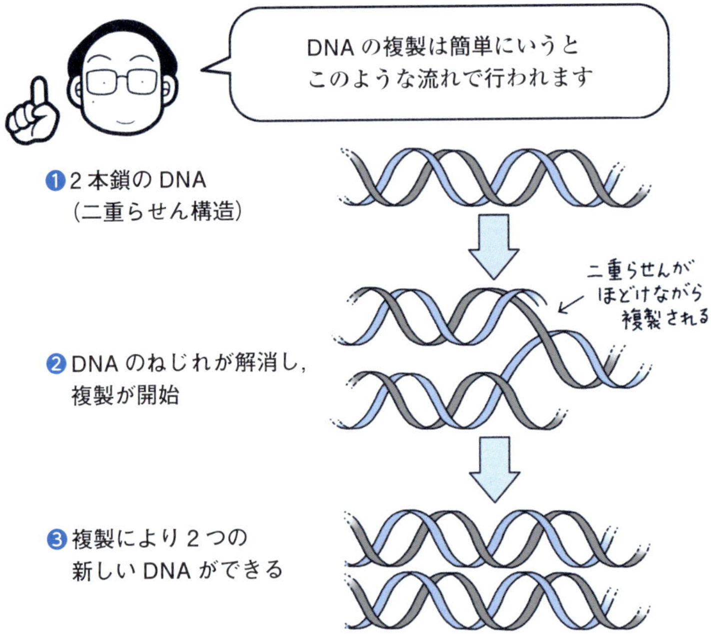
DNAの複製は簡単にいうと
このような流れで行われます
❶2本鎖のDNA
(二重らせん構造)
二重らせんが
ほどけながら
複製される
❷DNAのねじれが解消し,
複製が開始
❸複製により2つの
新しいDNAができる

白金製剤

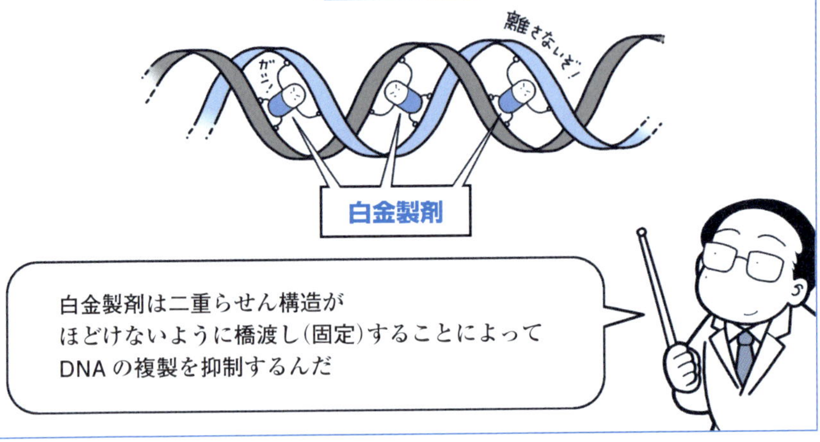
離さないぞ!
白金製剤
白金製剤は二重らせん構造が
ほどけないように橋渡し(固定)することによって
DNAの複製を抑制するんだ

薬の作用

File 82 分子標的薬 ㊀他

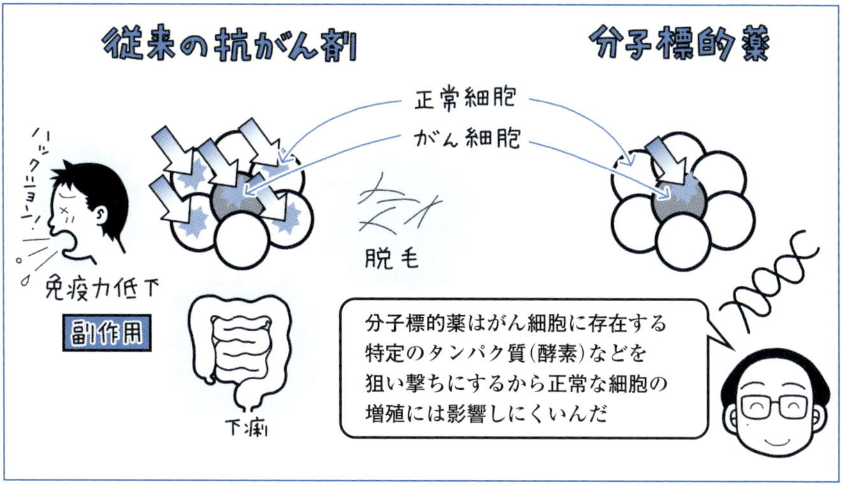

従来の抗がん剤
分子標的薬
正常細胞
がん細胞
ハックショーン!
免疫力低下
副作用
脱毛
下痢
分子標的薬はがん細胞に存在する特定のタンパク質(酵素)などを狙い撃ちにするから正常な細胞の増殖には影響しにくいんだ

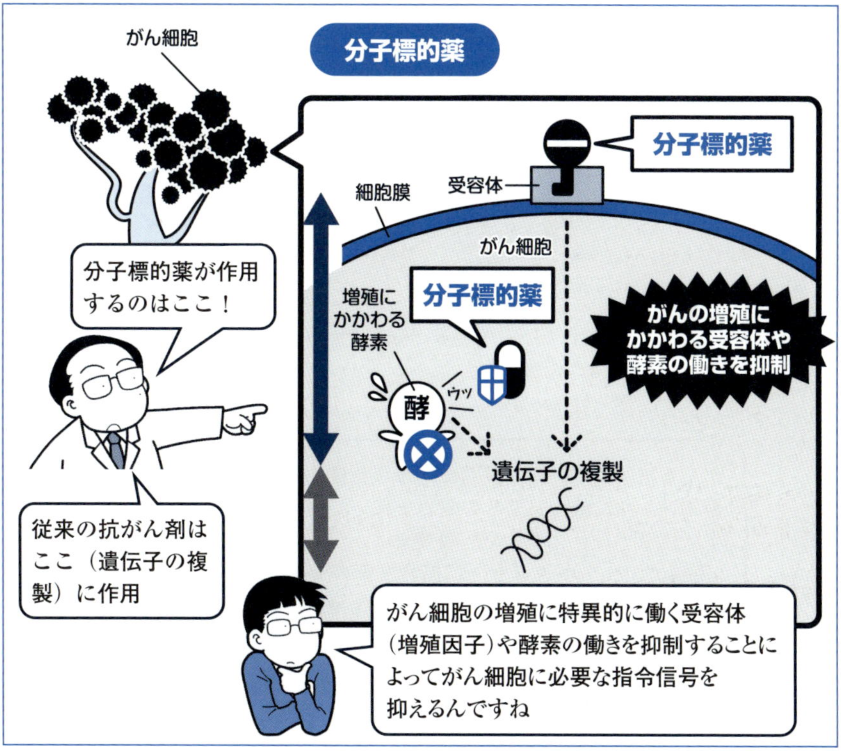

がん細胞
分子標的薬
分子標的薬が作用するのはここ!
従来の抗がん剤はここ(遺伝子の複製)に作用
分子標的薬
受容体
細胞膜
がん細胞
増殖にかかわる酵素
分子標的薬
酵
ウッ
遺伝子の複製
がんの増殖にかかわる受容体や酵素の働きを抑制
がん細胞の増殖に特異的に働く受容体(増殖因子)や酵素の働きを抑制することによってがん細胞に必要な指令信号を抑えるんですね

薬の作用

File 83

分子標的薬（免疫チェックポイント阻害薬）㊀

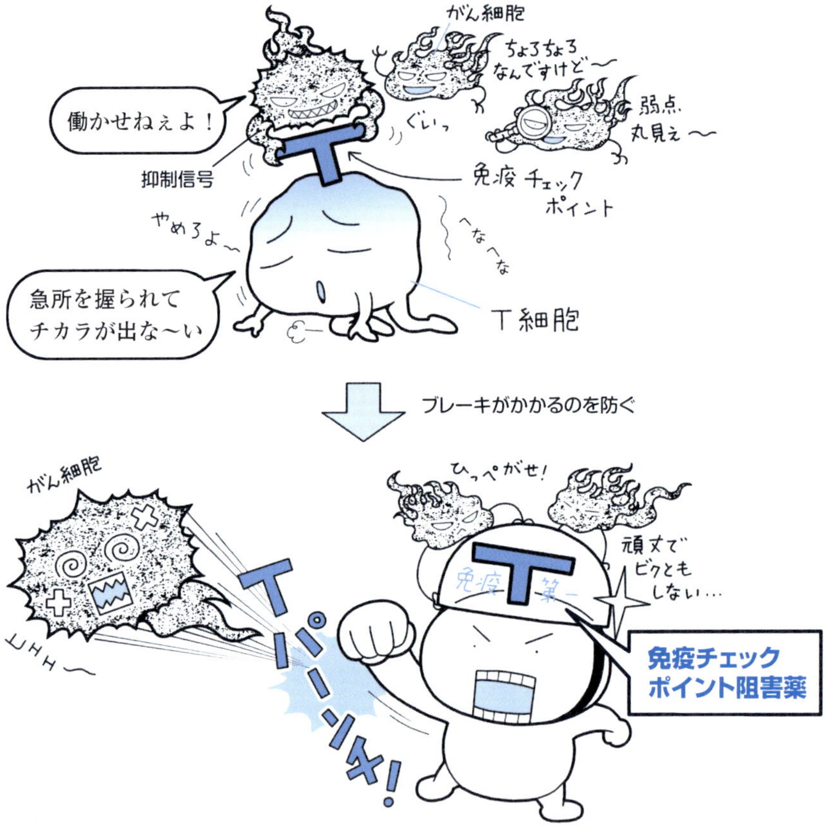

がん細胞は免疫細胞の表面にある「免疫チェックポイント」に結合してその働きを抑えて増殖します。免疫チェックポイント阻害薬は，がん細胞が「免疫チェックポイント」に結合するのを抑えて免疫の働きを活発にすることで効果を発揮します

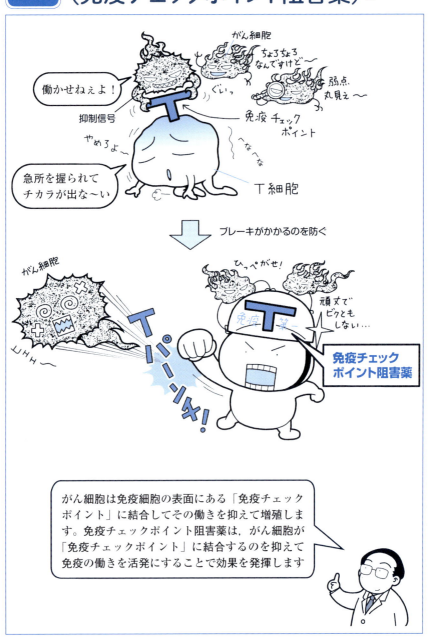

疾患別 File一覧

本書は，知っておきたい疾患の原因や発症メカニズムをマンガや図を用いて35点のファイルにまとめています。各項目をイメージとして頭に定着させるためにご活用ください。

第1章 | 心と神経系の疾患

File01 うつ病はどうしてなるの？……23

File03 統合失調症のメカニズム……27

File05 てんかんのメカニズム……31

File08 パーキンソン病の発症イメージ……37

File11 アルツハイマー型認知症のメカニズム……43

File13 不眠症の５つの原因……47

File15 痛みの発生メカニズム……51

第2章 | 心臓・血管系の疾患

File19 虚血性心疾患の発生メカニズム……59

File21 血圧上昇のメカニズム……63

File25 不整脈のメカニズム……69

File26 イオンの出入りと心筋細胞の活動電位……71

File28 心不全のメカニズム……75

第3章 | 呼吸器系の疾患

File30 咳・痰が発生するメカニズム……81

File32 気管支喘息のメカニズム……85

第4章 | 消化器系の疾患

File34 嘔気・嘔吐が発生するメカニズム……91

File36 下痢の３つの原因……95

File38 便秘の種類……99

File41 消化性潰瘍のメカニズム……105

第5章 | 内分泌・代謝系の疾患

File43 脂質の代謝と動脈硬化との関係……111

File45 糖尿病のメカニズム……115

File48 甲状腺ホルモン分泌のメカニズム……121

File50 痛風のメカニズム……125

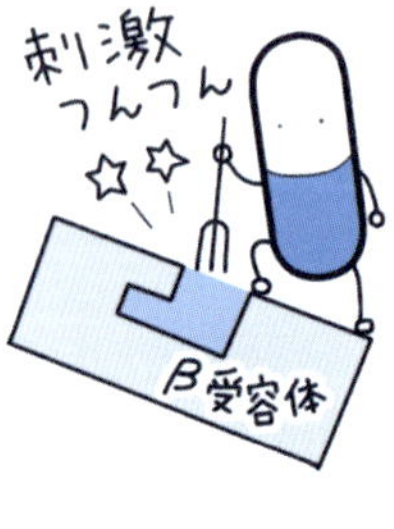

刺激
つんつん
β受容体

作用点別 File一覧

本書では主な薬の作用機序をマンガや図を用いて48点のファイルにまとめています。ここではそれらの薬を6つの作用点に分類し，一覧にしました。各項目をイメージとして頭に定着させるためにご活用ください。

受容体に作用する薬

遮断薬・拮抗薬

File02 ノルアドレナリン・セロトニン作動性抗うつ薬（NaSSA）……25
File04 ドパミン受容体遮断薬……29
File04 セロトニン・ドパミンアンタゴニスト（SDA）……29
File10 抗コリン薬……41
File14 オレキシン受容体拮抗薬……49
File24 β遮断薬……67
File29 アンジオテンシン受容体拮抗薬（ARB）……77
File33 ロイコトリエン受容体拮抗薬……87
File35 ドパミン受容体遮断薬……93
File35 抗ヒスタミン薬……93
File42 ヒスタミン受容体拮抗薬（H_2ブロッカー）……107
File42 抗コリン薬……107
File42 抗ガストリン薬……107
File55 抗コリン薬……137
File56 α遮断薬……138
File58 アデノシン受容体遮断薬……144
File58 セロトニン受容体遮断薬……144
File67 抗ヒスタミン薬……163
File69 β遮断薬……169

刺激薬

File04 ドパミン部分作動薬（DPA）……29
File10 ドパミン受容体刺激薬……41
File14 メラトニン受容体作動薬……49
File17 オピオイド（麻薬性鎮痛薬・非麻薬性鎮痛薬）……54
File33 β刺激薬……87
File33 ステロイド……87
File37 腸運動抑制薬……97
File40 グアニル酸シクラーゼ受容体刺激薬……103
File46 スルホニル尿素薬（SU薬）……118
File46 GLP-1 受容体作動薬……118
File49 甲状腺ホルモン製剤……123
File55 β刺激薬……137
File63 活性型ビタミンD製剤……155
File69 プロスタグランジン製剤……169

イオンチャネルに作用する薬

File06 カルバマゼピン……34
File06 フェニトイン……34
File06 ゾニサミド……34
File06 トピラマート……34
File06 ラモトリギン……34
File07 ガバペンチン……35
File07 トピラマート……35
File07 ラモトリギン……35
File18 神経障害性疼痛治療薬（プレガバリン）……55
File22 カルシウム拮抗薬……65
File27 ナトリウムチャネル遮断薬……73
File27 カリウムチャネル遮断薬……73
File40 クロライドチャネル活性化薬……103

イオンチャネル型受容体に作用する薬

File12 NMDA 受容体拮抗薬……45
File14 ベンゾジアゼピン系薬……49
File35 セロトニン受容体遮断薬……93

トランスポーターに作用する薬

File02 選択的セロトニン再取り込み阻害薬（SSRI）……25
File02 セロトニン・ノルアドレナリン再取り込み阻害薬（SNRI）……25
File23 利尿薬……66
File40 胆汁酸トランスポーター阻害薬……103
File42 プロトンポンプ阻害薬……107
File47 SGLT-2 阻害薬……119
File51 尿酸排泄促進薬……127

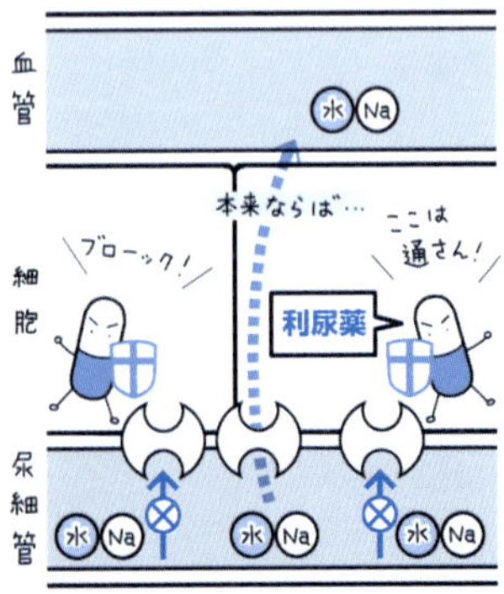

酵素に作用する薬

File06 バルプロ酸……34
File09 COMT阻害薬……40
File09 MAO-B阻害薬……40
File12 アセチルコリンエステラーゼ阻害薬……45
File16 非ステロイド抗炎症薬（NSAIDs）……53
File29 アンジオテンシン変換酵素（ACE）阻害薬……77
File33 テオフィリン製剤……87
File44 HMG-CoA 還元酵素阻害薬……113
File46 DPP-4阻害薬……118
File47 α-グルコシダーゼ阻害薬……119
File51 尿酸産生抑制薬……127
File56 コリンエステラーゼ阻害薬……138
File58 シクロオキシゲナーゼ（COX）阻害薬……144
File59 ワルファリン……145
File59 直接トロンビン阻害薬……145
File59 合成Xa 因子阻害薬……145
File65 免疫抑制薬（メトトレキサート）……159
File73 細胞壁合成阻害薬……179
File75 アゾール系抗真菌薬……183
File75 キャンディン系抗真菌薬……183
File77 ノイラミニダーゼ阻害薬……187

核酸（遺伝子）に作用する薬

File73 核酸合成阻害薬……179
File73 葉酸合成阻害薬……179
File77 エンドヌクレアーゼ阻害薬……187
File79 代謝拮抗薬……194
File80 トポイソメラーゼ阻害薬……195
File81 白金製剤……196

その他の薬

File07 レベチラセタム……35
File09 レボドパ……40
File20 硝酸薬……61
File31 中枢性鎮咳薬……83
File31 気道粘液溶解薬……83
File31 気道粘液修復薬……83
File37 整腸剤……97
File37 収れん薬……97
File39 膨張性下剤……102
File39 大腸刺激性下剤……102
File53 球形吸着炭薬……133
File61 鉄剤（鉄欠乏性貧血治療薬）……149
File63 カルシウム製剤……155
File63 ビスホスホネート製剤……155
File65 免疫調節薬……159
File65 生物学的製剤……159
File71 ピレノキシン……173
File73 タンパク質合成阻害薬……179
File75 ポリエンマクロライド系抗真菌薬……183
File82 分子標的薬……197
File83 分子標的薬（免疫チェックポイント阻害薬）……198

索引

英字・数字・ギリシャ

Ⅰ型アレルギー反応 …… 160
Ⅰ型糖尿病 …… 114
Ⅱ型糖尿病 …… 114
ACE阻害薬 …… 64, 76, 132
ADP受容体遮断薬 …… 142
ARB …… 64, 76, 132
COMT阻害薬 …… 38
COX阻害薬 …… 142
CTZ …… 90
DPA …… 28
DPP-4 阻害薬 …… 116
GLP-1 受容体作動薬 …… 116
H_2ブロッカー …… 106
HDL …… 110
HIV …… 184
HMG-CoA 還元酵素阻害薬（スタチン系薬） …… 112
IgE抗体 …… 160
LDL …… 110
L-アスパラギン酸カルシウム水和物 …… 154
L-エチルシステイン塩酸塩 …… 82
L-カルボシステイン …… 82
MAO-B 阻害薬 …… 39
MARTA …… 28
NaSSA …… 24
NMDA（N-メチル-D-アスパラギン酸）受容体拮抗薬 …… 44
NSAIDs …… 52
Rhoキナーゼ阻害薬 …… 168
ROCK阻害薬 …… 168
SDA …… 28
SGLT-2 阻害薬 …… 117
SNRI …… 24
SSRI …… 24
SU薬 …… 116
α_2刺激薬 …… 168
α-グルコシダーゼ阻害薬 …… 117
α遮断薬 …… 136
α受容体 …… 18
βアミロイド …… 42
β刺激薬 …… 86, 136
β遮断薬 …… 60, 64, 72, 76, 168
β受容体 …… 18, 60, 64, 72, 76, 86, 168

あ行

アーガメイト …… 132
アーチスト …… 76
アーテン …… 39
アイファガン点眼液 …… 168
アカルボース …… 117
アキネトン …… 39
悪性腫瘍 …… 190
悪玉コレステロール …… 110
アクトネル …… 154
アザルフィジンEN …… 158
アジスロマイシン水和物 …… 178
足白癬 …… 180
アジレクト …… 39
アスパラ-CA …… 154
アスピリン …… 142
アセチルコリン …… 42
アセチルコリンエステラーゼ阻害薬 …… 44
アセチルコリン受容体 …… 18
アゼルニジピン …… 64
アゾール系抗真菌薬 …… 182
アダラート …… 60
アデノシン二リン酸（ADP）受容体遮断薬 …… 142
アテノロール …… 72
アドソルビン …… 96
アトルバスタチンカルシウム水和物 …… 112
アドレナリン受容体 …… 18
アトロピン硫酸塩水和物 …… 92
アナフィラキシー …… 160
アバスチン …… 193
アバタセプト …… 158
アピキサバン …… 143
アブストラル …… 52
アブラキサン …… 192
アマリール …… 116
アマンタジン塩酸塩 …… 38
アミオダロン塩酸塩 …… 72
アミティーザ …… 101
アミトリプチリン塩酸塩 …… 24
アミノフィリン水和物 …… 86
アムビゾーム …… 182
アムホテリシンB …… 182
アムロジピンベシル酸塩 …… 64
アムロジン …… 64
アリセプト …… 44
アリピプラゾール …… 28
アルキル化薬 …… 192
アルダクトンA …… 76
アルツハイマー型認知症 …… 42
アルファカルシドール …… 154
アルファロール …… 154
アレグラ …… 162
アレビアチン …… 32
アレルギー …… 160
アレルゲン …… 84
アレンドロン酸ナトリウム水和物 …… 154
アロキシ …… 92
アロプリノール …… 126
アンカロン …… 72
アンジオテンシン受容体拮抗薬（ARB） …… 64, 76, 132
アンジオテンシン変換酵素（ACE）阻害薬 …… 64, 76, 132
アンプラーグ …… 142
アンペック …… 52
アンブロキソール塩酸塩 …… 82
イーケプラ …… 33
イーフェン …… 52
イオン交換樹脂 …… 132
イオンチャネル …… 6, 7
イオンチャネル型受容体 …… 6, 8
胃潰瘍 …… 104
イグザレルト …… 143
一次血栓 …… 140
イフェクサー …… 24
イホスファミド …… 192
イホマイド …… 192
イミダフェナシン …… 136
イミダプリル塩酸塩 …… 64, 132
イリノテカン塩酸塩水和物 …… 192
イレッサ …… 193
インスリン …… 114
陰性症状 …… 26
インデラル …… 60
インフリキシマブ …… 158
インフルエンザウイルス …… 184
ウイルス感染症 …… 184
ウインタミン …… 28
右心室 …… 74
うっ血性心不全 …… 74
うつ病 …… 22
ウブレチド …… 136
ウリトス …… 136
ウロキナーゼ …… 143
ウロナーゼ …… 143
エイゾプト懸濁性点眼液 …… 168
エクア …… 116
エクセグラン …… 33
エスシタロプラムシュウ酸塩 …… 24
エスポー …… 148
エゼチミブ …… 112
エソメプラゾールマグネシウム水和物 …… 106
エタネルセプト …… 158
エディロール …… 154
エドキサバントシル酸塩水和物 …… 143
エトポシド …… 192
エナラプリルマレイン酸塩 …… 64, 76

エビリファイ 28
エフィエント 142
エフピー 39
エプレレノン 76
エポエチンアルファ 148
エポエチンベータ 148
エポジン 148
エリキュース 143
エリスロポエチン製剤 148
エルデカルシトール 154
エルプラット 193
エロビキシバット水和物 101
炎症性サイトカイン 156
エンタカポン 38
エンドキサン 192
エンドヌクレアーゼ阻害薬 186
エンブレル 158
塩類下剤 100
オイテンシン 132
嘔気 90
嘔吐 90
嘔吐中枢 90
オキサリプラチン 193
オキシコドン塩酸塩水和物 52
オキシコンチン 52
オキノーム 52
オセルタミビルリン酸塩 186
オノン 162
オピオイド 52
オプジーボ 193
オプソ 52
オランザピン 28
オルメサルタン メドキソミル 64
オルメテック 64
オレキシン受容体拮抗薬 48
オレンシア 158

か行

カイトリル 92
開放隅角緑内障 166
化学受容器引金帯 90
過活動膀胱 134
核酸 6, 9
核酸合成阻害薬 178
拡張期血圧 62
下行性痛覚抑制系 50
ガスター 106
ガストロゼピン 106
カスポファンギン酢酸塩 182
カタリン点眼液 172
活性型ビタミンD製剤 154
活性炭 133
活動電位 68
カナグリフロジン水和物 117
カナグル 117
ガバペン 33
ガバペンチン 33
カペシタビン 192
ガランタミン臭化水素酸塩 44
カリーユニ点眼液 172
カリウムチャネル遮断薬 72
カリメート 132
カルシウム拮抗薬 60, 64, 72
カルシウム製剤 154
カルテオロール塩酸塩 168
カルバマゼピン 32
カルブロック 64
カルベジロール 76
カルメロースナトリウム 100
眼圧 166
還元型グルタチオン 172
カンサイダス 182
感情障害 22
冠状動脈 58
がん性疼痛 50
関節リウマチ 156
乾燥硫酸鉄 148
カンデサルタン シレキセチル 76, 132
カンプト 192
気管支喘息 84
キサラタン点眼液 168
拮抗薬 10
気道粘液修復薬 82
気道粘液溶解薬 82
気道リモデリング 84
キプレス 86, 162
記銘力低下 42
キャンディン系抗真菌薬 182
救急処置 133
球形吸着炭 132
吸収 14
吸着 133
吸着薬 96
狭心症 58
局所投与 12
虚血性心疾患 58
巨赤芽球性（悪性）貧血 146
巨赤芽球性貧血治療薬 148
筋固縮 36
筋肉内投与 12
グアニル酸シクラーゼ受容体刺激薬 101
グーフィス 101
クエチアピンフマル酸塩 28
クエン酸第一鉄ナトリウム 148
くしゃみ 80
薬の効果 4
グラクティブ 116
グラナテック点眼液 168
グラニセトロン塩酸塩 92
クラビット 178
クラリシッド 178
クラリス 178
クラリスロマイシン 178
グリクラジド 116
クリスタリン 170
グリミクロン 116
グリメピリド 116
グルコバイ 117
グルタチオン 172
グルファスト 116
グレースビット 178
クレストール 112
クレメジン 132
クロナゼパム 32
クロピドグレル硫酸塩 142
クロベタゾールプロピオン酸エステル 162
クロライドチャネル活性化薬 101
クロルプロマジン塩酸塩 28
経口投与 12
けいれん 30
けいれん性便秘 98
血管内投与 12
血清カリウム抑制薬 132
血栓症 140
血栓塞栓症 140
血糖値 114
ケトコナゾール 182
ゲフィチニブ 193
下痢 94
幻覚 26
幻聴 26
抗アルドステロン薬 76
抗ガストリン薬 106
交感神経 16
抗がん性抗生物質 193
抗凝固薬 140
攻撃因子 104
高血圧症 62
抗血小板薬 140
抗原 160
抗コリン薬 39, 92, 106, 136
甲状腺機能亢進症 120
甲状腺機能障害 120
甲状腺機能低下症 120
甲状腺刺激ホルモン 120
甲状腺ペルオキシダーゼ阻害薬 122
甲状腺ホルモン製剤 122
抗真菌薬 180
合成Xa因子阻害薬 143

酵素 ……6, 9
抗体 ……160
高尿酸血症 ……124
抗ヒスタミン薬 ……48, 92, 162
黒質－線条体系 ……36
骨芽細胞 ……152
骨吸収 ……152
骨形成 ……152
骨粗鬆症 ……152
骨リモデリング ……152
コデインリン酸塩 ……82
コデインリン酸塩水和物 ……82
コハク酸ソリフェナシン ……136
コムタン ……38
コリンエステラーゼ阻害薬 ……136
コルヒチン ……126
コレキサミン ……112
コレステロール ……58, 110
コレステロール吸収阻害薬 ……112
コントミン ……28

さ行

サイアザイド系利尿薬 ……64
細菌感染症 ……176
ザイザル ……162
再生不良性貧血 ……146
サイトカイン ……176
細胞壁合成阻害薬 ……178
ザイロリック ……126
サインバルタ ……24
左心室 ……74
作動薬 ……10
ザナミビル水和物 ……186
作用点 ……6
サラゾスルファピリジン ……158
サルポグレラート塩酸塩 ……142
酸化マグネシウム ……100
三環系抗うつ薬 ……24
サンリズム ……72
ジェニナック ……178
弛緩性便秘 ……98
糸球体 ……130
シクロオキシゲナーゼ（COX）阻害薬 ……52, 142
シクロホスファミド水和物 ……192
刺激物が原因となる不眠 ……46
刺激薬 ……10
自己免疫性疾患 ……120
脂質異常症 ……110
次硝酸ビスマス ……96
視神経 ……166
ジスチグミン臭化物 ……136
シスプラチン ……193
ジスロマック ……178
姿勢の異常 ……36
シタグリプチンリン酸塩水和物 ……116
シタフロキサシン水和物 ……178
シナプス間隙 ……18
ジフェンヒドラミン塩酸塩 ……48
ジフェンヒドラミンサリチル酸塩・ジプロフィリン ……92
ジプレキサ ……28
ジメンヒドリナート ……92
遮断薬 ……10
ジャヌビア ……116
シュアポスト ……116
収縮期血圧 ……62
十二指腸潰瘍 ……104
収れん薬 ……96
熟眠障害 ……46
主作用 ……4
受容体 ……6, 7, 10
シュレム管 ……166
消化性潰瘍 ……104
症候性てんかん ……30
上行性痛覚伝導系 ……50
硝酸イソソルビド ……60
硝酸薬 ……60
硝子体 ……166
小腸刺激性下剤 ……100
初回通過効果 ……14
女性ホルモン ……152
徐脈性 ……68
自律神経系 ……16
ジルチアゼム塩酸塩 ……60
シロドシン ……136
新規抗てんかん薬 ……33
真菌感染症 ……180
心筋梗塞 ……58, 140
真菌症 ……180
シングレア ……86, 162
神経終末 ……18
神経障害性疼痛 ……50
神経障害性疼痛治療薬 ……52
神経性頻尿 ……134
神経伝達物質 ……18
神経の損傷による痛み ……50
深在性真菌症 ……180
浸潤 ……190
腎性貧血 ……146
腎性貧血治療薬 ……148
振戦 ……36
身体的不眠 ……46
新陳代謝 ……120
心不全 ……74
腎不全 ……130
シンメトレル ……38
心理的不眠 ……46
水晶体 ……166, 170
錐体外路神経系 ……36
スタチン系薬 ……112
ステーブラ ……136
ステロイド ……86, 162
スピロノラクトン ……76
スボレキサント ……48
スルファメトキサゾール・トリメトプリム ……178
スルホニル尿素薬 ……116
精神疾患による不眠 ……46
整腸剤 ……96
生物学的製剤 ……158
セイブル ……117
生理的不眠 ……46
咳 ……80
赤色血栓 ……140
ゼチーア ……112
赤血球 ……146
セフカペンピボキシル塩酸塩水和物 ……178
セフジトレン ピボキシル ……178
セララ ……76
セルベックス ……106
セレギリン塩酸塩 ……39
セレコキシブ ……52
セレコックス ……52
セレニカ ……32
セレネース ……28
ゼローダ ……192
セロクエル ……28
セロトニン ……22
セロトニン受容体遮断薬 ……92, 142
セロトニン・ドパミンアンタゴニスト ……28
セロトニン・ノルアドレナリン再取り込み阻害薬 ……24
全身性炎症性疾患 ……156
全身投与 ……12
選択的セロトニン再取り込み阻害薬 ……24
善玉コレステロール ……110
前庭器官 ……90
蠕動運動 ……94
センノシド ……100
全般発作 ……30
繊毛運動 ……80
線溶系 ……140
早朝覚醒 ……46
即時型アレルギー ……160
塞栓症 ……140
ソタコール ……72
ソタロール塩酸塩 ……72
速効型インスリン分泌促進薬 ……116

た行

な行

は行

バクタ …… 178
白内障 …… 170
パクリタキセル …… 192
破骨細胞 …… 152
パシーフ …… 52
橋本病 …… 120
バセドウ病 …… 120
白金製剤 …… 193
パナルジン …… 142
パリエット …… 106
バルコーゼ …… 100
ハルシオン …… 48
ハルナール …… 136
バルビツール酸系薬 …… 32
バルプロ酸 …… 32
バルプロ酸ナトリウム …… 32
パルミコート …… 86
パルモディア …… 112
バロキサビル マルボキシル …… 186
パロキセチン塩酸塩水和物 …… 24
パロノセトロン塩酸塩 …… 92
ハロペリドール …… 28
ビオフェルミン …… 96
皮下投与 …… 12
ビクトーザ …… 116
ピコスルファートナトリウム水和物 …… 100
ビ・シフロール …… 39
微小管阻害薬 …… 192
ヒスタミン受容体拮抗薬 …… 106
非ステロイド抗炎症薬 …… 52
ビスホスホネート製剤 …… 154
ビソプロロールフマル酸塩 …… 60, 64, 76
ビソルボン …… 82
ビタミンB_6製剤 …… 148
ビタミンB_{12}製剤 …… 148
ヒダントール …… 32
ピドキサール …… 148
ヒト免疫不全ウイルス …… 184
ビフィズス菌 …… 96
ビペリデン …… 39
ヒマシ油 …… 100
非麻薬性鎮痛薬 …… 52
肥満細胞 …… 160
表在性真菌症 …… 180
日和見感染 …… 180
ピリドキサールリン酸エステル水和物 …… 148
ピルシカイニド塩酸塩水和物 …… 72
ビルダグリプチン …… 116
ヒルナミン …… 28
ピレノキシン …… 172
ピレンゼピン塩酸塩水和物 …… 106
ピロリ菌 …… 104
貧血 …… 146
頻脈性 …… 68
ファモチジン …… 106
ファンガード …… 182
ファンギゾン …… 182
ブイフェンド …… 182
フィブラート系薬 …… 112
フィブリン …… 140
フェキソフェナジン塩酸塩 …… 162
フェニトイン …… 32
フェノバール …… 32
フェノバルビタール …… 32
フェノフィブラート …… 112
フェブキソスタット …… 126
フェブリク …… 126
フェロ・グラデュメット …… 148
フェロミア …… 148
フェンタニルクエン酸塩 …… 52
フェントス …… 52
フォサマック …… 154
フォシーガ …… 117
フォリアミン …… 148
副交感神経 …… 16
副作用 …… 4
ブシラミン …… 158
不整脈 …… 68
ブデソニド …… 86
部分発作 …… 30
不眠症 …… 46
プラーク …… 140
プラザキサ …… 143
プラスグレル塩酸塩 …… 142
プラバスタチンナトリウム 112
プラビックス …… 142
プラミペキソール塩酸塩水和物 …… 39
フランドル …… 60
プランルカスト水和物 …… 162
ブリモニジン酒石酸塩 …… 168
ブリンゾラミド …… 168
プリン体 …… 124
プリンペラン …… 92
フルイトラン …… 64, 76, 132
プルゼニド …… 100
フルタイド …… 86
フルチカゾンプロピオン酸エステル …… 86
フルボキサミンマレイン酸塩 …… 24
ブレオ …… 193
ブレオマイシン塩酸塩 …… 193
プレガバリン …… 52
プロカテロール塩酸塩水和物 …… 86
プログルミド …… 106
プロスタグランジン製剤 …… 168
フロセミド …… 64, 76, 132
ブロチゾラム …… 48
ブロッカー …… 10
プロテカジン …… 106
プロドラッグ …… 14
プロトンポンプ阻害薬 …… 106
ブロナンセリン …… 28
プロパジール …… 122
プロピルチオウラシル …… 122
プロプラノロール塩酸塩 …… 60
ブロプレス …… 76, 132
プロベネシド …… 126
プロミド …… 106
ブロムヘキシン塩酸塩 …… 82
フロモックス …… 178
分子標的薬 …… 193
分布 …… 14
ベイスン …… 117
閉塞隅角緑内障 …… 166
ベザトール …… 112
ベザフィブラート …… 112
ベシケア …… 136
ベタニス …… 136
ベタメタゾンジプロピオン酸エステル …… 162
ベネシッド …… 126
ベネット …… 154
ベバシズマブ …… 193
ベプシド …… 192
ベプリコール …… 72
ベプリジル塩酸塩水和物 …… 72
ベポタスチンベシル酸塩 …… 162
ヘマグルチニン …… 184
ペマフィブラート …… 112
ベラパミル塩酸塩 …… 72
ペラミビル水和物 …… 186
ベルソムラ …… 48
ヘルベッサー …… 60
ベンズブロマロン …… 126
ベンゾジアゼピン系薬 …… 32, 48
便秘 …… 98
ベンラファキシン塩酸塩 …… 24
防御因子 …… 104
防御因子増強薬 …… 106
膀胱排尿筋 …… 134
房室結節 …… 68
房水 …… 166
膨張性下剤 …… 100
ホクナリン …… 86
ボグリボース …… 117
ボナロン …… 154

ボノプラザンフマル酸塩 …… 106
ポリエンマクロライド系抗真菌薬 …… 182
ボリコナゾール …… 182
ポリスチレンスルホン酸カルシウム …… 132
本態性高血圧 …… 62

ま行

マイスリー …… 48
マイトマイシン …… 193
マイトマイシンC …… 193
マグミット …… 100
末梢神経系 …… 16
麻薬性鎮痛薬 …… 52
ミカファンギンナトリウム …… 182
ミカルディス …… 64
ミグリトール …… 117
ミケラン点眼液 …… 168
水虫 …… 180
ミチグリニドカルシウム水和物 …… 116
ミヤBM …… 96
ミラベグロン …… 136
ミラペックス …… 39
ミルタザピン …… 24
ミルナシプラン塩酸塩 …… 24
ムコスタ …… 106
ムコソルバン …… 82
ムコダイン …… 82
ムスカリン受容体 …… 18
メイアクト …… 178
メインテート …… 60, 64, 76
メキシチール …… 72
メキシレチン塩酸塩 …… 72
メコバラミン …… 148
メジコン …… 82
メシル酸ガレノキサシン水和物 …… 178
メチコバール …… 148
メトクロプラミド …… 92
メトトレキサート …… 158
メバロチン …… 112
メプチン …… 86
メマリー …… 44
メマンチン塩酸塩 …… 44
メラトニン受容体作動薬 …… 48
メルカゾール …… 122
免疫チェックポイント阻害薬 …… 193
免疫調節薬 …… 158
免疫抑制薬 …… 158
妄想 …… 26
毛様体 …… 166
モノアミン …… 22
モノアミン欠乏仮説 …… 22
モノアミン再取り込み阻害薬 …… 24
モルヒネ塩酸塩水和物 …… 52
モンテルカストナトリウム …… 86, 162

や行

有害作用 …… 4
ユニフィル …… 86
ユリーフ …… 136
ユリノーム …… 126
溶血性貧血 …… 146
葉酸 …… 148
葉酸合成阻害薬 …… 178
葉酸製剤 …… 148
陽性症状 …… 26
四環系抗うつ薬 …… 24

ら行

ラキソベロン …… 100
酪酸菌 …… 96
ラサギリンメシル酸塩 …… 39
ラシックス …… 64, 76, 132
ラステット …… 192
ラタノプロスト …… 168
ラックビー …… 96
ラピアクタ …… 186
ラフチジン …… 106
ラベプラゾールナトリウム …… 106
ラミクタール …… 33
ラメルテオン …… 48
ラモトリギン …… 33
ランゲルハンス島 …… 114
ランダ …… 193
ランドセン …… 32
リウマトレックス …… 158
リクシアナ …… 143
リスパダール …… 28
リスペリドン …… 28
リセドロン酸ナトリウム水和物 …… 154
リナクロチド …… 101
利尿薬 …… 64, 76, 132
リバーロキサバン …… 143
リパスジル塩酸塩水和物 …… 168
リピディル …… 112
リピトール …… 112
リフレックス …… 24
リポタンパク質 …… 110
リボトリール …… 32
リマチル …… 158
硫酸アトロピン …… 92
緑内障 …… 166
リラグルチド …… 116
リリカ …… 52
リレンザ …… 186
リンゼス …… 101
リンデロンDP軟膏 …… 162
ループ利尿薬 …… 64
ルビプロストン …… 101
ルボックス …… 24
ルリコナゾール …… 182
ルリコン …… 182
レキップ …… 39
レクサプロ …… 24
レニベース …… 64, 76
レパグリニド …… 116
レバミピド …… 106
レベチラセタム …… 33
レボセチリジン …… 162
レボチロキシンナトリウム水和物 …… 122
レボドパ …… 38
レボトミン …… 28
レボフロキサシン水和物 …… 178
レボメプロマジンマレイン酸塩 …… 28
レミケード …… 158
レミニール …… 44
レメロン …… 24
レンドルミン …… 48
ロイコトリエン受容体拮抗薬 …… 86, 162
老人斑 …… 42
ロキソニン …… 52
ロキソプロフェンナトリウム水和物 …… 52
ロスバスタチンカルシウム …… 112
ロゼレム …… 48
ロチゴチン …… 39
ロナセン …… 28
ロピニロール塩酸塩 …… 39
ロペミン …… 96
ロペラミド塩酸塩 …… 96

わ行

ワーファリン …… 142
ワソラン …… 72
ワルファリン …… 142
ワルファリンカリウム …… 142
ワンアルファ …… 154

著者略歴

黒山 政一（くろやま　まさかず）

北里大学東病院　薬剤部長／薬剤師／医学博士

1976年，東京薬科大学薬学部を卒業し，北里大学病院薬剤部に入職。1991年，医学博士号を取得。2003年，北里大学東病院薬剤部長，北里大学薬学部助教授（現，准教授）に就任。現在に至る。

主な著書・編集書

「違いがわかる！ 同種・同効薬」「続〜」「続々〜」南江堂（2010，2013，2016年）（編著），「いちばん適切な薬剤が選べる同効薬比較ガイドⅠ」「〜Ⅱ」じほう（2014，2015年）（編著），「キャラ勉！ 抗菌薬データ」羊土社（2017年）（共著），「薬の作用が手に取るようにわかる本」じほう（2018年）（編著）など多数。

香取 祐介（かとり　ゆうすけ）

北里大学東病院　薬剤部／薬剤師

2010年，昭和薬科大学大学院修士課程を修了し，北里大学東病院薬剤部に入職。現在に至る。現在，各種認定・専門薬剤師の資格取得に向けて取り組んでいる。

カバー・本文イラスト　ヤマダリツコ

参考図書

- 「グッドマン・ギルマン薬理書─薬物治療の基礎と臨床─（第12版）」髙折修二，橋本敬太郎ほか監訳　廣川書店　2013年
- 「NEW薬理学（改訂第7版）」田中千賀子，加藤隆一編集　南江堂　2017年
- 「薬の作用が手に取るようにわかる本─絵で見る薬理学─」黒山政一編著　じほう　2018年
- 「図解 薬理学　病態生理から考える薬の効くメカニズムと治療戦略（第2版）」越前宏俊著　医学書院　2008年
- 「はじめの一歩のイラスト薬理学」石井邦雄著　羊土社　2013年
- 「チーム医療を担う医療人共通のテキスト 病気がみえるVol.1 消化器（第5版），Vol.2 循環器（第4版），Vol.3 糖尿病・代謝・内分泌（第4版），Vol.5 血液（第2版），Vol.6 免疫・膠原病・感染症（第2版），Vol.7 脳・神経（第2版）」福本陽平，松村讓兒ほか編集　メディックメディア　2018年
- 「チーム医療を担う医療人共通のテキスト　薬がみえるvol.1〜3」福本陽平，加藤伸一ほか編集　メディックメディア　2016年
- 「治療薬ハンドブック 2018」高久史麿監修　じほう　2018年
- 「カラー図解 薬理学の基本がわかる事典」久保鈴子監修　西東社　2011年
- 「史上最強図解 これならわかる！ 薬理学」丸山敬著　ナツメ社　2011年
- 「リベンジ薬理学（第3版） 中原保裕，中原さとみ著　秀和システム　2015年

読者アンケートのご案内

本書に関するご意見・ご感想をお聞かせください。

下記二次元コードもしくはURLから
アンケートページにアクセスしてご回答ください
https://form.jiho.jp/questionnaire/book.html

※本アンケートの回答はパソコン・スマートフォン等からとなります。
まれに機種によってはご利用いただけない場合がございます。
※インターネット接続料、および通信料はお客様のご負担となります。

初めの一歩は絵で学ぶ
薬理学 第2版
疾患と薬の作用がひと目でわかる

定価　本体1,800円（税別）

2014年11月15日　初版発行
2019年3月15日　第2版発行
2021年4月10日　第2版第2刷発行
2022年4月20日　第2版第3刷発行
2025年4月20日　第2版第4刷発行

著　者　黒山《くろやま》 政一《まさかず》　香《か》取《とり》 祐介《ゆうすけ》

制　作　株式会社　ビーコム
作　画　ヤマダリツコ
発行人　武田 信
発行所　株式会社　じほう
101-8421　東京都千代田区神田猿楽町1-5-15（猿楽町SSビル）
振替　00190-0-900481
＜大阪支局＞
541-0044　大阪市中央区伏見町2-1-1（三井住友銀行高麗橋ビル）
お問い合わせ　https://www.jiho.co.jp/contact/

組版　（株）ビーコム　　印刷　暁印刷（株）

ISBN 978-4-8407-5165-0